Volker Schulz, Norbert Rietbrock, Ivar Roots, Dieter Loew (Hrsg.)

Phytopharmaka VII

Volker Schulz, Norbert Rietbrock, Ivar Roots,
Dieter Loew (Hrsg.)

Phytopharmaka VII

Forschung und klinische Anwendung

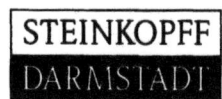
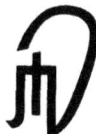

Anschriften der Herausgeber:

Prof. Dr. Volker Schulz
Oranienburger Chaussee 25
13465 Berlin

Prof. Dr. Norbert Rietbrock
Am Sellsiekbach 52
32657 Lemgo

Prof. Dr. Ivar Roots
Institut für Klinische Pharmakologie
Universitätsklinikum Charité der Humboldt-Universität zu Berlin
Campus Mitte
Schumannstraße 20/21
10117 Berlin

Prof. Dr. Dr. Dieter Loew
Am Allersberg 7
65191 Wiesbaden

ISBN 978-3-7985-1335-8   ISBN 978-3-642-57528-0 (eBook)
DOI 10.1007/978-3-642-57528-0
Die Deutsche Bibliothek – CIP-Einheitsaufnahme
Ein Titeldatensatz für diese Publikation ist bei
Der Deutschen Bibliothek erhältlich

Dieses Werk ist urheberrechtlich geschützt. Die dadurch begründeten Rechte, insbesondere die der Übersetzung, des Nachdrucks, des Vortrags, der Entnahme von Abbildungen und Tabellen, der Funksendung, der Mikroverfilmung oder der Vervielfältigung auf anderen Wegen und der Speicherung in Datenverarbeitungsanlagen, bleiben, auch bei nur auszugsweiser Verwertung, vorbehalten. Eine Vervielfältigung dieses Werkes oder von Teilen dieses Werkes ist auch im Einzelfall nur in den Grenzen der gesetzlichen Bestimmungen des Urheberrechtsgesetzes der Bundesrepublik Deutschland vom 9. September 1965 in der jeweils geltenden Fassung zulässig. Sie ist grundsätzlich vergütungspflichtig. Zuwiderhandlungen unterliegen den Strafbestimmungen des Urheberrechtsgesetzes.

http://www.steinkopff.springer.de

© Springer-Verlag Berlin Heidelberg 2002
Ursprünglich erschienen bei Steinkopff-Verlag Darmstadt 2002

Die Wiedergabe von Gebrauchsnamen, Handelsnamen, Warenbezeichnungen usw. in diesem Werk berechtigt auch ohne besondere Kennzeichnung nicht zu der Annahme, dass solche Namen im Sinne der Warenzeichen- und Markenschutz-Gesetzgebung als frei zu betrachten wären und daher von jedermann benutzt werden dürften.

Produkthaftung: Für Angaben über Dosierungsanweisungen und Applikationsformen kann vom Verlag keine Gewähr übernommen werden. Derartige Angaben müssen vom jeweiligen Anwender im Einzelfall anhand anderer Literaturstellen auf ihre Richtigkeit überprüft werden.

Verlagsredaktion: Dr. Maria Magdalene Nabbe, Jutta Salzmann – Herstellung: Heinz J. Schäfer
Umschlaggestaltung: Erich Kirchner, Heidelberg
Satz: K+V Fotosatz GmbH, Beerfelden

SPIN 10860274   80/7231 – 5 4 3 2 1 0 – Gedruckt auf säurefreiem Papier

Vorwort

Die Anwendung von pflanzlichen Arzneien stellt den Ursprung der Pharmakotherapie dar. Sie ist eine naturwissenschaftlich begründete Behandlung. Der Erfolg am Patienten lässt sich mit der Methode der kontrollierten klinischen Studie überprüfen. Es ist daher kein Zufall, dass in 19 der insgesamt 23 Vorträge dieses VII. Symposiums über *Phytopharmaka in Forschung und klinischer Praxis* die Ergebnisse solcher Studien dargestellt wurden. Schwerpunkte lagen diesmal bei Atemwegs- und rheumatischen Erkrankungen sowie bei Studien zur Wirksamkeit und zur Unbedenklichkeit von Johanniskrautextrakten.

Im Gegensatz zu synthetischen Arzneimitteln lässt sich der Wirkstoff im Falle der Phytopharmaka nicht allein auf der Basis der chemischen Zusammensetzung, sondern nur unter Hinzuziehung der Droge (gemäß Deutschem und Europäischem Arzneibuch) und des Herstellungsverfahrens definieren. Die Anwendung erfolgt vorzugsweise bei Indikationen, bei denen der Behandlungserfolg besondere Ansprüche an ein fachkundiges, aber auch harmonisches Zusammenwirken von Arzt, Patient und Arznei stellt.

Diese Besonderheiten haben – bis zu einem gewissen Grade verständlich – zur Folge, dass sich nicht jeder Arzt oder Pharmazeut mit der Phytotherapie identifizieren kann. Es hilft aber nicht weiter, die ganze Stoffgruppe in einen Sack mit der Etikette *umstrittene Arzneimittel* zu stecken. Das löst das Problem nicht, sondern gibt nur die Kontrolle darüber an Dritte ab, die weniger fachkundig sind. Die kritische Auseinandersetzung mit der Phytotherapie, nicht aber deren Ausgrenzung, ist deshalb das besondere Anliegen, das auch mit dem Band VII dieser Reihe verfolgt wird.

Wer danken Frau Dr. Gabriele Laschinski, Institut für Klinische Pharmakologie, Universitätsklinikum Charité, Berlin, für ihre große Hilfe bei der Organisation des Symposiums und Frau Dr. Maria Magdalene Nabbe, Steinkopff Verlag, Darmstadt, für die redaktionelle Betreuung.

Berlin, im Dezember 2001   DIE HERAUSGEBER

Inhaltsverzeichnis

Vorwort V

Therapiestudien bei Atemwegserkrankungen

Wirksamkeit eines Extraktes aus Pelargonium sidoides (EPs 7630)
im Vergleich zu Placebo bei Patienten mit akuter Bronchitis
A. Golovatiouk, A. G. Chuchalin 3

Nicht-streptokokkenbedingte Tonsillopharyngitis bei Kindern:
Wirksamkeit eines Extraktes aus Pelargonium sidoides (EPs 7630)
im Vergleich zu Placebo
M. Heger, V. V. Bereznoy 13

Myrtol standardisiert und Antibiotika in der Behandlung der akuten
Bronchitis – eine randomisierte, doppelblinde Multizenterstudie
C. De Mey, T. Wittig 27

Adjuvante Therapie mit einer Echinacea-haltigen Phyto-Kombination
bei antibiotikapflichtigen Atemwegsinfektionen
W. Hauke, G. Köhler, G. Schmieder, H.-H. Henneicke-von Zepelin,
J. Freudenstein 41

Wirksamkeit und Verträglichkeit von Efeublättertrockenextrakt:
Ergebnisse einer erweiterten Anwendungsbeobachtung bei 372 Kindern
im Alter von 0–16 Jahren
B. Müller, A. Bracher 53

Phytopharmaka bei Atemwegserkrankungen aus der Sicht des Arztes
K. Kraft 59

Therapiestudien bei Schmerz, Arthrosen, Rheuma

Wirksamkeit und Verträglichkeit von Capsicum-Pflastern
beim unspezifischen Rückenschmerz – Ergebnisse zweier RCT
S. Schmidt, H. Frerick 69

Ergebnisse zweier randomisierter kontrollierter Studien
und einer Anwendungsbeobachtung mit Teufelskrallenextrakt
A. Biller 81

Pharmakokinetik von Salicin nach oraler Gabe
eines standardisierten Weidenrindenextraktes
B. Schmid, C. Biegert, I. Kötter, L. Heide 93

Weidenrindenextrakt – Wirkungen und Wirksamkeit.
Erkenntnisstand zu Pharmakologie, Toxikologie und Klinik
R. W. März, F. Kemper 101

Therapiestudien bei Herz-Kreislauf-Erkrankungen

Wirksamkeit und Verträglichkeit eines Weißdornbeerenextraktes (ROB 10)
bei Patienten mit Herzinsuffizienz im Stadium NYHA II
B. Hempel, N. Rietbrock 117

Wirksamkeit und Verträglichkeit des Crataegus-Extraktes WS® 1442
bei Patienten mit Herzinsuffizienz im Stadium NYHA III
im Vergleich zu Placebo
M. Tauchert 125

Meta-analyses of garlic for hypercholesterolemia
E. Ernst, C. Stevinson, M. H. Pittler 129

Therapiestudien mit Hypericum

Zur Wirksamkeit von Hypericum-Extrakt WS® 5570 bei Patienten
mit depressiven Störungen
A. Dienel 139

Übersicht zu Interaktionsstudien mit Johanniskrautextrakten
A. Johne, I. Mai, S. Bauer, H. Krüger, G. Arold, E. Störmer, T. Gerloff,
I. Roots 149

Klinische Studien mit Hypericum-Extrakten bei Patienten
mit Depressionen – Ergebnisse, Vergleiche, Schlussfolgerungen
für die antidepressive Pharmakotherapie
V. Schulz 163

Weitere Therapiestudien und Ausblick

Vitex agnus castus Ze 440 bei prämenstruellem Syndrom
R. Schellenberg, E. Schrader, A. Brattström 175

Einschätzung eines phototoxischen Risikos bei Buchweizenkraut
K. Diefenbach, F. Donath, S. Bauer, G. Arold, A. Maurer, B. Patz,
C. Theurer, I. Roots 181

RCT-Pestwurzextrakt Ze 339 vs. Cetirizin bei allergischer Rhinitis
A. Brattström, A. Schapowal 189

Äquivalenz von Extrakten: Möglichkeiten und Forschungsbedarf
D. Loew, M. Kaszkin 195

Chinesische Kräutermedizin in Deutschland
C. E. Vasiliades 203

Autorenverzeichnis

Dr. Andreas Biller
Dr. Loges + Co. GmbH
Schützenstraße 5
21423 Winsen

Prof. Dr. Axel Brattström
Leiter Klinische Forschung
Zeller AG
Seeblickstraße 4
8590 Romanshorn
Schweiz

Priv.-Doz. Dr. Christian De Mey
ACPS
Applied Clinical Pharmacology
Services
Philippsring 11
55252 Mainz-Kastel

Dr. Konstanze Diefenbach
Institut für Klinische Pharmakologie
Universitätsklinikum Charité
Campus Mitte
Schumannstraße 20/21
10117 Berlin

Dr. Angelika Dienel
Dr. Willmar Schwabe Arzneimittel
Klinische Forschung
Willmar-Schwabe-Straße 4
76227 Karlsruhe

Prof. Edzard Ernst, MD, PhD, FRCP
(Edin)
Department of Complementary
Medicine
School of Sport and Health Sciences
University of Exeter
25 Victoria Park Road
Exeter EX2 4NT
Großbritannien

Dr. Andrej Golovatiouk
Medizinische Akademie Nowosibirsk
Apt. 354
Frunse-Straße 67
630112 Nowosibirsk
Russland

Dr. Wilfried Hauke
EPA Euro Pharma GmbH
Am Aufstieg 6
61476 Kronberg

Dr. Marianne Heger
Forschungszentrum HomInt
Postfach 41 02 40
76202 Karlsruhe

Prof. Dr. Lutz Heide
Pharmazeutisches Institut
Pharmazeutische Biologie
Universität Tübingen
Auf der Morgenstelle 8
72076 Tübingen

Dr. Bernd Hempel
Robugen GmbH
Alleenstraße 22–26
73730 Esslingen

Dr. Andreas Johne
Institut für Klinische Pharmakologie
Universitätsklinikum Charité
Campus Mitte
Schumannstraße 20/21
10117 Berlin

Priv.-Doz. Dr. Marietta Kaszkin
Pharmazentrum Frankfurt
Klinikum der Johann Wolfgang Goethe-Universität
Theodor-Stern-Kai 7
60590 Frankfurt am Main

Priv.-Doz. Dr. Karin Kraft
Medizinische Poliklinik der Universität Bonn
Wilhelmstraße 35–37
53111 Bonn

Prof. Dr. Dr. Dieter Loew
Am Allersberg 7
65191 Wiesbaden

Dr. Reinhard W. März
Bionorica Arzneimittel GmbH
Postfach 18 61
92308 Neumarkt

Dr. Barbara Müller
Biocur Arzneimittel GmbH
Abteilung Klinische Forschung
Industriestraße 25
83607 Holzkirchen

Priv.-Doz. Dr. habil.
Rüdiger Schellenberg
Dr.-Schellenberg-Institut
für Ganzheitliche Medizin
und Wissenschaft
Talstraße 29
35625 Hüttenberg

Dr. Stefan Schmidt
Arbeits- und Forschungsgemeinschaft
für Arzneimittel-Sicherheit
Hermeskeiler Platz 4
50935 Köln

Prof. Dr. Volker Schulz
Oranienburger Chaussee 25
13465 Berlin

Prof. Dr. Michael M. Tauchert
Klinikum Leverkusen GmbH
Medizinische Klinik I/Kardiologie
Dhünnberg 60
51375 Leverkusen

Dr. Christo E. Vasiliades
Akademie für Europäisch-Chinesische Medizin e. V.
Friedrichstraße 45
10969 Berlin

Therapiestudien bei Atemwegserkrankungen

Wirksamkeit eines Extraktes aus Pelargonium sidoides (EPs 7630) im Vergleich zu Placebo bei Patienten mit akuter Bronchitis

A. Golovatiouk[1], A. G. Chuchalin[2]

[1] Forschungszentrum HomInt, Karlsruhe
[2] Wissenschaftliches Forschungsinstitut für Pulmonologie, Moskau

Einleitung

Die akute Bronchitis gehört zu den häufigsten Erkrankungen in der täglichen Praxis und nimmt eine Spitzenstellung unter den Krankmeldungen ein [2, 11]. Das gilt auch für die pädiatrische Praxis [13]. Nur selten findet man eine isolierte Erkrankung der Bronchien, meistens handelt es sich um eine Tracheobronchitis unter Beteiligung weiterer Bereiche der Atemwege. Die Erkrankung wird in der Regel mit einem Virusinfekt eingeleitet, der das Immunsystem destabilisiert und den Weg für eine bakterielle Superinfektion ebnet [11]. Bis zu zwei Drittel der Patienten werden daher initial mit Antibiotika behandelt, obwohl bekannt ist, dass dadurch der Krankheitsverlauf nicht wesentlich beeinflusst wird [1, 3, 10, 20]. Die Risiken einer Antibiotikatherapie begründen sich vor allem in möglichen allergischen Reaktionen und Störungen der physiologischen Bakterienflora, nicht nur des Darmes, sondern auch des Nasen-Rachen-Raumes. Bedingt durch wiederholte Applikation von Antibiotika kann es zu Verschiebungen zugunsten pathogener Keime kommen mit der Folge, dass die Rezidivneigung durch die antibiotische Therapie selbst gesteigert wird.

Für Arzt und Patient stellt sich dabei die Frage, mit welcher Therapie sich die Beschwerden wirksam lindern lassen, ohne dass schwerwiegende Nebenwirkungen zu befürchten sind. Pflanzliche Arzneimittel, deren Eignung in dieser Indikation nicht nur durch traditionelle sondern auch durch moderne pharmakologische Belege gestützt werden, sind hier besonders gefragt. Ein Extrakt aus *Pelargonium sidoides* erfüllt diese Voraussetzungen [8, 14, 16, 18, 21]. Der Extrakt hat sich seit Jahren bei der Behandlung von Atemwegs- und Hals-Nasen-Ohren-Infektionen bewährt. Die aus Südafrika stammende Droge wurde 1807 von C. H. Stevens unter dem Namen „Umckaloabo" (das Wort stammt aus der Zulu-Sprache und bedeutet „schwerer Husten") in Europa eingeführt. Stevens war selbst von einem Heilkundigen des Basutolandes, heute Republik Lesotho, mit einem Aufguss dieser Pflanze von einer Lungentuberkulose geheilt worden. Zubereitungen von Pelargonium sidoides radix wurden daraufhin in Europa zur Behandlung der Lungentuberkulose eingesetzt, bis sie später von den synthetischen Tuberkulostatika abgelöst wurden [8, 21].

Der *Extrakt Pelargonium sidoides* (EPs 7630) wird aus den Wurzelstöcken von Pelargonium sidoides DC hergestellt. Als charakteristische Stoffgruppen wurden verschiedene Cumarine, darunter auch das für diese Pflanze typische Umckalin, und Gerbstoffe mit den Grundbausteinen Catechin und Gallussäure identifiziert [4, 5, 15–18]. Diese beiden Stoffgruppen werden insbesondere mit der antibakteriellen und immunmodulierenden Eigenschaften des Extrakts in Verbindung gebracht. So zeigten experimentelle Untersuchungen zur antimikrobiellen Aktivität gegenüber grampositiven (*Staphylococcus aureus*, *Staphylococcus pneumoniae*, *β*-hämolysierende Streptokokken) und gramnegativen Keimen (*Escherichia coli*, *Klebsiella pneumoniae*, *Proteus mirabilis*, *Haemophilus influenzae*) eine minimale Hemmkonzentration (MHK) des Extrakts bei 5–7,5 mg/ml [15]. Das zweite Wirkprinzip ist in der Stimulierung der unspezifischen Immunabwehr zu sehen. Experimentelle Belege hierfür sind: NO-induzierende Eigenschaften, die Bildung und Freisetzung des Tumornekrosefaktors *a* sowie die Induktion einer Interferonproduktion. Die Ausschüttung des mikrobiziden Effektormoleküls NO und die beobachteten zytoprotektiven Effekte als Folge einer stimulierten Zytokinsekretion in verschiedenen In-vitro-Testmodellen dokumentieren eine Aktivierung von Makrophagen. Die Werte der halbmaximalen Wirkstoffkonzentrationen des Gesamtextraktes lagen mit 0,1–3,3 µg/ml um etwa eine Zehnerpotenz niedriger als die der einzelnen Fraktionen oder Stoffgruppen [17]. Das spricht dafür, dass es bei dem Extrakt Pelargonium sidoides wie bei vielen anderen Phytopharmaka auf das Zusammenspiel der verschiedenen Komponenten ankommt. Seit kurzem gibt es auch Hinweise auf ein drittes Wirkprinzip. So scheint der Extrakt aufgrund seines hohen Gerbstoffgehaltes mit der Adhäsion von Bakterien oder Viren an der Oberfläche von Wirtszellen zu interferieren, und dadurch in der Lage zu sein, den Infektionszyklus zu unterbrechen. Diese sogenannte Dreifachwirkung bildet eine rationale Grundlage für den Einsatz des Extrakts Pelargonium sidoides bei Infektionen der Atemwege wie z. B. akute Bronchitis. Die therapeutische Wirksamkeit ist dabei anhand von kontrollierten klinischen Studien zu belegen [6, 7, 9, 12, 13].

Ziel der vorliegenden Studie war die Untersuchung der Wirksamkeit und Verträglichkeit von EPs 7630 im Vergleich zu Placebo bei Erwachsenen mit akuter Bronchitis.

Methodik

Es handelte sich um eine multizentrische, prospektive, randomisierte, doppelblinde, placebokontrollierte Studie nach dem adaptiv-sequenziellen Design. Die Studie wurde im Zeitraum zwischen März 2000 bis April 2001 in 6 Prüfzentren in Moskau, Russland, in Übereinstimmung mit den ethischen und wissenschaftlichen Prinzipien der Klinischen Forschung entsprechend den Anforderungen der Deklaration von Helsinki (1964, letzte Revision von Somerset-West 1996), der EU-Empfehlung „Gute Klinische Praxis für die Klinische Prüfung von Arzneimitteln in der Europäischen Gemeinschaft" und der „Guideline for Good Clinical Practice (CPMP/ICH/135/95)" sowie den Bestimmungen in Russland durchgeführt.

Patienten

In die Studie aufgenommen wurden Patienten, die folgende Einschlusskriterien erfüllten: Alter ab 18 Jahren, akute Bronchitis, Beginn der Symptome vor ≤48 h, Gesamtscore der bronchitistypischen Symptome ≥5 Punkte. Ausgeschlossen waren Patienten mit zwingender Indikation für eine Antibiotikatherapie (z. B. bei Verdacht auf Pneumonie) oder Patienten, die in den letzten 4 Wochen vor Aufnahme in die Studie mit Antibiotika behandelt wurden, Patienten mit allergischem Asthma bronchiale, Patienten mit erhöhter Blutungsneigung, schweren Herz-, Nieren- oder Lebererkrankungen und/oder Immunsuppression, Patienten, bei denen eine Überempfindlichkeit gegen EPs bekannt ist oder vermutet wird, Patienten mit einer Begleitmedikation, die das Studienergebnis beeinträchtigen kann (z. B. Antibiotika) oder bei bekannten Interaktionen mit der Prüfmedikation (z. B. Cumarinderivate), Patienten, die an einer anderen klinischen Studie während der letzten 3 Monate vor Aufnahme in die Studie teilgenommen haben und nicht zurechnungsfähige Patienten. Vor der Aufnahme in die Studie musste der Patient vom Prüfarzt über Wesen, Bedeutung und Tragweite der klinischen Studie in einer ihm verständlichen Form aufgeklärt werden und seine schriftliche Einwilligung zur Teilnahme an der Studie geben. Die Ethikkommision des Wissenschaftlichen Forschungsinstitutes für Pulmonologie, Moskau, Russland, hat dieser Studie am 14. 02. 2000 zugestimmt.

Alle Patienten, die für die Studie geeignet waren und die ihre Einwilligung gaben, wurden im Rahmen der Eingangsuntersuchung (Tag 0) randomisiert und jeweils einer der beiden Behandlungsgruppen zugeordnet. Die Eingangsuntersuchung umfasste eine vollständige Anamnese mit Erhebung des klinischen Befundes (5 bronchitistypische Symptome und eine Reihe allgemeiner Symptome) sowie verschiedener Laborparameter (Leukozyten, BSG, γ-GT, GOT, GPT, Quick und PTT sowie makroskopische und mikrobiologische Untersuchung des Sputums). Als bronchitistypische Symptome wurden folgende Symptome anhand einer 5-stufigen Skala (0 = nicht vorhanden; 1 = leicht; 2 = mittel; 3 = stark; 4 = sehr stark) bewertet: Husten, Auswurf, Rasselgeräusche bei Auskultation, Brustschmerz bei Husten und Dyspnoe. Der maximal erreichbare Gesamtscore für diese 5 Symptome lag somit bei 20 Punkten. Der Patient erhielt über einen Zeitraum von 7 Tagen EPs oder Placebo. Bei Fieber ≥39 °C war die Gabe von Paracetamol 500 mg Tabletten erlaubt.

Nach der Eingangsuntersuchung erfolgten Kontrolluntersuchungen nach 3–5 und nach 7 Tagen. Bei allen Kontrolluntersuchungen wurden der klinische Befund erhoben sowie der Verbrauch an Prüfmedikation und Paracetamoltabletten geprüft und dokumentiert. Außerdem wurden von Prüfarzt und Patienten der Therapieerfolg sowie die Verträglichkeit der Prüfmedikation bewertet. Der Therapieerfolg wurde anhand der „Integrative Medicine Outcomes Scale" (IMOS: beschwerdefrei, deutlich gebessert, leicht bis mäßig gebessert, unverändert, verschlechtert) beurteilt. Die Verträglichkeit der Prüfmedikation wurde anhand einer 4-stufigen Ratingskala (sehr gut, gut, mäßig, schlecht) bewertet. Bei der 2. Kontrolluntersuchung am Tag 7 erfolgte zusätzlich eine Bestimmung der Laborparameter und eine abschließende Beurteilung. Während des gesamten Studienzeitraumes war vom Patienten ein Patiententagebuch zu führen. Im Patiententagebuch waren vom Patienten folgende Fragen zu beantworten: Fragen zu seinen Beschwerden (täglich), Fragebögen zur gesundheitsbezogenen Lebensqualität (SF-12 Health Survey, EQ-5D) am Tag 0 und am Tag 7 und die Fragen zur Dauer bis zum Eintreten einer Wirkung, zum Behandlungserfolg und zur Zufriedenheit mit der Behandlung am Ende der Behandlung oder bei vorzeitigem Studienabbruch. Die Zufriedenheit mit der Behandlung wurde anhand der „Integrative Medicine Patient Satisfaction Scale" (IMPSS: sehr zufrieden, zufrieden, unentschlossen, unzufrieden, sehr unzufrieden) beurteilt. Darüber hinaus waren vom Patienten täglich der Verbrauch an Prüfmedikation und Paracetamoltabletten einzutragen.

Jeder Patient konnte jederzeit ohne Angabe von Gründen die Studie abbrechen. Darüber hinaus war vom Prüfarzt die Teilnahme des Patienten abzubrechen, wenn folgende Umstände eintraten: mangelnde Wirksamkeit der Prüfmedikation; Beschwerdefreiheit des Patienten; unerwünschte Ereignisse; Notwendigkeit der Einnahme von Medikamenten, die während der Studie nicht erlaubt waren; persönliche Umstände, die eine mangelnde Compliance dringend vermuten ließen; organisatorische Gründe, wie z. B. Wohnungswechsel.

Zielkriterien

Das primäre Zielkriterium für die Beurteilung der Wirksamkeit von EPs im Vergleich zu Placebo war die Veränderung des Gesamtscores der 5 bronchitistypischen Symptome am Tag 7. Sekundäre Zielkriterien waren u. a.: Einzelscores der bronchitistypischen und weiteren Symptome, Therapieerfolg anhand der IMOS-Skala, Wirkungseintritt der Prüfmedikation, Verbrauch an Paracetamol, Gesundheitszustand der Patienten anhand der Fragebögen zur gesundheitsbezogenen Lebensqualität (SF-12, EQ-5D), Zufriedenheit der Patienten mit der Behandlung (IMPSS) und Verträglichkeit der Therapie inkl. Auftreten von unerwünschten Ereignissen.

Prüf- und Begleitmedikation

Die Prüfmedikation wurde in der Form von Lösungen verabreicht. EPs (ethanolischer Auszug der Wurzel von *Pelargonium sidoides* 80 g; Glycerol 85%) und Placebo (Ethanol 96%; Glycerol 85%; Wasser; Farbstoff Zuckercouleur E 150) waren hinsichtlich Aussehen, Geruch und Geschmack nicht voneinander zu unterscheiden. Die vorgeschriebene Dosierung war bei allen Patienten gleich und betrug 3-mal täglich 30 Tropfen, die 30 Minuten vor oder nach dem Essen über den Zeitraum von maximal 7 Tagen einzunehmen waren. Begleitmedikationen, die das Studienergebnis beeinflussen konnten (z. B. Antibiotika), waren während des Zeitraumes der Studie nicht erlaubt. Jegliche Medikation, die während der letzten 6 Monate oder parallel zur Prüfmedikation verabreicht oder angewendet wurde, war zu dokumentieren. Bei Fieber ≥39 °C war als unterstützende Maßnahme die Verabreichung von Paracetamoltabletten 500 mg erlaubt; Menge und Dauer der Einnahme waren im Patiententagebuch zu dokumentieren. Die Compliance der Patienten wurde vom Prüfarzt im Rahmen der Kontrolluntersuchungen anhand des Verbrauches der Prüfmedikation überwacht.

Randomisierung und Verblindung

Die Randomisierungsliste wurde mittels des Programms RANDU, IBM Corporation, 1969, vom IFNS GmbH, Köln, erstellt. Die Randomisierung erfolgte in Blöcken. Die Patientennummern wurden in jedem Zentrum in aufsteigender Reihenfolge über ein „Remote Data Entry System" vergeben. EPs und Placebo waren nicht voneinander zu unterscheiden. Während der Studie gab es keinen Hinweis auf eine Entblindung der Prüfärzte oder Patienten. Die Prüfärzte erhielten für jeden Patienten ein versiegeltes Notfallkuvert, in dem die jeweilige Behandlungsgruppe angegeben war. Nach Beendigung der Studie wurden alle Notfallkuverts ungeöffnet zurückgegeben.

Monitoring und Qualitätssicherung

Die Monitoringvisits nach den ICH GCP-Richtlinien wurden in jedem Prüfzentrum in wöchentlichen Abständen durchgeführt. Um die ordnungsgemäße Durchführung der Studie entsprechend GCP sicherzustellen, insbesondere die Aufklärung und Verblindung des Patienten, wurden die Patienten von einem Arzt des Auftragsforschungsinstituts ClinResearch GmbH, Köln, der nicht in die Studie involviert war, telefonisch kontaktiert. Es ergaben sich keinerlei Hinweise auf eine unzureichende Aufklärung der Patienten oder Entblindung der Patienten.

Statistik

Die Studie war konfirmatorisch angelegt: Anhand der primären Zielgröße sollte der Nachweis der Überlegenheit von EPs im Vergleich zu Placebo geführt werden. Die Studie wurde nach einem fünfstufigen gruppensequenziellen Testplan mit Fallzahlanpassungen bei vier Zwischenauswertungen geplant. Dabei wurden die ICH E9 und E10 Richtlinien befolgt.

Bezüglich weiterer Einzelheiten zur Fallzahlschätzung, zum Ablauf des adaptativ-sequenziellen Designs und zur statistischen Bewertung der Ergebnisse wird auf die Arbeit von Heger und Bereznoy verwiesen, die an nachfolgender Stelle in diesem Buch publiziert ist [12].

Ergebnisse

Von 242 Patienten, die der Eingangsuntersuchung unterzogen wurden, genügten 124 den Ein- und Ausschlusskriterien. Für die Intention-To-Treat-Analyse (ITT) wurden alle 124/124 randomisierten Patienten berücksichtigt; alle fehlenden Daten wurden per LOCF-Methode (Last Observation Carried Forward) vervollständigt. Die entsprechenden Ergebnisse der Per-Protokoll-Analyse (n = 121) ergab nur geringradige Unterschiede zur ITT-Analyse, sodass im folgenden nur die Ergebnisse der ITT-Analysen berichtet werden.

Von den 124 Patienten der ITT-Analyse waren 37 (30%) Männer und 87 (70%) Frauen. Das mittlere Alter betrug 36 Jahre. Zwischen der Verum- und der Placebogruppe bestanden keine relevanten Unterschiede bezüglich der demogra-

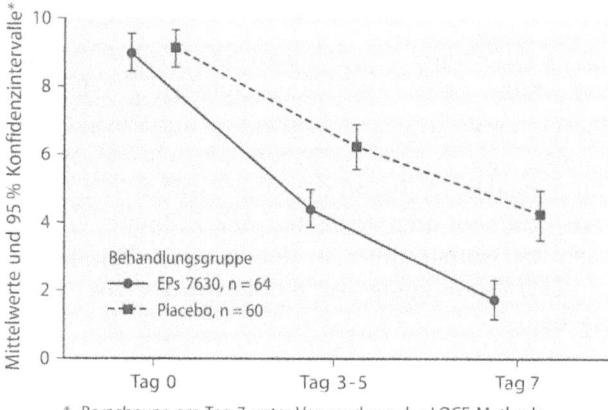

Abb. 1. Abnahme des Gesamtscores der 5 bronchitistypischen Symptome im Verlauf der Therapie (ITT-Analyse, n = 124, arithmetische Mittelwerte und ± 95% Konfidenzintervalle)

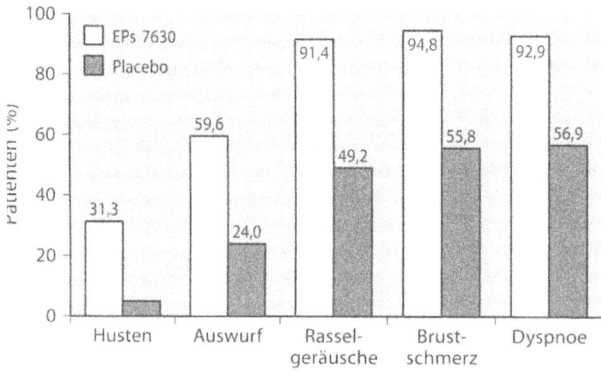

Abb. 2. Remissionsraten der bronchitistypischen Symptome beim individuell letzten Kontakt (Remission = Beschwerdefreiheit, ITT-Analyse, n = 124)

phischen Daten. Die regelmäßige Einnahme der Prüfmedikation wurde von insgesamt 122 (98,4%) Patienten berichtet.

Für die Endauswertung lagen im ITT-Kollektiv die Verläufe von 124 Patienten (64 Verum, 60 Placebo) vor. Der mittlere Gesamtscore der 5 bronchitistypischen Symptome betrug am Tag 0 in der EPs-Gruppe 9,0 ± 2,2 Punkte und in der Placebogruppe 9,1 ± 2,2 Punkte. Unter EPs nahm der Gesamtscore im Verlauf der Behandlung um 7,2 ± 3,1 Punkte und unter Placebo um 4,9 ± 2,7 Punkte ab (Abb. 1). Bedeutende Unterschiede zwischen den 6 Prüfzentren wurden nicht beobachtet.

Ein differenzierteres Bild in Bezug auf die Besserung der bronchitistypischen Symptome ergibt die Abbildung 2. Darin wird der jeweilige Prozentsatz der Patienten erkennbar, bei denen in Bezug auf einzelne Symptome am Ende der Behandlung eine vollständige Remission eingetreten war. Dabei zeigen sich bemerkenswerte Unterschiede in der relativen Überlegenheit von EPs gegenüber Placebo.

Die Beurteilung des Therapieerfolges durch den Arzt gemäß der IMOS-Skala ergab am Ende der Behandlung folgende Werte (Zahlen jeweils Verum vs. Placebo in %): beschwerdefrei 28 vs. 2; deutlich gebessert 56 vs. 28; leicht/mäßig ge-

Abb. 3. Beurteilung des Therapieerfolges (IMOS) durch den Arzt beim individuell letzten Kontakt (ITT-Analyse, n = 124)

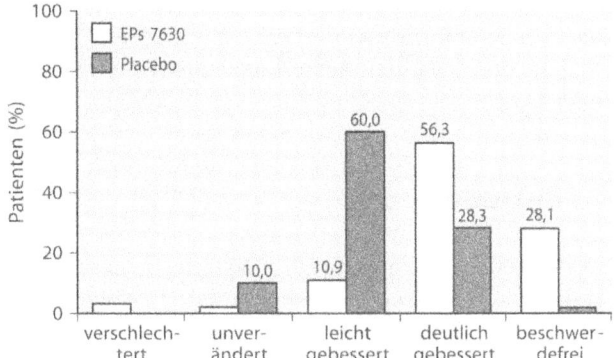

Abb. 4. Zeitpunkt des Wirkungseintrittes (ITT-Analyse, n = 124)

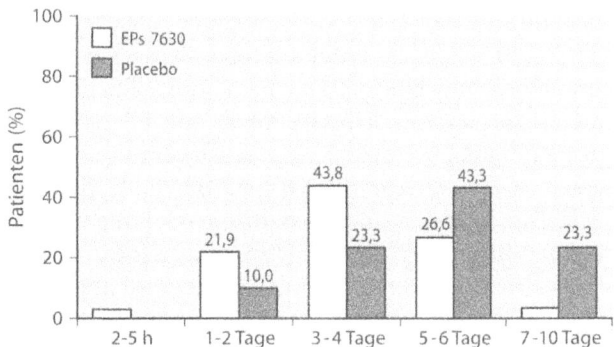

bessert 11 vs. 60 unverändert 2 vs. 10; verschlechtert 2 vs. 0 (Abb. 3). Die entsprechenden Bewertungen durch die Patienten fielen ähnlich positiv aus.

In Bezug auf den Wirkungseintritt gaben die Patienten EPs vs. Placebo folgendes an: 3% vs. 0% nach wenigen Stunden, 22% vs. 10% nach 1–2 Tagen, 44% vs. 23% nach 3–4 Tagen, 27% vs. 43% nach 5–6 Tagen und 3% vs. 23% nach 7–10 Tagen (Abb. 4). Der mittlere Verbrauch an Paracetamoltabletten betrug $1{,}1 \pm 1{,}8$ Tabletten unter EPs und $1{,}4 \pm 2{,}1$ Tabletten unter Placebo; d.h. 650 mg unter EPs und 750 mg unter Placebo.

Die Daten aus den Patiententagebüchern bestätigen die Wirksamkeit und gute Akzeptanz von EPs. Die Bewertung der IMPSS-Skala ergab am 7. Tag im Vergleich EPs und Placebo die folgenden Ergebnisse: sehr zufrieden 24% vs. 5%; etwas zufrieden 56% vs. 38%; unentschlossen 17% vs. 43%; etwas unzufrieden 2% vs. 13%; sehr unzufrieden 0% vs. 0%.

Die Mehrzahl der Patienten (117/124 = 94,4%) hatte das Medikament über einen Zeitraum von mindestens 6 Tagen eingenommen. Schwerwiegende unerwünschte Ereignisse traten nicht auf. Andere unerwünschte Ereignisse wurden insgesamt bei 25/124 (20,2%) Patienten berichtet: 15/64 (23,4%) in der EPs-Gruppe und 10/60 (16,7%) in der Placebogruppe. Unerwünschte Ereignisse, bei denen ein Zusammenhang mit der Studienmedikation vom Prüfarzt nicht ausgeschlossen wurde, d.h. als möglich oder wahrscheinlich bewertet wurde, wurden bei 10/64 (15,6%) in der EPs-Gruppe und 8/60 (13,3%) in der Placebogruppe dokumentiert. Im Vergleich zur Placebogruppe klagten mehr Patienten unter EPs über gastrointestinale Beschwerden. Die meisten hatten jedoch entsprechende Vorerkrankungen (wie z.B. chronische atrophische Gastritis). 98% aller Patienten und 97% der Ärzte beurteilten die Verträglichkeit von EPs als „sehr gut" oder „gut".

Diskussion

Die Ergebnisse dieser Studie bestätigen, dass die akute Bronchitis mit dem Extrakt aus *Pelargonium sidoides* rasch, erfolgreich und sicher behandelt werden kann. Die Abnahme des Gesamtscores der bronchitistypischen Symptome war bei den mit EPs behandelten Patienten deutlich größer (7,2±3,1 Punkte) als bei den mit Placebo behandelten Patienten (4,9±2,7 Punkte). Die eindeutige Überlegenheit von EPs im Vergleich zu Placebo wurde auch bei den einzelnen Symptomen beobachtet. Die Remissionsraten aller bronchitistypischen Symptome waren unter EPs höher als unter Placebo. Diese Symptome sind kennzeichnend für die Bronchitis und klinisch von Bedeutung. Ebenso weist die Beurteilung des Therapieerfolges auf eine Überlegenheit von EPs gegenüber Placebo hin, da der Anteil der Patienten, bei denen eine Beschwerdefreiheit oder deutliche Besserung angegeben wurde, in der EPs-Gruppe am Ende der Behandlung über 2,5-mal höher war. Dies spiegelt sich auch in einem höheren Anteil an Patienten, die mit der Behandlung zufrieden und sehr zufrieden waren wider. Die hinsichtlich der bronchitistypischen Symptomatik beobachteten Vorteile von EPs finden sich auch in der subjektiven Bewertung von seiten des Patienten wider und sind somit bedeutsam.

Der im vorliegenden Artikel beschriebenen placebokontrollierten Studie ging eine Vergleichsstudie mit Acetylcystein bei 60 Kindern im Alter zwischen 5 und 14 Jahren mit akuter Bronchitis voraus. Der Gesamtscore der bronchitistypischen Symptome betrug am Behandlungsbeginn in beiden Gruppen (EPs 7630 vs. Acetylcystein) 7±3 Punkte. Nach 7 Tagen hatte der Gesamtscore in der EPs-Gruppe 7630 um 7±2 Punkte und in der Acetylcystein-Gruppe um 6±3 Punkte abgenommen (p=0,285). Der Anteil der Patienten, bei denen am Behandlungsende alle bronchitistypischen Symptome beseitigt waren, betrug in der EPs-Gruppe 76,7% und in der Acetylcystein-Gruppe 56,7% (p=0,170). Einen Wirkungseintritt in den ersten beiden Tagen dokumentierten 24,1% der Patienten in der EPs-Gruppe, aber nur 11,1% der Patienten in der Acetylcystein-Gruppe (p=0,299). Der Anteil der Patienten, die mit der Behandlung sehr zufrieden waren, betrug in der EPs-Gruppe 34,5% und in der Acetylcystein-Gruppe 3,7% (p=0,006). Die Verträglichkeit wurde in beiden Gruppen übereinstimmend als gut oder sehr gut bezeichnet [6].

Zur Beurteilung der Verträglichkeit des Extraktes *Pelargonium sidoides* wurden u.a. 3 prospektive Beobachtungsstudien durchgeführt. Die erste Untersuchung wurde 1992 mit 641 Patienten bei 67 niedergelassenen Ärzten in Deutschland durchgeführt. Bis auf zwei Patienten lautete das Gesamturteil der Verträglichkeit übereinstimmend sehr gut oder gut. Die Berichte über unerwünschte Ereignisse erfassten in 4 Fällen Halsrötung, bei zwei Patienten trockene Rasselgeräusche bzw. Leukozytose; ein krankhaft veränderter Auskultationsbefund wurde von einem Patienten gemeldet [19]. Die Ergebnisse einer zweiten prospektiven Beobachtungsstudie mit 742 Kindern im Alter von 1–12 Jahren, die an akuter Bronchitis erkrankt waren, wurden 1996 publiziert. Die Behandlung wurde bis zu einem Zeitraum von 2 Wochen in 158 Praxen in Deutschland durchgeführt. Die Verträglichkeit wurde von 95% der behandelnden Ärzte mit gut bis sehr gut bewertet. Lediglich bei 13 Patienten (1,8%) wurde von unerwünschten Ereignissen berichtet, von denen in 8 Fällen (1,1%) ein möglicher oder wahrscheinlicher Zusammenhang mit dem Präparat angenommen wurde. Bei 3 Patienten handelte es sich um eine Intensivierung der bestehenden respiratorischen Symptome. Bei zwei Kindern trat ein Exanthem auf und bei einem Kind Durchfall. In weiteren 2 Fällen wurde über psychomotorische Unruhe mit Schreianfällen bzw. über Atemnot berichtet. Die unerwünschten Ereignisse klangen binnen zweier Tage wieder ab. Bei insgesamt 5 Patienten kam es zum Absetzen der Therapie [13]. In der dritten prospektiven Beobachtungsstudie wurden 259 Kinder im Alter bis zu 12 Jahren aus 53 pädiatrischen Praxen im Mittel über die Dauer von 14 Tagen mit EPs behandelt. Auch diese Kinder waren an akuter Bronchitis erkrankt. Über unerwünschte Ereignisse wurde von 6 (2,3%) Kindern berichtet, wobei der Schweregrad als leicht bis mäßig eingestuft wurde. Bei einem Kind verschlechterte sich der Befund, ein anderes sprach nicht auf die Therapie an, bei einem weiteren kam es erneut zu einem Fieberschub. Darüber hinaus litt je ein Kind unter kurzzeitiger Atemnot, feinfleckigem Exanthem, Durchfall oder leichten Bauchbeschwerden [9]. Alle drei Untersuchungen bestätigten damit die ausgezeichnete Verträglichkeit von EPs.

Die vielschichtigen Probleme einer antibiotischen Therapie bei Atemwegsinfektionen erfordern eine strenge Indikationsstellung. Die eindeutige Überlegenheit des Extraktes aus *Pelargonium sidoides* im Vergleich zu Placebo prädestiniert das Präparat für die initiale Behandlung der akuten Bronchitis.

Zusammenfassung

In einer multizentrischen, prospektiven, randomisierten, doppelblinden Studie wurde die Wirksamkeit und Verträglichkeit eines pflanzlichen Extraktes aus *Pelargonium sidoides* (EPs 7630) im Vergleich zu Placebo bei 124 Patienten (64 in der EPs-Gruppe, 60 in der Placebogruppe) im Alter ≥18 Jahren mit akuter Bronchitis geprüft. Primäres Zielkriterium für die Beurteilung der Wirksamkeit von EPs im Vergleich zu Placebo war die Veränderung des Gesamtscores der bronchitistypischen Symptome am Tag 7. Die mittlere Abnahme des Gesamtscores der bronchitistypischen Symptome am Tag 7 betrug in der EPs-Gruppe 7,2±3,1 Punkte und in der Placebogruppe 4,9±2,7 Punkte. Schwerwiegende unerwünschte Ereignisse traten nicht auf. 98,4% der Patienten und 96,7% der Ärzte beurteilten die Verträglichkeit von EPs als sehr gut bzw. gut. Die Ergebnisse dieser Studie belegen, dass der Extrakt Pelargonium sidoides 7630 ein wirksames und sicheres pflanzliches Arzneimittel zur Behandlung der akuten Bronchitis ist.

Literatur

1. Altiner A, Abholz HH (2001) Akute Bronchitis und Antibiotika: Hintergründe für eine rationale Therapie. Z Allg Med 77:358-362
2. Badura B, Lizsch M, Vetter C (2000) Fehlzeiten-Report. Springer, Berlin Heidelberg New York
3. Bent B, Saint S, Vittinghoff E, Grady D (1999) Antibiotics in acute bronchitis: a metaanalysis. Am J Med 107:62-67
4. Bladt S (1974) Zur Chemie der Inhaltsstoffe der Pelargonium reniforme Curt.-Wurzel (Umckaloabo). Dissertation, Ludwig-Maximilians-Universität, München
5. Bladt S (1977) „Umckaloabo" Droge der afrikanischen Volksmedizin. DAZ 117:1655-1660
6. Blochin B, Haidvogel M, Heger M (1999) Umckaloabo im Vergleich mit Acetylcystein bei Kindern mit akuter Bronchitis. Der Kassenarzt 49:46-49
7. Blochin B, Heger M (2000) Umckaloabo versus symptomatische Therapie in der Behandlung der Angina catarrhalis. Päd 6:2-8
8. Bojanowski W (1937) Das biologische Tuberkulosemittel Umckaloabo. Fortschr Med 55:142-145
9. Dome L, Schuster R (1996) Umckaloabo Eine phytotherapeutische Alternative bei akuter Bronchitis im Kindesalter. Ärztezeitschrift für Naturheilverfahren 37:216-222
10. Fahey T, Howie J (2001) Re-evaluation of a randomized controlled trial of antibiotics for minor respiratory illness in general practice. Fam Pract 18:246-248
11. Gonzales R, Sande MA (2000) Uncomlicated Bronchitis. Ann Int Med 133:891-991
12. Heger M, Bereznoy VV (2002) Nicht-streptokokkenbedingte Tonsillopharyngitis bei Kindern: Wirksamkeit eines Extraktes aus Pelargonium sidoides (EPs 7630) im Vergleich zu Placebo. In: Schulz V, Rietbrock N, Roots I, Loew D (Hrsg) Phytopharmaka VII - Forschung und klinische Anwendung. Steinkopff, Darmstadt, S 13-25
13. Haidvogl M, Schuster R, Heger M (1996) Akute Bronchitis im Kindesalter. Multizenter-Studie zur Wirksamkeit und Verträglichkeit des Phytotherapeutikums Umckaloabo. Z Phytotherapie 17:300-313
14. Heil C, Reitermann U (1994) Atemwegs- und HNO-Infektionen: Therapeutische Erfahrungen mit dem Phytotherapeutikum Umckaloabo. TW Pädiatrie 7:523-525
15. Kayser O, Kolodziej H (1997) Antibacterial activity of extracts and constituents of *Pelargonium sidoides*. Planta Med 63:508-510
16. Kayser O, Kolodziej H, Gutmann M (1995) Arzneilich verwendete Pelargonien aus Südafrika. DAZ 135:853-864
17. Kayser O, Kolodziej H, Kiderlen AF (2001) Immunmodulatory principles of *Pelargonium sidoides*. Phytotherapy Res 15:122-126
18. Kolodziej H, Kayser O (1998) Pelargonium sidoides DC. Neuste Erkenntnisse zum Verständnis des Phytotherapeutikums Umckaloabo. Z Phytotherapie 19:141-151
19. König I (1995) Von der Umckaloabo-Droge zur Therapie von Atemwegsinfekten. Therapiewoche 45:1123-1126
20. Murray S Del Mar C, O'Rourke (2000) Predictors of an antibiotic prescription by GPs for respiratory tract infections: a pilot. Fam Pract 17:386-388
21. Sechehaye A (1937) Die Behandlung der organischen und chirurgischen Tuberkulose durch Umckaloabo. Meyer & Co., Leipzig

Nicht-streptokokkenbedingte Tonsillopharyngitis bei Kindern: Wirksamkeit eines Extraktes aus Pelargonium sidoides (EPs 7630) im Vergleich zu Placebo

M. Heger[1], V. V. Bereznoy[2]

[1] Forschungszentrum HomInt, Karlsruhe
[2] Lehrstuhl für Pädiatrie Nr. 2 der Medizinischen Akademie für Weiterbildung, Kiew

Einleitung

Der Waldeyersche Rachenring, bestehend aus Gaumen- und Rachenmandel, lymphoepithelialen Seitensträngen und Zungengrundtonsillen, bildet einen immunologischen Schutzwall, der das Übergreifen mikrobieller Infekte auf tiefer gelegene anatomische Strukturen verhindern soll. Vor allem im Kindesalter führt die Auseinandersetzung mit den eindringenden Erregern häufig zum Auftreten einer akuten Tonsillopharyngitis. Diese klingt in der Regel innerhalb von ein bis zwei Wochen ab. Bei einem Teil der Patienten kommt es jedoch mehrfach im Jahr zu Rezidiven. Initial besteht meistens ein viraler Infekt. Gepaart mit einer individuellen Disposition können körperliche Überlastung oder Unterkühlung auslösend sein. Gefürchtete, wenn auch seltene Komplikationen sind Superinfektionen durch β-hämolysierende Streptokokken mit der Folge immunologisch vermittelter Sekundärerkrankungen (rheumatisches Fieber, Glomerulonephritis).

Die Therapie der akuten Tonsillitis kann wegen der unterschiedlichen viralen Erreger aus theoretischer Sicht nur eine symptomatische sein (z.B. Gurgeln, Umschläge, Bettruhe, bei Bedarf Antipyretika). Die Praxis hält sich aber erfahrungsgemäß mit Medikamenten weniger zurück. Häufig werden bereits im frühen Stadium Antibiotika, vor allem Penicillin, verordnet, um bakteriellen Superinfektionen vorzubeugen [10, 16]. Die Risiken dieser Therapie begründen sich in möglichen allergischen Reaktionen, vor allem in Störungen der physiologischen Bakterienflora, nicht nur des Darmes, sondern auch des Nasen-Rachen-Raumes. Bedingt durch wiederholte Applikation von Antibiotika kann es zu Verschiebungen zugunsten pathogener Keime kommen mit der Folge, dass die Rezidivneigung durch die antibiotische Therapie selbst gesteigert wird. Medizinische Fachgesellschaften empfehlen daher, Patienten mit akuter Tonsillitis entsprechend aufzuklären und, wenn immer möglich, nur symptomatisch zu behandeln [18].

Für den Arzt und den Patienten stellt sich dabei die Frage, mit welcher symptomatischen Therapie sich die Beschwerden wirksam lindern lassen, ohne dass schwerwiegende Nebenwirkungen zu befürchten sind. Pflanzliche Arzneimittel, deren Eignung in dieser Indikation nicht nur durch traditionelle sondern auch moderne pharmakologische Belege gestützt werden, sind besonders gefragt. Ein Extrakt aus *Pelargonium sidoides* erfüllt diese Voraussetzungen [5, 7, 12, 14, 17;

siehe auch Abschnitt „Einleitung" des vorausgehenden Beitrages von Golovatiouk und Chuchalin, 7]. Ziel der vorliegenden Studie war daher die Untersuchung der Wirksamkeit und Verträglichkeit von EPs 7630 im Vergleich zu Placebo bei Kindern mit akuter Tonsillopharyngitis. Die Studie wurde bei Kindern im Alter von 6–10 Jahren durchgeführt, da die Tonsillopharyngitis in dieser Altersklasse besonders häufig vorkommt und entsprechende Ergebnisse bei Erwachsenen nicht ohne weiteres auf Kinder übertragbar sind.

Methodik

Es handelte sich um eine multizentrische, prospektive, randomisierte, doppelblinde placebokontrollierte Studie nach dem adaptiv-sequenziellen Design. Die Patienten wurden von Dezember 1999 bis Februar 2000 an sechs pädiatrischen Zentren in Kiew, Ukraine, rekrutiert, nachdem das positive Votum der Ethikkommission des Staatlichen Pharmakologischen Zentrums des Gesundheitsministeriums in Kiew am 10. November 1999 erteilt wurde. Die Studie wurde in Übereinstimmung mit der Deklaration von Helsinki 1964, der Revision von Tokio 1975, Venedig 1983, Hongkong 1989 und Summerset-West 1996, der EU-Empfehlung „Gute Klinische Praxis für die Klinische Prüfung von Arzneimitteln in der Europäischen Gemeinschaft" und der „Guideline for Good Clinical Practice (CPMP/ICH/135/95)" sowie den Bestimmungen der Ukraine durchgeführt.

Patienten

In die Studie wurden Patienten aufgenommen, die folgende Einschlusskriterien erfüllten: Alter 6–10 Jahre, akute Tonsillopharyngitis, Dauer der Beschwerden ≤48 h, negativer Schnelltest auf β-hämolysierende Streptokokken, Schweregrad der Tonsillitis-typischen Symptome ≥8 Punkte und schriftliche Einwilligungserklärung der gesetzlichen Vertreter. Ausgeschlossen wurden Patienten mit zwingender Indikation für eine Antibiotikatherapie, Patienten mit Z.n. rheumatischem Fieber, Poststreptokokkenglomerulonephritis oder Chorea minor Sydenham, Patienten, die während der letzten 4 Wochen vor Aufnahme in die Studie mit Antibiotika behandelt wurden, Patienten mit erhöhter Blutungsneigung, schweren Herz-, Nieren- oder Lebererkrankungen und/oder Immunsuppression, Patienten, bei denen eine Überempfindlichkeit gegenüber der Prüfmedikation bekannt war, Patienten mit einer Begleitmedikation (z.B. Antibiotika), die das Studienergebnis beeinträchtigen konnte, Patienten, die während der letzten 3 Monate an einer anderen klinischen Studie teilgenommen hatten, eingeschränkte Geschäftsfähigkeit der Eltern bzw. gesetzlichen Vertreter der Kinder.

Alle Patienten, welche diese Kriterien erfüllten, wurden einer Eingangsuntersuchung unterzogen. Die Eingangsuntersuchung (Tag 0) umfasste eine vollständige HNO-Anamnese mit Erhebung des klinischen Befunds (5 Tonsillitis-typische Symptome und eine Reihe weiterer Symptome sowie ein Schnelltest auf β-hämolysierende Streptokokken). Die Tonsillitis-typischen Symptome (Schluckbeschwerden, Halsschmerz, Speichelfluss, Rötung und Fieber) wurden anhand einer 4-Punkteskala bewertet (0=nicht vorhanden; 1=leicht; 2=mittel; 3=stark; für Fieber: 0=<37,5; 1=37,5 bis <38,5; 2=38,5 bis <39,5; 3=>39,5). Der maximal erreichbare Gesamtscore lag bei 15 Punkten. Als weitere Symptome wurden analog dazu bewertet: Schwellung von Rachen, Uvula, Tonsillen und Lymphknoten, Druckdolenz der Lymphknoten, Gliederschmerzen und Kopfschmerz. Während des gesamten Untersuchungszeitraumes war vom Patienten ein Tagebuch zu führen (Abb. 1), in dem täglich sechs Items zum Gesundheitszustand anhand einer visuellen Analogskala (Fragebogen zum Gesundheitszustand für Kinder (FGK), Version 1.0) zu beantworten waren. Darüber hinaus war vom Patienten bzw. dessen gesetzlichem Vertreter täglich der Verbrauch an Prüfmedikation und Paracetamolzäpfchen einzutragen. Am Tag 6 bzw. bei vorzeitigem Behandlungsabbruch wurde der Patient zum Wirkungseintritt der Prüfmedikation und zur

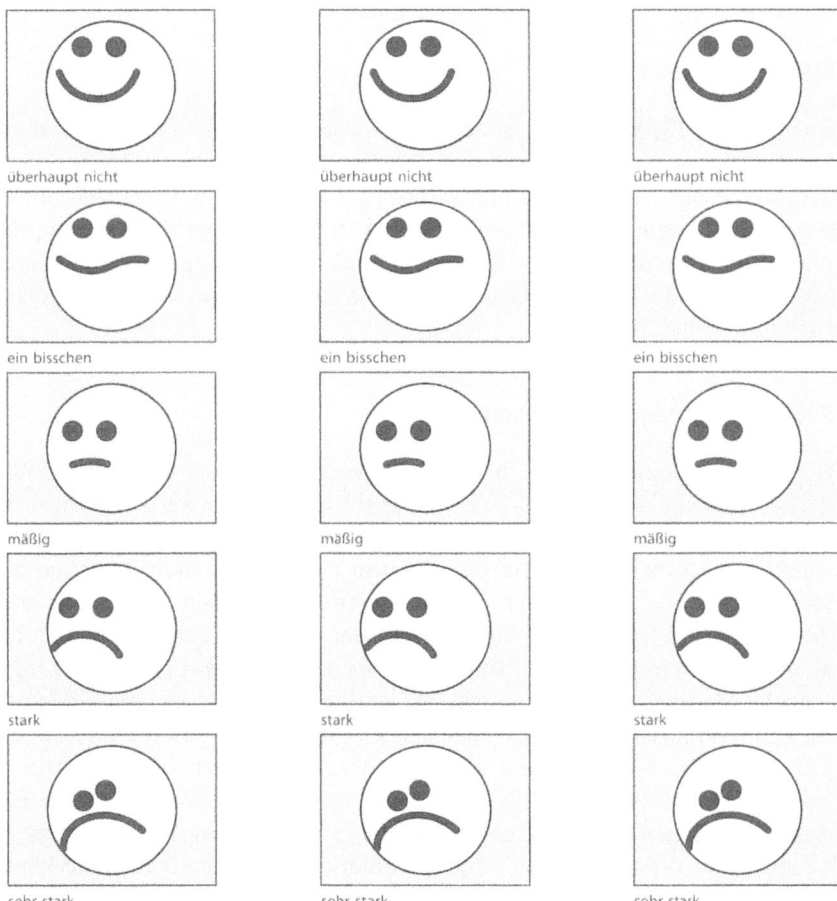

Abb. 1. Ausschnitt aus dem Patiententagebuch mit Fragebogen zum Gesundheitszustand für Kinder (FGK, Version 1.0)

Zufriedenheit mit der Behandlung anhand der „Integrative Medicine Patient Satisfaction Scale" (IMPSS) befragt.

Die Patienten erhielten über einen Zeitraum von 6 Tagen randomisiert entweder EPs oder Placebo. Bei Fieber $\geq 38{,}5\,°C$ während der ersten 4 Tage war als zusätzliche Medikation die Verabreichung von Paracetamolzäpfchen erlaubt. Nach der Eingangsuntersuchung (Tag 0) erfolgten Kontrolluntersuchungen nach 2, 4 und 6 Tagen mit Erhebung des klinischen Befunds (siehe oben). Anschließend wurde vom Prüfarzt das „Tagebuch für Kinder" kontrolliert und der Verbrauch an Prüfmedikation und Paracetamolzäpfchen dokumentiert. Der Therapieerfolg wurde von Prüfarzt und Patient bzw. dessen gesetzlichem Vertreter anhand einer fünfstufigen verbalen Ratingskala (IMOS: beschwerdefrei, deutlich gebessert, leicht bis mäßig gebessert, unverändert, verschlechtert) beurteilt. Die Verträglichkeit wurde ebenfalls von Prüfarzt und Patient bzw. dessen gesetzlichem Vertreter anhand einer vierstufigen verbalen Ratingskala (sehr gut, gut, mäßig, schlecht) bewertet. Zusätzlich wurden vom Prüfarzt die Änderung der Begleitmedikation und das Auftreten unerwünschter Ereignisse dokumentiert. Am Tag 6 erfolgte zusätzlich ein Schnelltest auf β-hämolysierende Streptokokken sowie eine abschließende Beurteilung.

Zielkriterien

Das primäre Zielkriterium zur Bewertung der Wirksamkeit von EPs im Vergleich zu Placebo war die Veränderung des Gesamtscores der 5 Tonsillitis-typischen Symptome am Tag 4. Sekundäre Zielkriterien waren u.a.: Einzel- und Gesamtscore von 7 weiteren Symptomen der Erkrankung, globale Bewertung des Therapieerfolges durch Ärzte und Eltern anhand einer Ratingskala, Verbrauch an Paracetamol, Selbstbeurteilung der Behandelten in einem dafür vorbereiteten Patiententagebuch für Kinder.

Prüf- und Begleitmedikation

Die Prüfmedikation wurde in der Form von Lösungen verabreicht. EPs (ethanolischer Auszug der Wurzel von Pelargonium sidoides 80 g; Glycerol 85%) und Placebo (Ethanol 96%; Glycerol 85%; Wasser; Farbstoff Zuckercouleur E 150) waren hinsichtlich Aussehen, Geruch und Geschmack nicht voneinander zu unterscheiden. Die gesetzlichen Vertreter wurden von den Prüfärzten angewiesen, den Kindern 3-mal täglich 20 Tropfen über den Zeitraum von maximal 6 Tagen zu verabreichen, jeweils 30 Minuten vor oder nach dem Essen (ca. 3 ml pro Tag). Jegliche Medikation, die während der letzten 6 Monate oder parallel zur Prüfmedikation verabreicht oder angewendet wurde, war zu dokumentieren. Bei Fieber $\geq 38{,}5\,°C$ während der ersten vier Tage war als zusätzliche Medikation die Verabreichung von Paracetamolzäpfchen 500 mg erlaubt, wobei die maximale Tagesdosis 3 Zäpfchen betrug. Menge und Dauer der Applikation waren im Patiententagebuch zu dokumentieren. Die Compliance der Patienten wurde vom Prüfarzt im Rahmen der Kontrolluntersuchungen anhand des Verbrauchs an Prüfmedikation überwacht. Jeder Patient konnte jederzeit auf Wunsch des gesetzlichen Vertreters ohne Angabe von Gründen die Studie vorzeitig abbrechen. Kriterien für den Behandlungsabbruch von Seiten des Prüfarztes waren: Keine Abnahme des

Gesamtscores der Tonsillitis-typischen Symptome im Vergleich zu Tag 0; Beschwerdefreiheit des Patienten; unerwünschte Ereignisse; Notwendigkeit der Einnahme von Medikamenten, die während der Studie nicht erlaubt waren; persönliche Umstände, die eine mangelnde Compliance vermuten ließen; organisatorische Gründe, wie z. B. Wohnungswechsel.

Randomisierung und Verblindung

Die Randomisierungsliste wurde mittels des Programms RANDU (IBM Corporation, 1969) von IFNS GmbH, Köln, erstellt. Die Randomisierung erfolgte in 6er-Blöcken. Die Patientennummern wurden in jedem Zentrum in aufsteigender Reihenfolge über ein Remote Data Entry System vergeben. EPs und Placebo waren nicht voneinander zu unterscheiden. Während der Studie gab es keinen Hinweis auf eine Entblindung der Prüfärzte oder Patienten bzw. deren gesetzliche Vertreter. Die Prüfärzte erhielten für jeden Patienten ein versiegeltes Notfallkuvert, in dem die jeweilige Behandlungsgruppe angegeben war. Nach Beendigung der Studie wurden alle Notfallkuverts ungeöffnet zurückgegeben.

Datenerfassung, Monitoring und Qualitätssicherung

Die Prüfärzte haben unmittelbar nach jeder Untersuchung alle zu erhebenden Daten in den elektronischen CRF (Remote Data Entry System) auf dem Notebook eingegeben. Im Anschluss daran wurden die Daten von den Prüfärzten an einen Zentralcomputer gesendet, gespeichert und einer computergestützten Prüfung auf Vollständigkeit und Plausibilität unterzogen. Eine medizinische Prüfung auf Plausibilität wurde dabei ebenfalls vorgenommen. Die Monitore erhielten die von den Prüfärzten eingegebenen Daten, indem sie sich mit dem Zentralcomputer in Verbindung setzten. Ferner verfügten die Monitore über eine Überwachungssoftware, mit welcher sie die Daten auf Vollständigkeit und Plausibilität überprüfen konnten. Nur die Prüfärzte konnten Veränderungen des Datenmaterials vornehmen. Alle Berichtigungen und Veränderungen der Originaldaten wurden in einem Audit-Trail aufgezeichnet. Der Audit-Trail selbst konnte von keinem der Beteiligten verändert werden.

Statistik

Die Studie war konfirmatorisch angelegt: Anhand der primären Zielgröße sollte der Nachweis der Überlegenheit von EPs im Vergleich zu Placebo geführt werden. Die Studie wurde nach einem fünfstufigen gruppensequenziellen Testplan mit Fallanpassungen nach vier Zwischenauswertungen geplant. Dabei wurden die ICH E9- und E10-Richtlinien befolgt. Auf der Basis der Ergebnisse einer vorangegangenen Studie wurde erwartet, dass bei der primären Zielgröße die mittlere Abnahme des Gesamtscores unter Placebo bei 5 und unter Eps bei 7 Punkten liegt, bei einer gemeinsamen Standardabweichung von 3 Punkten. Eine Gruppendifferenz von mehr als einem Punkt wurde als klinisch relevant angesehen. Daraus ergab sich, dass bei einer Fallzahl von 37 Patienten pro Behandlungsgruppe die statistische Power bei 80% liegt, um einen Unterschied von 2

Punkten in der mittleren Abnahme gegenüber Placebo zu entdecken (t-Test für unabhängige Stichproben, einseitig, $a = 0{,}025$).

Statistische Auswertungen waren in 4 Stufen nach jeweils 40 Patienten (ca. 20 in jeder Gruppe) vorgesehen. Das nominale Signifikanzniveau betrug in jeder Stufe $a = 0{,}007907$. Falls der p-Wert, der aus dem einseitigen Test resultierte, diese Grenze unterschritt, sollte die Nullhypothese abgelehnt werden; die Studie konnte in diesem Fall beendet werden.

Die Analyse der Daten zur Wirksamkeit basierte auf zwei Stichproben, der Intention-to-treat-Population (alle randomisierten Patienten, die mindestens eine Prüfmedikation genommen hatten) und der Per-Protocol-Population (Patienten, welche die Studie planmäßig zu Ende geführt haben). Die konfirmatorische Analyse basierte auf der Intention-to-treat- (ITT-), die Auswertung zur Verträglichkeit auf der Per-Protocol-Population.

Zur Analyse der sekundären Wirksamkeits- und Verträglichkeitsparameter kamen deskriptive statistische Methoden zur Anwendung. Bei kontinuierlichen Zielgrößen wurden statistische Standardmaße (arithmetisches Mittel, Standardabweichung etc.), bei kategoriellen Zielgrößen absolute und relative Häufigkeiten angewandt.

Ergebnisse

Insgesamt wurden 390 Patienten eingangs untersucht; davon genügten 144 den Ein- und Ausschlusskriterien der Studie. Von den 144 randomisierten Patienten wurden 73 mit EPs und 71 mit Placebo behandelt. Ein Patient der Placebogruppe wurde von der Auswertung ausgeschlossen, da er nicht mit der Prüfmedikation behandelt wurde. Ein schwerwiegender Protokollverstoß wurde bei keinem Patienten festgestellt. Die regelmäßige Einnahme der Prüfmedikation bis zum Studienende bzw. vorzeitigem Studienabbruch wurde für 72/73 (98,6%) der Patienten unter EPs und 67/70 (95,7%) der Patienten unter Placebo berichtet. Die Gründe für einen vorzeitigen Studienabbruch sind in Abbildung 2 dargestellt. Unter EPs war der häufigste Abbruchgrund „mangelnde Compliance" (n=2), während unter Placebo „mangelnde Wirksamkeit" (n=29) und „unerwünschtes Ereignis" (n=11) am häufigsten genannt wurden.

Von den 143 Patienten der ITT-Gruppe waren 73 (51%) Mädchen und 70 (49%) Jungen. Das mittlere Alter lag bei 7,5±1,2 Jahren (Median 7,0). Die mittlere Körpergröße der Patienten lag bei 132±9 (Median 132) cm, und das durchschnittliche Körpergewicht bei 29±7 (Median 28) kg. Bezüglich Alter, Körpergröße, Körpergewicht, Geschlecht, Vorerkrankungen und Vorbehandlungen fanden sich keine wesentlichen Unterschiede zwischen den Behandlungsgruppen.

Der Gesamtscore der fünf Tonsillitis-typischen Symptome betrug am Tag 0 in der EPs-Gruppe 10,3±1,2 (Median 10,0) Punkte und in der Placebogruppe 9,7±1,4 (Median 9,0) Punkte. Am Tag 4 reduzierte sich der Gesamtscore in der EPs-Gruppe auf 3,3±2,0 (Median 3,0) Punkte und in der Placebogruppe auf 7,2±3,9 (Median 8,0) Punkte (Abb. 3). Am Tag 6 lag der Gesamtscore unter EPs bei 0,8±1,9 (Median 0,0) Punkte und unter Placebo bei 6,3±4,8 (Median 8,0) Punkten. Die Abnahme des Gesamtscores am Tag 4 betrug unter EPs 7,1±2,1 (Median 7,0) Punkte und unter Placebo 2,5±3,6 (Median 2,0) Punkte. Nennens-

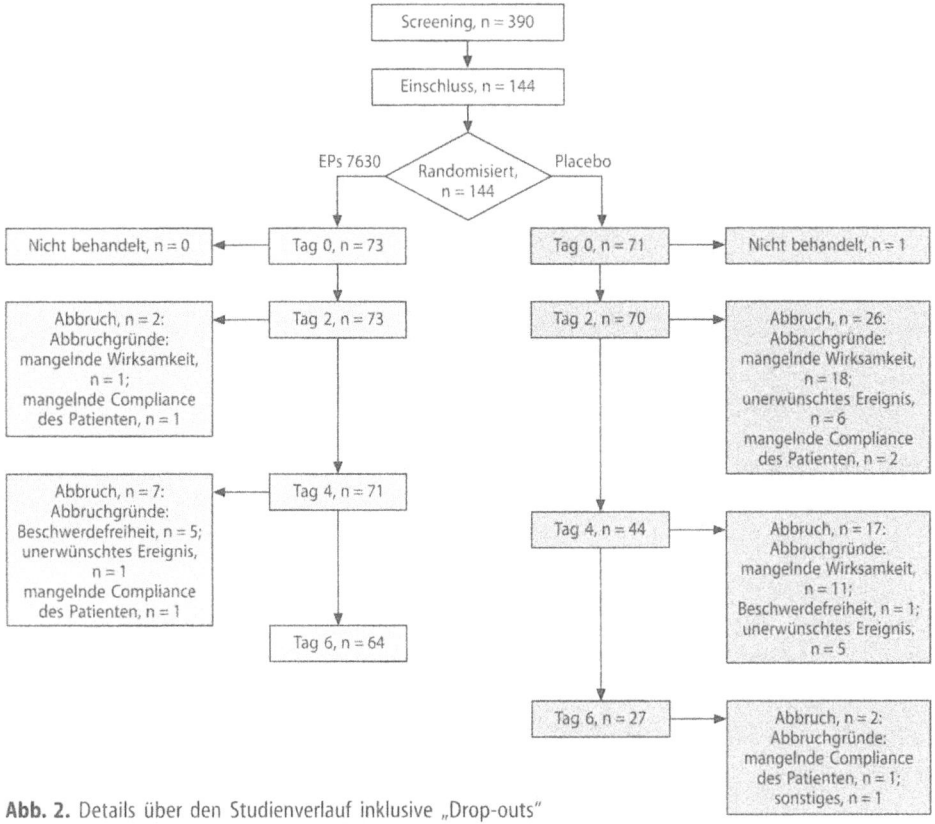

Abb. 2. Details über den Studienverlauf inklusive „Drop-outs"

werte Unterschiede zwischen den einzelnen Prüfzentren wurden nicht beobachtet. Das 95%-Konfidenzintervall für die Differenz zwischen beiden Gruppen war [–5,68; –3,29]. Die kombinierte Teststatistik war 8,902 und damit größer als der kritische Wert 2,413, d.h. der Unterschied zwischen EPs und Placebo ist statistisch signifikant.

Bei Betrachtung der Tonsillitis-typischen Einzelsymptome (Schluckbeschwerden, Halsschmerz, Speichelfluss, Rötung und Fieber) zeigte sich ebenfalls eine Überlegenheit von EPs im Vergleich zu Placebo. So waren die Remissionsraten am Tag 4 bei allen Symptomen in der EPs-Gruppe deutlich höher als unter Placebo (Abb. 4). Der Anteil an Patienten mit unveränderter Symptomatik oder Verschlechterung war dagegen in der EPs-Gruppe deutlich niedriger als in der Placebogruppe. Auch bei den weiteren Symptomen Schwellung des Rachens, der Uvula, der Tonsillen und der Lymphknoten, Druckdolenz der Lymphknoten sowie Kopf- und Gliederschmerzen war der Anteil der Patienten mit Beschwerdefreiheit unter EPs deutlich höher als unter Placebo (Abb. 5). Die höchsten Remissionsraten unter EPs wurden für Gliederschmerzen mit 98% und Kopfschmerz mit 92% erzielt. Die Remissionsraten unter Placebo lagen dagegen für Gliederschmerzen bei 45% und Kopfschmerz bei 38%.

Am Tag 4 wurde der Therapieerfolg anhand der IMOS-Skala vom Prüfarzt unter EPs im Vergleich zu Placebo wie folgt beurteilt: Beschwerdefrei 14% vs. 3%;

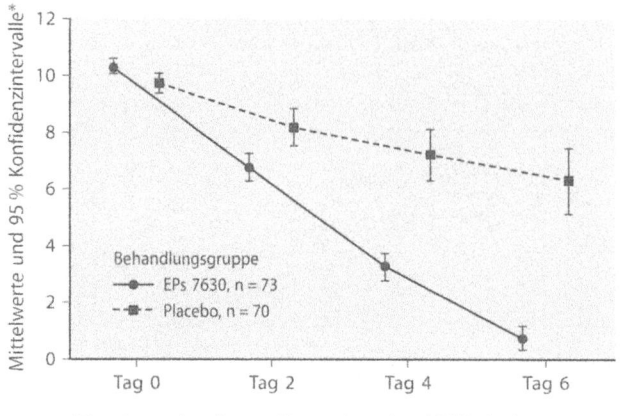

Abb. 3. Abnahme des Gesamtscores der Tonsillitis-typischen Symptome im Verlauf der 6-tägigen Therapie (ITT-Analyse, n = 143, arithmetischer Mittelwert ± 95%-Konfidenzintervall)

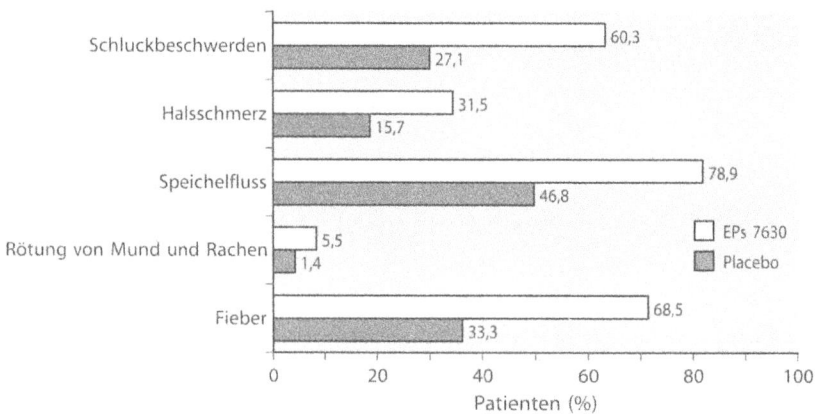

Abb. 4. Remissionsraten der Tonsillitis-typischen Symptome am Tag 4 (Remission = Beschwerdefreiheit, ITT-Analyse, n = 143)

deutlich gebessert 75% vs. 14%; leicht/mäßig gebessert 7% vs. 33%; unverändert 2% vs. 11%; verschlechtert 3% vs. 39%. Die Beurteilung von Seiten der Patienten/gesetzlichen Vertreter ergab ein nahezu identisches Bild.

Abgerundet wird das Bild durch die Selbstbeurteilung der Kinder zum Gesundheitszustand. Unter EPs war die Remissionsrate (% Patienten mit Beschwerdefreiheit) für alle sechs Items mindestens 82,2%. Ein unveränderter Gesundheitszustand bzw. eine Verschlechterung des Gesundheitszustandes wurde nur bei wenigen Patienten beobachtet. In der Placebogruppe war die Remissionsrate lediglich halb so hoch wie in der EPs-Gruppe. Eine Verschlechterung des Gesundheitszustandes oder ein unveränderter Gesundheitszustand wurde in der Placebogruppe drei- bis neunmal so oft beobachtet wie in der EPs-Gruppe. In

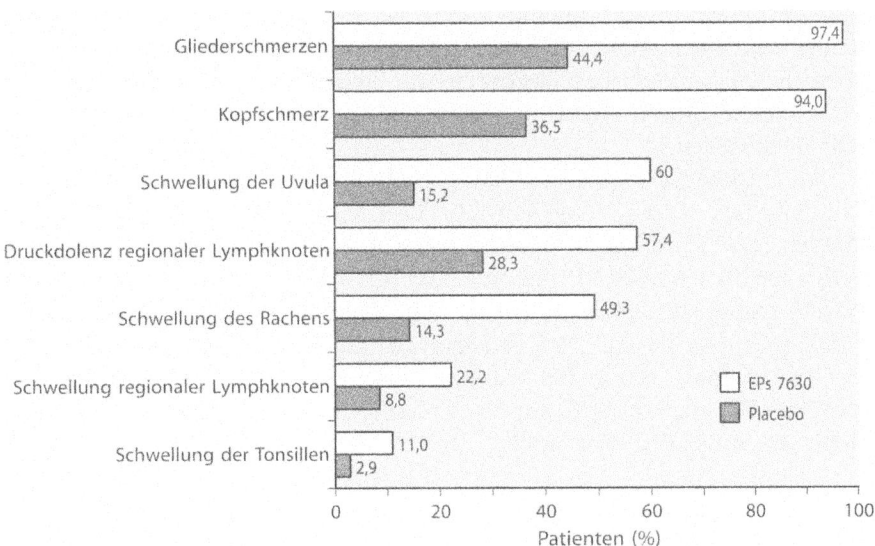

Abb. 5. Remissionsraten der weiteren Symptome am Tag 4 in der Rangfolge der Response unter EPs 7630 (Remission = Beschwerdefreiheit, ITT-Analyse, n = 143)

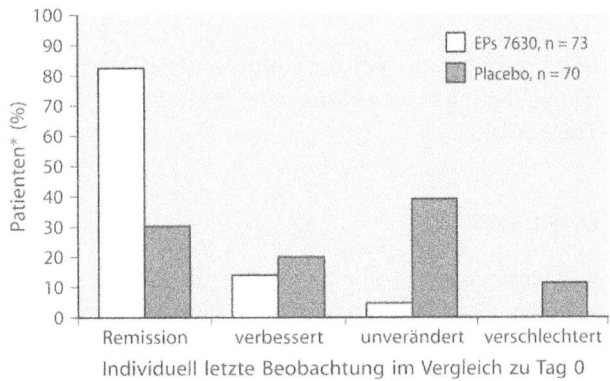

Abb. 6. Veränderung von Item 1 „Mir ist alles zuviel" des Fragebogens zum Gesundheitszustand (FGK, Version 1) am Tag 6 (ITT-Analyse, n = 143)

der Abbildung 6 sind beispielhaft die Ergebnisse für das Item 1 „Mir ist alles zuviel" dargestellt.

Bei der Frage zum Wirkungseintritt zeigte sich die Behandlung mit EPs im Vergleich zu Placebo ebenfalls überlegen: 1,4% vs. 0% nach 2–5 Stunden; 23,3% vs. 1,4% nach 1–2 Tagen; 54,8% vs. 11,4% nach 3–4 Tagen; 16,4% vs. 27,1% nach 5–6 Tagen. Nur bei 3 (4,1%) Patienten in der EPs-Gruppe wurde während der 6-tägigen Therapie keine Besserung beobachtet, während dies in der Placebogruppe bei 47 (60%) Patienten der Fall war. Diese Bewertung steht im engen Zusammenhang mit der Beurteilung der Zufriedenheit des Patienten bzw. gesetzlichen Vertreters mit der Behandlung. In der EPs-Gruppe waren 64/73 (87,7%) Patienten sehr oder etwas zufrieden, 5/73 (6,8%) Patienten waren etwas oder sehr unzufrieden. In der Placebogruppe war kein Patient sehr zufrieden und nur 17/70 (24,3%) waren etwas zufrieden. 32/70 (45,7%) Patienten waren etwas oder sehr unzufrieden.

Der mittlere Verbrauch an Paracetamol betrug während der ersten zwei Behandlungstage 3,2±1,7 (Median 3,0) Zäpfchen in der EPs-Gruppe und 3,8±2,0 (Median 4,0) Zäpfchen in der Placebogruppe. Zwischen Tag 2 und 4 sank der Verbrauch in der EPs-Gruppe auf 0,0±0,1 (Median 0,0) Zäpfchen und in der Placebogruppe auf 0,4±0,9 (Median 0,0) Zäpfchen. Der Gesamtverbrauch lag in der EPs-Gruppe bei 3,2±1,7 (Median 3,0) Zäpfchen (1600±850 (Median 1500) mg Paracetamol) und in der Placebogruppe bei 4,1±2,3 (Median 4,0) Zäpfchen (2050±1150 (Median 2000) mg Paracetamol), d.h. er war in der EPs-Gruppe geringer als in der Placebogruppe.

Verträglichkeit

In der EPs-Gruppe hatte die Mehrzahl (88%), in der Placebogruppe nur ein Teil der Patienten (36%) das Medikament über den vollen Zeitraum von 6 Tagen eingenommen. Insgesamt wurde bei 1/73 (1,4%) in der EPs-Gruppe und 15/143 (20,0%) in der Placebogruppe über ein oder mehrere unerwünschte Ereignisse berichtet. Dabei handelte es sich jedoch ausschließlich um typische Symptome des akuten Infektes. In allen Fällen wurde kein Zusammenhang mit der Prüfmedikation gesehen. Bei dem einzigen Patienten, bei dem unter EPs unerwünschte Ereignisse angegeben wurden, handelte es sich um Pharyngitis, Rhinitis und Tracheitis.

Diskussion

Die vorliegende Studie zeigt, dass die Behandlung mit dem Extrakt Pelargonium sidoides einer Behandlung mit Placebo überlegen ist. Die Abnahme des Gesamtscores der Tonsillitis-typischen Symptome lag am Tag 4 unter EPs bei 7,1±2,1 (Median 7,0) Punkten und unter Placebo bei 2,5±3,6 (Median 2,0) Punkten. Der Unterschied zwischen den beiden Behandlungsgruppen war statistisch signifikant ($Z = 8,902 > 2,413$). Dieses Ergebnis deckt sich mit den Ergebnissen einer vorausgegangenen placebokontrollierten Studie mit EPs bei 78 Kindern mit akuter nicht-streptokokkenbedingter Tonsillopharyngitis. Die Abnahme des Gesamtscores der Tonsillitis-typischen Symptome am Tag 4 war in der EPs-Gruppe 7±2 Punkte und unter Placebo 4±3 Punkte ($p < 0,001$).

Für die Einzelsymptome Schluckbeschwerden, Fieber und Speichelfluss lagen die Remissionsraten am Tag 4 unter EPs bzw. Placebo bei 60–79% bzw. 47–27%, gefolgt von Halsschmerz mit 32 bzw. 16% und Rötung mit 6 bzw. 1%. Der relativ niedrigen Remissionsrate bei Rötung steht ein hoher Anteil an Patienten mit deutlicher Besserung gegenüber. So zeigte sich bereits am Tag 4 eine deutliche Besserung der Rötung bei 90% der Patienten in der EPs-Gruppe, während dies in der Placebogruppe nur bei 29% der Patienten der Fall war. Bei den weiteren Symptomen Schwellung des Rachens, der Uvula, der Tonsillen und der Lymphknoten, Druckdolenz der Lymphknoten sowie Kopf- und Gliederschmerzen waren die jeweiligen Remissionsraten unter der Behandlung mit EPs deutlich höher, und die Anzahl der Patienten mit unveränderter Symptomatik bzw. Verschlechterung der Symptome war gleichzeitig wesentlich geringer als unter Placebo.

Bei der Beurteilung des Therapieerfolgs stellten die Prüfärzte am Tag 4 bei 65/73 (89,0%) Patienten unter EPs Beschwerdefreiheit oder eine deutliche Verbesserung der Symptomatik fest. Dagegen wurde unter Placebo bei 12/70 (17,1%) Patienten Beschwerdefreiheit oder eine deutliche Verbesserung der Symptomatik beobachtet. In der EPs-Gruppe waren bei 3/73 (4,1%) Patienten die Symptome unverändert oder verschlechtert, in der Placebogruppe war dies bei 35/70 (50,0%) Patienten der Fall. Die Beurteilung des Therapieerfolgs durch den Patienten bzw. dessen gesetzlichen Vertreter fiel ähnlich aus. Nach vier Behandlungstagen gaben 66/73 (90,4%) Patienten in der EPs-Gruppe an, beschwerdefrei zu sein oder eine deutliche Besserung ihrer Symptome erfahren zu haben, und bei 3/73 (4,1%) Patienten hatte sich die Symptomatik verschlechtert. In der Placebogruppe waren 19/70 (27,2%) Patienten beschwerdefrei oder mit deutlich gebesserter Symptomatik, und 35/70 (50,0%) Patienten gaben an, die Symptome hätten sich nicht gebessert oder sogar verschlechtert.

Nach den Aussagen der Patienten zum Gesundheitszustand lag die Remissionsrate (% Patienten mit Beschwerdefreiheit) unter EPs bei mindestens 82,2%. Ein unveränderter Gesundheitszustand bzw. eine Verschlechterung des Gesundheitszustandes wurde nur bei wenigen Patienten beobachtet. Unter Placebo war die Remissionsrate nur etwa halb so hoch wie unter EPs. Eine Verschlechterung des Gesundheitszustandes oder ein unveränderter Gesundheitszustand wurde in der Placebogruppe drei- bis neunmal so oft beobachtet wie in der EPs-Gruppe. Die Behandlung mit EPs führte auch zu einem schnellen Wirkungseintritt: Etwa ein Viertel der Patienten gab eine Besserung bereits nach einer Behandlungsdauer von 1–2 Tagen an, über die Hälfte verspürte einen Wirkungseintritt nach 3–4 Tagen, und rund 16% nach 5–6 Tagen Therapie. Unter Placebo gab nur 1/70 (1,4%) Patienten eine Besserung nach 1–2 Tagen an, 8/70 (11,4%) Patienten verspürten eine Wirkung nach 3–4 Tagen, und 19/70 (27,1%) Patienten nach 5–6 Tagen. Bei 47 (60%) Patienten unter Placebo wurde während der 6-tägigen Therapie keine Besserung beobachtet.

Der Extrakt Pelargonium sidoides wurde vor kurzem mit einer symptomatischen Therapie verglichen. So hat eine klinische Studie bei 60 Kindern mit akuter Tonsillopharyngitis gezeigt, dass Kinder, die mit EPs behandelt wurden, schneller beschwerdefrei waren als Kinder, die symptomatisch (Gurgeln mit Obstessig, Prießnitz-Umschläge) behandelt wurden [4]. Darüber hinaus erhielten Kinder in der EPs-Gruppe weniger häufig und über einen wesentlich kürzeren Zeitraum Paracetamol als Kinder in der Placebogruppe. Kinder, die symptomatisch behandelt wurden, benötigten zudem fast doppelt so häufig Begleitmedikationen als Kinder, die mit EPs behandelt wurden.

Die geringe Inzidenz an unerwünschten Ereignissen (1/73 (1,4%) Patienten in der EPs- und 14/70 (20,0%) in der Placebogruppe) und die positive Beurteilung der Verträglichkeit von Seiten der Patienten („sehr gut" bzw. „gut" 71/73 (97,3%) in der EPs- und 60/70 (85,8%) in der Placebogruppe; „mäßig" 2/73 (2,7%) Patienten in der EPs- und 10/70 (14,3%) Patienten in der Placebogruppe) belegt, dass der Extrakt Pelargonium sidoides ein sicheres Arzneimittel ist. Dies wird bestätigt durch mehrere vorliegende Anwendungsbeobachtungen [8, 9].

Die gute Verträglichkeit und die eindeutige Überlegenheit von EPs im Vergleich zu Placebo prädestiniert das Präparat daher als Mittel der Wahl bei der initialen Behandlung der akuten nicht-streptokokkenbedingten Tonsillopharyngitis.

Zusammenfassung

In einer multizentrischen, prospektiven, randomisierten, doppelblinden Studie wurde die Wirksamkeit und Verträglichkeit eines pflanzlichen Extraktes aus *Pelargonium sidoides* (EPs 7630) im Vergleich zu Placebo bei 143 Kindern im Alter von 6–10 Jahren mit akuter nicht-streptokokkenbedingter Tonsillopharyngitis untersucht. Bei Aufnahme durften die Dauer der Beschwerden 48 Stunden nicht über-, der Schweregrad der Tonsillitis-typischen Symptome eine Mindesthöhe von 8 Score-Punkten nicht unterschreiten. Primäres Zielkriterium für die Beurteilung der Wirksamkeit von EPs 7630 war die Veränderung des Gesamtscores der Tonsillitis-typischen Symptome am Tag 4. Die mittlere Abnahme des Gesamtscores der Tonsillitis-typischen Symptome am Tag 4 lag in der EPs-Gruppe bei 7,1±2,1 Punkten (n=73) und in der Placebogruppe bei 2,5±3,6 Punkten (n=70). Das 95% Konfidenzintervall für den Unterschied zwischen den beiden Gruppen war [-5.68; -3.29]. Die kombinierte Teststatistik war größer als der kritische Wert 2,413, d.h. der Unterschied zwischen EPs und Placebo ist statistisch signifikant. Bei 15/143 Patienten wurden unerwünschte Ereignisse (1/15 unter EPs, 14/15 unter Placebo) beobachtet, ein Zusammenhang mit der Prüfmedikation lag nicht vor. Der pflanzliche Extrakt aus Pelargonium sidoides 7630 erwies sich als wirksames und sicheres Arzneimittel für die initiale Behandlung der nicht-streptokokkenbedingten Tonsillopharyngitis.

Literatur

1. Bladt S (1974) Zur Chemie der Inhaltsstoffe der Pelargonium reniforme Curt.-Wurzel (Umckaloabo). Dissertation, Ludwig-Maximilians-Universität, München
2. Bladt S (1977) „Umckaloabo" – Droge der afrikanischen Volksmedizin. DAZ 117: 1655–1660
3. Blochin B, Haidvogel M, Heger M (1999) Umckaloabo im Vergleich mit Acetylcystein bei Kindern mit akuter Bronchitis. Der Kassenarzt 49:46–49
4. Blochin B, Heger M (2000) Umckaloabo versus symptomatische Therapie in der Behandlung der Angina catarrhalis. Päd 6:2–8
5. Bojanowski W (1937) Das biologische Tuberkulosemittel Umckaloabo. Fortschr Med 55:142–145
6. Dome L, Schuster R (1996) Umckaloabo – Eine phytotherapeutische Alternative bei akuter Bronchitis im Kindesalter. Ärztezeitschrift für Naturheilverfahren 37:216–222
7. Golovatiouk A, Chuchalin AG (2002) Wirksamkeit eines Extraktes aus Pelargonium sidoides (EPs 7630) im Vergleich zu Placebo bei Patienten mit akuter Bronchitis. In: Schulz V, Rietbrock N, Roots I, Loew D (Hrsg) Phytopharmaka VII – Forschung und klinische Anwendung. Steinkopff, Darmstadt, S 3–12
8. Haidvogl M, Schuster R, Heger M (1996) Akute Bronchitis im Kindesalter – Multizenter-Studie zur Wirksamkeit und Verträglichkeit des Phytotherapeutikums Umckaloabo. Z Phytotherapie 17:300–313

9. Heil C, Reitermann U (1994) Atemwegs- und HNO-Infektionen: Therapeutische Erfahrungen mit dem Phytotherapeutikum Umckaloabo. TW Pädiatrie 7:523–525
10. Katic M, Katic V, Ivankovic D, Culig J, Budak A (2000) General practitioners' patterns of antimicrobial drugs prescription in the therapy of acute pharyngitis. Scand J Prim Health Care 18:30–34
11. Kayser O, Kolodziej H (1997) Antibacterial activity of extracts and constituents of Pelargonium sidoides. Planta Med 63:508–510
12. Kayser O, Kolodziej H, Gutmann M (1995) Arzneilich verwendete Pelargonien aus Südafrika. DAZ 135:853–864
13. Kayser O, Kolodziej H, Kiderlen AF (2001) Immunmodulatory principles of Pelargonium sidoides. Phytotherapy Res 15:122–126
14. Kolodziej H, Kayser O (1998) Pelargonium sidoides DC. Neueste Erkenntnisse zum Verständnis des Phytotherapeutikums Umckaloabo. Z Phytotherapie 19:141–151
15. König I (1995) Von der Umckaloabo-Droge zur Therapie von Atemwegsinfekten. Therapiewoche 45:1123–1126
16. Paluck E, Katzenstein D, Frankish CJ et al (2001) Prescribing practices and attitudes towards giving children antibiotics. Can Fam Physician 47:521–527
17. Sechehaye A (1937) Die Behandlung der organischen und chirurgischen Tuberkulose durch Umckaloabo. Meyer & Co., Leipzig
18. Snow V, Mottur-Pilson C, Cooper RJ, Hoffmann HJ (2001) Principles of appropriate antibiotic use for acute pharyngitis in adults. Ann Intern Med 134:506–508

Myrtol standardisiert und Antibiotika in der Behandlung der akuten Bronchitis – eine randomisierte, doppelblinde Multizenterstudie

C. De Mey[1], T. Wittig[2]

[1] ACPS – Applied Clinical Pharmacology Services, Mainz-Kastel
[2] G. Pohl-Boskamp GmbH & Co., Hohenlockstedt

Akute Bronchitis

Die Prüfung der klinischen Wirksamkeit von Arzneimitteln im Indikationsgebiet der akuten Bronchitis unterliegt mehreren Zwängen, aber auch Fallgruben.

Epidemiologie

Die akute Bronchitis ist eine der häufigsten Diagnosen im hausärztlichen Alltag. Es wird geschätzt, dass sich z.B. bei Erwachsenen in den USA im ambulanten Bereich mehr als 7 Millionen Akuterkrankungen jährlich ereignen; dies entspricht einer Inzidenz von rund 4% [1]. Die Diagnose einer akuten Bronchitis mit dem Leitsymptom eines üblicherweise produktiven Hustens wird überwiegend klinisch gestellt [2]; dies begründet aber auch den Mangel an experimenteller Exaktheit und Genauigkeit der Diagnosestellung im Rahmen einer klinischen Prüfung.

Pathophysiologie

Pathophysiologisch ist die akute Bronchitis (oder Laryngotracheobronchitis) durch eine akute Entzündung der Tracheobronchialschleimhaut [3] mit Ödembildung und gestörter mukoziliärer Clearance gekennzeichnet [3]. Aus diesen Kerndefekten leiten sich der produktive Husten und die Symptome einer Bronchialobstruktion (Giemen oder Belastungsdyspnoe) ab. Im Gegensatz zu chronisch entzündlichen Atemwegserkrankungen wie Asthma bronchiale und chronisch-obstruktive Lungenkrankheit (COPD) ist die Entzündung bei der akuten Bronchitis vorübergehend, und sie bildet sich in der Regel alsbald nach Abklingen der Infektion zurück. Bei einigen Patienten kann die Entzündung jedoch mehrere Monate andauern [4]. In seltenen Fällen kann ein postinfektiöser Husten bis zu sechs Monate persistieren.

Virale Ätiologie

Entzündliche Atemwegserkrankungen werden bei Erwachsenen mit akuter Bronchitis im Regelfall durch Viren verursacht [5]. Verschiedene Virusarten sind in der Lage, Symptombilder zu verursachen, die sich mit der gängigen Definition einer akuten Bronchitis decken: Influenza-A- und -B-Infektionen sind klassischerweise durch einen plötzlichen Beginn mit Fieber, Schüttelfrost, Kopfschmerzen und Myalgien gekennzeichnet, die nach 3 bis 4 Tagen abklingen und an die sich eine 1 bis 2 Wochen dauernde Phase mit Husten und allgemeinem Krankheitsgefühl anschließt [6]. Der Husten ist obligat, aber nicht immer unproduktiv und 25% der Patienten zeigen auskultatorisch Knister- oder pfeifende Atemgeräusche. Infektionen mit Parainfluenza-, RS-, Adeno- oder Coronaviren können ebenso produktiven Husten bewirken mit normalem röntgenologischen Thoraxbefund und umgekehrt können alle mit Ausnahme der Coronaviren eine röntgenologisch eindeutige Pneumonie mit milder Symptomatik verursachen, die klinisch wahrscheinlich als akute Bronchitis und/oder grippeähnliche Syndrome diagnostiziert wird [7].

Nur in wenigen Fällen ist die akute Bronchitis primär bakteriell bedingt, dabei sind außerhalb des Krankenhauses erworbene Erreger meist Streptococcus pneumoniae und Haemophilus influenzae, bei jungen Patienten auch Mykoplasmen [8].

Klinische Diagnosestellung

Mit dem Husten wird bei der akuten Bronchitis entweder klares oder purulentes Sputum expektoriert. Die Hustendauer beträgt im Allgemeinen 7 bis 10 Tage, sie kann aber auch persistieren. Nach Literaturangaben hält der Husten bei nahezu 50% der Patienten mit akuter Bronchitis bis zu drei Wochen lang an und bei immerhin noch 25% der Patienten persistiert der Husten über einen Monat lang [9]. Auskultatorisch können Giemen, Rasselgeräusche, eine verlängerte Exspirationsphase oder andere obstruktive Zeichen zu hören sein. Nächtliches Husten und Giemen können das Beschwerdebild auch allein kennzeichnen [10]. Die Produktion von Sputum ist keinesfalls prädikativ für das Vorliegen einer bakteriellen Infektion und purulentes Sputum wird häufig auch durch virale Infektionen verursacht. Mikroskopische Untersuchungen oder Sputumkulturen bei eigentlich gesunden Erwachsenen mit akuter Bronchitis sind im Allgemeinen nicht hilfreich für eine Diagnostik: Gerade wegen der überwiegend viralen Ursache der akuten Bronchitis sind die Kulturen üblicherweise negativ oder sie zeigen lediglich die normale respiratorische Flora. Es ist daher sehr fraglich, ob mikrobiologische Tests überhaupt zu einem rationaleren Gebrauch von Antibiotika in dieser Indikation beitragen können [11].

Die Notwendigkeit der Behandlung

Bei der akuten Bronchitis handelt es sich pathogenetisch in der Regel um eine deszendierende Infektion der oberen Luftwege [12]. Gut ein Drittel aller Patienten, die an einer akuten Bronchitis leiden, zeigen bei intensiverer Diagnostik z. B. mit klassischer Spirometrie oder spirometrischen Belastungstests (Histaminprovokation) eine ernstere Erkrankung mit bronchialer Hyperreagibilität, Asthma bronchiale oder chronischer Bronchitis [13]. Darüber hinaus ist die akute Bronchitis eine sehr häufige Ursache für die Arbeitsunfähigkeit, die schon deshalb eine effektive und verträgliche Therapie verlangt.

Behandlung mit Antibiotika

Die wissenschaftliche Diskussion über die geeignete Therapie einer akuten Bronchitis wird recht kontrovers geführt, unter anderem auch deshalb, weil es keinen „Gold-Standard" der Diagnostik gibt (siehe oben) und Definitionen der Erkrankung in Klinik und Forschung ausgesprochen weit gefasst und unspezifisch sind [14, 15]. Ferner ist die Mehrzahl der Krankheitsursachen selbstlimitierend und häufig refraktär gegenüber einer medikamentösen Therapie.

In 50–80% der Fälle wird Patienten mit akuter Bronchitis ein Antibiotikum verschrieben [14, 16, 17], obwohl der evidenzbasierte Benefit von Antibiotika in der Behandlung der akuten Bronchitis im Verhältnis zum damit verbundenen Nebenwirkungsrisiko insgesamt nicht sehr groß ist [18]: in dieser Hinsicht zeigten placebokontrollierte Studien für die antibiotische Behandlung einer akuten Bronchitis mit Doxycyclin [5, 19], Erythromycin [20, 21] und Trimethoprim-Sulfamethoxazol [23] letztlich nur einen begrenzten Vorteil. Eine evidenzbasierte Übersichtsarbeit unter Berücksichtigung von acht Studien mit 750 Patienten zwischen 8 und über 65 Jahren, Raucher und Nichtraucher eingeschlossen, belegt, dass die Patienten mit Antibiotika gegenüber Placebo im strengen Sinne durchaus ein besseres Therapieergebnis aufweisen: sie fühlten sich weniger unwohl bei Kontrolluntersuchungen (Odds Ratio 0,42; 95%-Konfidenzintervall 0,22 bis 0,82), sie zeigten ausgeprägtere Verbesserungen im Arzturteil (Odds Ratio 0,43; 95%-Konfidenzintervall 0,23 bis 0,79), sie hatten seltener pathologische Auskultationsbefunde (Odds Ratio 0,33; 95%-Konfidenzintervall 0,13 bis 0,86) und waren generell schneller wieder arbeitsfähig (mittlerer Bewertungsunterschied 0,7 Tage früher; 95%-Konfidenzintervall 0,2 bis 1,3). Die antibiotikabehandelten Patienten beklagten jedoch signifikant häufiger Nebenwirkungen (Odds Ratio 1,64; 95%-Konfidenzintervall 1,05 bis 2,57) wie Übelkeit, Erbrechen, Kopfschmerzen, Exantheme oder Vaginitis [24].

Auf der anderen Seite wird der unangemessene Antibiotikagebrauch bei unspezifischen Infektionen wie z. B. der akuten Bronchitis als einer der führenden Faktoren für die Entwicklung von Antibiotikaresistenzen gesehen [25, 26], eine Problematik, die als große Bedrohung für die Volksgesundheit betrachtet wird [27].

Bemühungen, die Verordnung von Antibiotikaverschreibungen für die akute Bronchitis zu reduzieren

Trotz der Empfehlungen mehrerer Fachgesellschaften gegen den Antibiotikagebrauch bei unspezifischen Atemwegserkrankungen werden sie weiterhin sehr oft verschrieben. Patienten mit Infekten der unteren Atemwege wie die akute Bronchitis neigen zu dem Glauben, die Infektion ist das Problem und Antibiotika die Antwort [28, 29]; darüber hinaus haben auch die Erwartungen des Patienten einen deutlichen Einfluss auf die Verschreibung, selbst dann, wenn der behandelnde Arzt gar keine Indikation für Antibiotika sieht [16]. Der tatsächliche oder vermutete Druck des Patienten (der zumeist überschätzt wird [30]) wird häufig als der wichtigste Faktor für dieses Verschreibungsverhalten genannt [31, 32, 33], im Besonderen bei dem von Antibiotika in dieser Indikation [16]. Dies bereitet den Ärzten häufig Unbehagen, zumal ihnen durchaus der Zusammenhang zwischen Antibiotikaresistenz und ihrer unangemessenen Verschreibung bewusst ist [37, 46].

Diese Situation wird oft als Beispiel für die Streitpunkte diskutiert, dass
- Ärzte weniger Informationen bei der Entscheidung für eine Therapie als für eine Diagnosestellung nutzen, selbst bei der Entscheidung über die eigentliche Verschreibung [34, 35];
- ärztliches Wissen in dieser Hinsicht fehlerhaft sein kann [36, 37] und dass man sich
- an Empfehlungen von Experten (siehe zum Beispiel bei [38, 39, 40]) meist nur mäßig hält [41], besonders dann, wenn sie überregional statt lokal erstellt wurden [42] oder wenn sie nur ungenügend durch weitere stützende Maßnahmen untermauert werden [43].

Letzteres wirft das Problem auf, dass die unangemessene Antibiotikaverschreibung den Patienten ermutigt, die natürliche Genesung dieser Erkrankung dem pharmakotherapeutischen Effekt der Antibiotika zuzurechnen, sodass er bei wiederholten Konsultationen auch wegen nur minimaler Atemwegssymptomatik wieder ein Antibiotikum fordert [44, 45]: die jahrelange Verschreibung oder Einnahme von Antibiotika bei viralen Atemwegsinfektionen haben einen Kreislauf von Angebot und Nachfrage in Gang gesetzt, der Handlungsweisen bekräftigt, die im Zeitalter der zunehmenden Antibiotikaresistenz schädlich sind. Eine Unterbrechung dieses Kreislaufes erfordert die intensive Information und Aufklärung der Öffentlichkeit, dass diese geübte Praxis keinesfalls optimal ist und die Überzeugung der Ärzte, dass die Zufriedenheit der Patienten eher auf einer Kommunikationsebene als auf der alleinigen Verschreibung basiert [46, 47].

Viele Studien haben gezeigt, dass die Information und Aufklärung Einzelner oder in Kleingruppen („peer education") [48] effektive Strategien sind, um das ärztliche Verschreibungsverhalten hinsichtlich der Antibiotika zu verändern [49, 50, 51, 52]. Zusätzlich haben sich auch Feedback-Methoden auf die eigene Verschreibungspraxis von Antibiotika als erfolgreiche Techniken erwiesen, um Verhaltensänderungen zu erreichen [53]. Die Information und Aufklärung von Patienten kann deren Wiedervorstellungen reduzieren [54]; dies kann sich als vorteilhaft erweisen [55], vor allem für den Fall, für den ein Viertel der Patienten einen erneuten Beratungsanlass sieht.

Eine Unzufriedenheit kann sich bei den Patienten ergeben, die Antibiotika wollen, aber nicht verordnet bekommen, obwohl Wiedervorstellungen bei denjenigen, die Antibiotika erhalten, nicht weniger wahrscheinlich sind [16], was darauf hinweist, dass die Verschreibung nicht die Wiedervorstellung reduziert und andere, komplexere Faktoren beteiligt sind [56].

Die Notwendigkeit für therapeutische Alternativen

Das Fehlen einer etablierten Behandlungsalternative kann als ein wichtiger Zusatzaspekt bei der Verschreibung von Antibiotika bei akuter Bronchitis betrachtet werden [16]. Das Aufzeigen von Alternativen, die verträglich und mindestens vergleichbar effektiv sind, könnte entscheidend sein, wenn man unnachgiebiges, aber wesentlich fehlerhaftes Verordungsverhalten oder Erwartungen zu Gunsten von Antibiotika sowohl auf der Seite der Patienten als auch der der verschreibenden Ärzte anfechtet.

Einige Experten befürworten die Anwendungen von Bronchodilatatoren. Dies basiert auf der Annahme, dass die Lungenfunktionsbefunde bei mildem Asthma und akuter Bronchitis ähnlich sind, sodass hypothetisch mit Bronchodilatatoren gleichermaßen eine symptomatische Besserung bei Patienten mit akuter Bronchitis erreicht werden können müsste. Eine Symptomverbesserung mit Bronchodilatatoren konnte bei Patienten mit akuter Bronchitis gezeigt werden, die mit Albuterol peroral (4 mg viermal täglich) [57] oder inhalativ [58] oder Fenoterol [59] erhielten. Verglichen mit denjenigen, die Placebo erhielten, war die Wahrscheinlichkeit für eine Hustenfreiheit innerhalb einer Behandlungswoche bei den mit Albuterol behandelten Patienten größer [57, 58]. Patienten, die Albuterol inhalierten, wurden rascher wieder arbeitsfähig [57]. Patienten mit pathologischen Atemgeräuschen und positiven Spirometriebefunden profitierten stärker von dieser Behandlung [60]. Ferner wurde berichtet, dass die Kombination aus oralem Albuterol mit Dextromethorphan im Hinblick auf die Verminderung des nächtlichen Hustens ausgeprägter war als für Dextromethorphan allein oder im Vergleich zu Placebo [61]. Andere Autoren fanden jedoch keinen Vorteil, auf der anderen Seite jedoch unnötige Nebenwirkungen als Folge relativ hoher Albuteroldosierungen [62]. Der Erfolg der Bronchodilatatoren korreliert vermutlich mit den Ausmaß einer begleitenden Bronchialobstruktion. In der Tat zeigte eine weitere Studie lediglich einen geringen Effekt mit Albuterol bei Patienten mit undifferenziertem Husten als Leitsymptom [62]. Darüber hinaus sind sympathomimetische Bronchodilatatoren Arzneimittel mit bekannter geringer therapeutischer Breite, im Wesentlichen wegen ungünstiger kardiovaskulärer Effekte (relativ selten) und Tremor (relativ häufig) [62, 63].

Die Verflüssigung zähen Schleims, die Förderung ihrer Expektoration durch Verbesserung der mukoziliären und Hustenclearance mit einer daraus resultierenden Verbesserung der broncho-alveolären Ventilation durch mukosekretolytische Wirksubstanzen könnte eine Alternative sein. Obwohl sie in der Behandlung akuter Exazerbationen im Verlauf einer chronischen Bronchitis umfangreich untersucht worden sind, sind diese Substanzen bei akuter Bronchitis hingegen nicht sehr breit geprüft worden.

Myrtol standardisiert

Myrtol standardisiert, der Wirkstoff von Gelomyrtol® und Gelomyrtol® forte (Hersteller: G. Pohl-Boskamp GmbH & Co. Hohenlockstedt), ist ein ätherisches Öl mit vielen Komponenten; die hauptsächlich enthaltenen Monoterpene 1,8-Cineol, d-Limonen und α-Pinen stellen biologische Leitsubstanzen dar. Das pharmakodynamische Profil von Myrtol standardisiert ist durch klassische mukosekretolytische Eigenschaften [68] gekennzeichnet, die durch antioxidative [66, 67, 68] und antiinflammatorische Eigenschaften [64, 68] ergänzt werden.

Myrtol standardisiert bei chronischer Bronchitis

Die Wirksamkeit und gute Verträglichkeit von Myrtol standardisiert bei der Behandlung der chronischen Bronchitis konnte bereits in einer doppelblinden, placebokontrollierten, randomisierten Multizenterstudie bestätigt werden: 246 Patienten (ITT) mit chronischer Bronchitis (FEV1 $\geq 50\%$) erhielten entweder Myrtol standardisiert (122 Patienten) oder Placebo (124 Patienten) zusätzlich zum empfohlenen Therapieschema der Deutschen Atemwegsliga für 6 Monate während der Wintersaison im Parallelgruppenvergleich. Die Behandlungsarme wurden hinsichtlich der Exazerbationsrate, des Bedarfes an Antibiotika und des allgemeinen Wohlbefindens der Patienten (Einschätzung der Symptome mittels einer visuellen Analogskala) untersucht. Die Anzahl der Patienten ohne akute Exazerbationen war in der Gruppe mit Myrtol standardisiert statistisch signifikant höher als in der Placebogruppe (72,9% bzw. 58,0%; $p<0,05$). In der Placebogruppe zeigte die Inzidenz der akuten Exazerbationen einen deutlich erkennbaren Spitzenwert im dritten Behandlungsmonat. Dieses Phänomen wurde in der Gruppe mit Myrtol standardisiert nicht beobachtet.

Von den 31 Patienten der Gruppe mit Myrtol standardisiert, die eine akute Exazerbation hatten, benötigten 16 (51,6%) Antibiotika im Vergleich zu 30 (61,2%) von 49 Patienten in der Placebogruppe. Unter Placebo war die Dauer der antibiotischen Behandlung länger: Bei 10 (62,5%) von 16 Patienten, die Antibiotika in der Gruppe mit standardisiertem Myrtol erhielten, war eine Antibiotikagabe von ≤7 Tagen erforderlich, während bei 23 (76,7%) von 30 Patienten, die Antibiotika in der Placebogruppe erhielten, eine Behandlungsdauer über 7 Tage hinaus erforderlich war.

Deutlich mehr Patienten und Ärzte beurteilten die globale Wirksamkeit als gut oder mittelgradig in der Gruppe mit Myrtol standardisiert im Vergleich zur Placebogruppe: Nahezu 75% der beteiligten Patienten und Ärzte vergaben für die globale Wirksamkeitsbeurteilung die Noten gut oder sehr gut gegenüber nur 40% in der Placebogruppe; 24% der Patienten und sogar 30% der Ärzte vergaben für die Wirksamkeit unter Placebo die Note „nicht zufriedenstellend" oder „nicht effektiv" [69].

Myrtol standardisiert bei akuter Bronchitis

Die Wirksamkeit und Verträglichkeit von Myrtol standardisiert wurde in einem multizentrischen, randomisierten, doppelblinden, placebo- und aktivkontrollierten Parallelgruppenvergleich mit hoher Patientenzahl im Anwendungsgebiet der akuten Bronchitis untersucht [70].

Behandlungsarme

Die Patienten wurden randomisiert den folgenden Behandlungsarmen für eine zweiwöchige Per-os-Therapie zugeordnet:
- Myrtol standardisiert: 4×300 mg täglich für 14 Tage
- Cefuroxim: 2×250 mg täglich für Tag 1–6
- Ambroxol: 3×30 mg für Tag 1–3, 2×30 mg für Tag 4–14
- Placebo: viermal täglich für Tag 1–14

Anmerkung: Alle Patienten erhielten die Prüfmedikation viermal täglich für die Tage 1–14, Lücken in diesem Therapieraster wurden durch Placebokapseln ergänzt.

Einschlusskriterien

Die Patienten wurden nach den folgenden Einschlusskriterien für die Studie ausgewählt:
- ambulante weibliche oder männliche Erwachsene in ansonsten guter gesundheitlicher Verfassung mit akuter Bronchitis und den nachfolgenden Kriterien:
- Störung des Nachtschlafes (4–7-maliges nächtliches Aufwachen durch Husten)

- Krankheitsbeginn innerhalb von 5 Tagen vor Behandlungsstart
- keine Einnahme unerlaubter Medikation
- klinischer Ausschluss einer chronischen Bronchitis, einer durchgemachten akuten Bronchitis in den zurückliegenden 4 Wochen, bei Asthma bronchiale, bei Verdacht auf Pneumonie, bei begleitender bakterieller Infektion und bei einem FEV1-Wert <75%
- Fehlen relevanter Begleiterkrankungen
- schriftliche Einwilligungserklärung durch den Patienten.

Zeitplan der Kontrolluntersuchungen

1. Visite: prüfplankonforme Überprüfung der Ein- und Ausschlusskriterien, Randomisierung
2. Visite (Tag 7±3): Beurteilung von Wirksamkeit und Verträglichkeit nach einer Behandlungswoche
3. Visite (Tag 14±3): Beurteilung von Wirksamkeit und Verträglichkeit nach zwei Behandlungswochen (gleichzeitig Behandlungsende mit der Prüfmedikation)
4. Visite (Tag 15–28): Nachkontrolle, Rezidivausschluss, Frage einer möglichen bronchialen Hyperreagibilität.

Auswertungsgruppen

ITT („intention-to-treat population"): alle Patienten, die mindestens einmal die Prüfmedikation eingenommen haben.

EAP („efficacy analysable population"): alle zu einem bestimmten Parameter zu einem gegebenen Zeitpunkt auswertbaren Patienten, d.h. alle Patienten der ITT-Population abzüglich derjenigen, die bei einer bestimmten Visite wegen fehlender relevanter Verbesserung des Krankheitsbildes (Non-Responder) die Studie abbrechen mussten bzw. abzüglich derjenigen, die aus irgendwelchen anderen Gründen die Studie abbrachen und abzüglich derjenigen, die zwar die Studie nicht abgebrochen haben, bei denen aber zu einer gegebenen Zeit für einen bestimmten Parameter keine Daten erhebbar waren.

Beide Auswertungsgruppen ergänzen sich, denn für die Interpretation der so kategorisierten Daten müssen Assimilation (ja/nein-Kategorien) und „missing data" (hauptsächlich durch Studienabbruch der Non-Responder) ebenso gekennzeichnet werden.

Wirksamkeitskriterien

Responder- und Non-Responderrate: Zum Zeitpunkt der Visite 2 (nach einer Behandlungswoche) und 3 (nach zwei Behandlungswochen) hatte der Prüfarzt jeweils festzustellen, ob sich der Zustand des einzelnen Patienten verschlechtert hatte (mit der Folge des Studienabbruches). Patienten, die zum Zeitpunkt der Visite 2 und 3 eine relevante Verschlechterung ihres Krankheitsbildes aufwiesen oder bei denen eine relevante Verbesserung der Beschwerden (Visite 3) ausblieb, wurden als Non-Responder eingestuft. Patienten ohne diese relevante Verschlechterung, also mit deutlicher Besserung des Krankheitsbildes wurden als Responder eingestuft (abzüglich derjenigen, die aus so genannten administrativen Gründen - also ohne Bezug zum Krankheitsverlauf – die Studie abbrachen wie z.B. Rücknahme der Einwilligungserklärung)

- Klinische Beurteilung durch den Prüfarzt zu jeder Visite (Anamneseerhebung, Kontrolle des Tagebuches, körperlicher Untersuchungsbefund) mit besonderem Augenmerk auf eine eventuelle Verschlechterung des Krankheitsbildes
- Patiententagebücher für die Erfassung des Symptome Husten, Schlafstörungen und Allgemeinbefinden mit Hilfe einer VRS-Skala („verbal rating scales")
- Assoziierte klinische Befunde und Symptome: Fehlen oder Vorhandensein einer akuten Rhinitis, Halsschmerzen, Schluckbeschwerden, Heiserkeit, Glieder- und Gelenkschmerzen sowie Abgeschlagenheit (Einzel- oder Summenscores); klinische Befunde: Auskultation der Lunge (normale oder pathologische Atemgeräusche, qualitative Erfassung pathologischer Auskultationsbefunde)
- Bronchiale Hyperreagibilität: anamnestische Erfassung eines kälte- oder belastungsinduzierten Husten oder Husten z. B. durch Rauchen
- Beurteilung einer möglichen Bronchialobstruktion anhand der FEV1.

Patienten

Insgesamt wurden 681 Patienten in die Studie eingeschlossen, davon konnten 676 der ITT-Population zugeordnet werden, die auch hinsichtlich der Verträglichkeit ausgewertet werden konnten: Myrtol standardisiert 170 Patienten, Placebo 172 Patienten, Cefuroxim 171 Patienten und Ambroxol 163 Patienten.

58,1% der Patienten waren weiblich, 57,5% der Patienten waren Nicht-Raucher, das Alter der Patienten lag zwischen 18 und 79 Jahre (Mittelwert: 39 ± 14 Jahre), ihr mittleres Körpergewicht bei 71 ± 14 kg.

Ergebnisse

In der Gruppe mit standardisiertem Myrtol war die Non-Responderrate (Abb. 1) nach einer Behandlungswoche, also zur 2.Visite (ITT: 5,3%, 95%-Konfidenzintervall: 2,4 bis 9,8%, EAP: 5,4%, 95%-Konfidenzintervall: 2,5 bis 10,0) niedriger als unter Placebo (ITT: 20,9%, 95%-Konfidenzintervall: 15,1 bis 27,8; EAP: 21,3%, 95%-Konfidenzintervall: 15,4 bis 28,3), aber auch rechnerisch niedriger als in der Gruppe mit Cefuroxim (ITT und EAP: 7,6%, 95%-Konfidenzintervall: 4,1 bis 12,6) und Ambroxol (ITT: 9,8%, 95%-Konfidenzintervall: 5,7 bis 15,5; EAP: 9,9%, 95%-Konfidenzintervall: 5,8 bis 15,5).

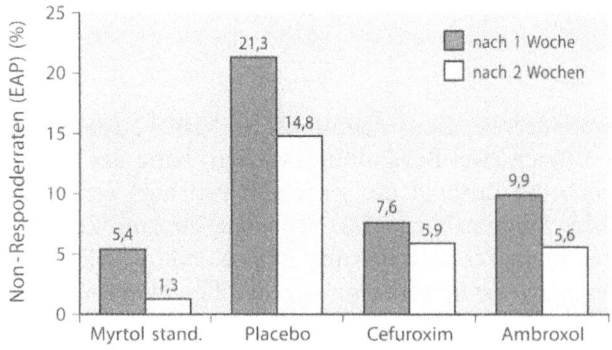

Abb. 1. Nichtkumulative Non-Responderraten (EAP) nach einer bzw. zwei Behandlungswochen (berücksichtigt sind nur diejenigen Patienten, die sich zur jeweiligen Visite noch in der Studie befanden; die Daten nach 2 Wochen schließen die Non-Responder nach einer Behandlungswoche aus)

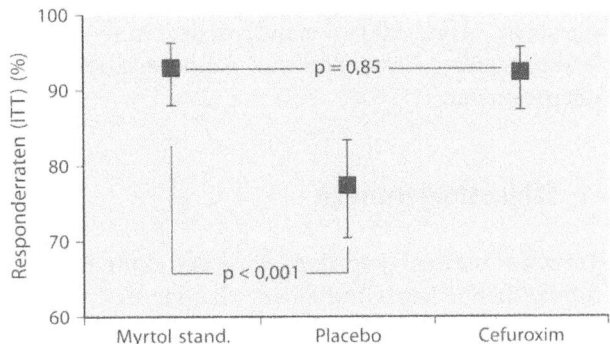

Abb. 2. Responderraten (ITT) nach einer Behandlungswoche (relative Häufigkeit in % mit 95%-Konfidenzintervallen)

Die Responderrate (Abb. 2) war für Myrtol standardisiert (ITT: 92,9%, 95%-Konfidenzintervall: 88,0 bis 96,3) signifikant höher (p < 0,001) im Vergleich zu Placebo (ITT: 77,3%, 95%-Konfidenzintervall: 70,3 bis 83,4), aber ohne statistisch signifikanten Unterschied (p = 0,85) zu Cefuroxim (ITT: 92,4%, 95%-Konfidenzintervall: 87,4 bis 95,9).

Zur 3. Visite nach 2 Behandlungswochen (nach Ausschluss von Non-Respondern aus früheren Visiten – „efficacy analysable population") betrug die Non-Responderrate für Myrtol standardisiert 1,3% (95%-Konfidenzintervall: 0,2 bis 4,7), für Placebo 14,8% (95%-Konfidenzintervall: 9,2 bis 22,2), für Cefuroxim 5,9% (95%-Konfidenzintervall: 2,7 bis 10,9) und für Ambroxol 5,6% (95%-Konfidenzintervall: 2,5 bis 10,8).

Die Überlegenheit der Verumbehandlungen wird auch durch die pathologischen Auskultationsbefunde (Myrtol standardisiert 27,1% und Placebo 48,3% bei Visite 2, ITT) bestätigt, ferner durch den Verlauf der Symptome Heiserkeit (Myrtol standardisiert 23,5% und Placebo 33,7%), Kopfschmerzen (Myrtol standardisiert 23,5% und Placebo 34,9%), Glieder- und Gelenkschmerzen (Myrtol standardisiert 35,3% und Placebo 46,5%), jedoch nicht für die Begleitrhinitis oder die Halsschmerzen mit nahezu gleichartigen Verläufen.

Die Überlegenheit der aktiven Behandlungsarme gegenüber Placebo wird auch bei der globalen Wirksamkeitsbeurteilung durch den Prüfarzt bzw. Patienten bestätigt: nach 2 Behandlungswochen (Visite 3) beurteilten die Prüfärzte die globale Wirksamkeit von Myrtol standardisiert in 80% der Fälle (EAP: 89,5%) mit „gut oder sehr gut", die von Placebo lediglich in 41,9% (EAP: 56,3%); die Patienten beurteilten die globale Wirksamkeit in vergleichbarer Größenordnung.

Die Daten der Patiententagebücher zeigen für die aktiven Behandlungen eine raschere und ausgeprägterer Rückbildung der Beschwerden als für Placebo.

Die Behandlungen wurden im Allgemeinen gut vertragen.

Fazit aus dieser Studie

Aus diesen Daten darf geschlossen werden, dass Myrtol standardisiert hinsichtlich der Verträglichkeit mit Placebo vergleichbar ist, jedoch in Bezug auf die Wirksamkeit bei der Behandlung der akuten Bronchitis Placebo klar überlegen ist; die Besserung des Beschwerdebildes ist unter Myrtol standardisiert schneller und ausgeprägter. Obwohl mit den anderen aktiven Behandlungsformen gut vergleichbar, zeigte Myrtol standardisiert eine rechnerisch geringfügige Überlegenheit gegenüber Cefuroxim und Ambroxol bei mehreren der untersuchten Sekundärparameter.

Schlussfolgerungen

Trotz des viralen Ursprungs wird die akute Bronchitis immer noch oft mit Antibiotika behandelt. Obwohl der Gruppe der Antibiotika eine Wirksamkeit in der Behandlung der akuten Bronchitis nicht abzusprechen ist, steht dieser Effekt jedoch in keinem Verhältnis zum Risiko damit zunehmender Antibiotikaresistenzen; die Resistenzsituation gegenüber den herkömmlichen antimikrobiellen Therapien hat weltweit in den letzten Jahren bedrohliche Ausmaße angenommen.

Trotz mehrfacher Anstrengungen namhafter Fachgesellschaften und anderer Expertengruppen, trotz einer intensivierten Information und Aufklärung und auch trotz eines allgemeinen Unbehagens hinsichtlich dieser Verschreibungspolitik, sind bislang nur geringfügige Änderungen im Verschreibungsverhalten der Ärzte erreicht worden. Dies wird oftmals durch den Druck und die Erwartungen der Patienten erklärt.

Gerade die beiden zuletzt genannten Aspekte könnten effektiver aufgefangen werden, wenn bessere Alternativen angeboten werden könnten.

Für Patienten mit akuter Bronchitis und begleitender Bronchialobstruktion könnten Bronchodilatatoren eine Alternative sein, aber die therapeutische Breite ist bekanntermaßen niedrig, vor allem wegen des Tremors und der ungünstigen kardiovaskulären Effekte. Darüber hinaus ist diese Herangehensweise für Patienten mit akuter Bronchitis ohne klare Bronchialobstruktion wenig geeignet.

Mukosekretolytika könnten eine weitere Alternative sein. Diese Hypothese wird zwar auf der einen Seite gestützt durch ihre Fähigkeit, akute Exazerbationen bei chronischer Bronchitis zu verhindern, sie ist aber auf der anderen Seite dadurch noch nicht gleich ausreichend bewiesen; hierzu wären klinische Studien direkt im Anwendungsgebiet der akuten Bronchitis erforderlich. Derartige Studien gelten jedoch als umstritten, weil sie sowohl einen Vergleich gegenüber Placebo (wegen der möglichen spontanen Heilungschance) als auch gegenüber Antibiotika (wegen der klinischen Akzeptanz alternativer Verfahrensweisen für den vielumstrittenen, wenn auch keinesfalls unwirksamen Antibiotikagebrauch) verlangen.

Die Daten, die hier präsentiert werden, zeigen den in der internationalen Fachliteratur erstmaligen direkten Vergleich im Anwendungsgebiet der akuten Bronchitis zwischen einem Mukosekretolytikum – hier: Myrtol standardisiert – und einem etablierten Antibiotikum in einem placebokontrollierten Design. Die Studie belegt, dass die normale Heilungsrate der akuten Bronchitis durch die aktiven Behandlungsarme rascher verbessert werden kann. Myrtol standardisiert ist dabei mindestens vergleichbar zu der antibiotischen Behandlung, im Hinblick auf mehrere Sekundärparameter dem Antibiotikum sogar überlegen.

Diese Daten zeigen eindeutig, dass Myrtol standardisiert als gut belegte Alternative zu Antibiotika für die Behandlung der akuten Bronchitis akzeptiert werden kann, da es klar ersichtlich wirksam ist ohne das (antibiotikatypische) Risiko, eine bakterielle Resistenz zu verursachen.

Literatur

1. Leiner S (1994) Vital and health statistics: current estimates from the National Health Interview Survey, 1993. Series 10: data from the National Health Survey No. 190. US Department of Health and Human Services, Hyattsville, MD, pp 13–19
2. Gwaltney JM Jr (1995) Acute bronchitis. In: Mandell GL, Bennett JE, Dolin R (eds) Principles and practice of infectious diseases, 4th edn. Churchill Livingstone, New York, pp 606–608
3. Perlman PE, Ginn DR (1990) Respiratory infections in ambulatory adults. Choosing the best treatment. Postgrad Med 87(1):175–184
4. Williamson HA Jr (1984) A randomized, controlled trial of doxycycline in the treatment of acute bronchitis. J Fam Pract 19(4):481–486
5. Gonzales R, Sande M (1995) What will it take to stop physicians from prescribing antibiotics in acute bronchitis [editorial]? Lancet 345:665–666
6. Nicholson KG (1992) Clinical features of influenza. Sem Resp Infect 7:26–37
7. Anderson LJ, Patriarca PA, Hierholzer JC et al (1983) Viral respiratory illness. Med Clin North Am 67:1009–1030
8. Arzneimittelkommission der Deutschen Ärzteschaft (1999) Empfehlungen zur Therapie akuter Infekte der oberen Atemwege und Bronchitiden. AVP-Sonderheft Therapieempfehlungen, 1. Aufl Dezember 1999, S 1–17
9. Falck G, Heyman L, Gnarpe J, Gnarpe H (1994) Chlamydia pneumoniae (TWAR): a common agent in acute bronchitis. Scand J Infect Dis 26:179–187
10. Hueston WJ, Mainous AG IIIrd (1998) Acute Bronchitis. Am Fam Physician Mar 15, 57(6):1270–1276, 1281–1282
11. Kolmos HJ, Little P (1999) Controversies in management. Should general practitioners perform diagnostic tests on patients before prescribing antibiotics? BMJ 318:799–802
12. Müller T-R (1996) Infektionen des mittleren und unteren Respirationstraktes. In: Vogel F (Hrsg) Respiratorische Infektionen, 2. Aufl. Kohlhammer, Stuttgart Berlin Köln, S 23
13. Jónsson JS, Gíslason T, Gíslason D, Sigurdsson JA (1998) Acute bronchitis and clinical outcome three years later: prospective cohort study. BMJ 317:1433–1440
14. Macfarlane JT, Holmes WF, Macfarlane RM, Lewis S (1997) Contemporary use of antibiotics in 1089 adults presenting with acute lower respiratory tract illness in primary care in the UK: implications for developing management guidelines. Respir Med 91:427–434
15. Howie JGR (1973) A new look at respiratory illness in general practice. A reclassification of respiratory illness based on antibiotic prescribing. J R Coll Gen Pract 23:895–904
16. Macfarlane J, Holmes W, Macfarlane R, Britten N (1997) Influence of patients' expectations on antibiotic management of acute lower respiratory tract illness in general practice: questionnaire study. BMJ 315:1211–1214
17. Verheij TJM, Kaptein AA, Mulder JD (1989) Acute bronchitis: aetiology, symptoms and treatment. Fam Pract 6:66–69
18. Orr PH, Scherer K, Macdonald A, Moffatt MEK (1993) Randomized placebo-controlled trials of antibiotics for acute bronchitis: a critical review of the literature. J Fam Pract 36:507–512
19. Stott NC, West RR (1976) Randomised controlled trial of antibiotics in patients with cough and purulent sputum. Br Med J 2(6035):556–559
20. Brickfield FX, Carter WH, Johnson RE (1986) Erythromycin in the treatment of acute bronchitis in a community practice. J Fam Pract 23(2):119–122
21. Dunlay J, Reinhardt R, Roi LD (1987) A Placebo-controlled, double-blind trial of erythromycin in adults with acute bronchitis. J Fam Pract 25(2):137–141
22. King DE, Williams WC, Bishop L, Shechter A (1996) Effectiveness of erythromycin in the treatment of acute bronchitis. J Fam Pract 42(6):601–605
23. Franks P, Gleiner JA (1984) The treatment of acute bronchitis with trimethoprim and sulfamethoxazole. J Fam Pract 19(2):185–190

24. Becker L, Glazier R, McIsaac W, Smucny J (1999) Antibiotics for acute bronchitis (Cochrane Review). In: The Cochrane Library, issue 4, pp 1–16
25. Belongia EA, Schwartz B (1998) Strategies for promoting judicious use of antibiotics by doctors and patients. BMJ 317:668–671
26. Huovinen P, Cars O (1998) Editorials – Control of antimicrobial resistance: time for action. BMJ 317:613–614
27. Wise R, Hart T, Cars O, Streulens M, Helmuth R, Houvinen P et al (1998) Antimicrobial resistance is a major threat to public health. BMJ 317:609–610
28. Mainous AG, Zoorob RJ, Oler MJ, Haynes OM (1997) Patient knowledge of upper respiratory infections: implications for antibiotic expectations and unnecessary utilization. J Fam Pract 45(1):75–83
29. Chan CS (1996) What do patients expect from consultations for upper respiratory tract infections? Fam Pract 13:229–235
30. Britten N (1995) Patients' demands for prescriptions in primary care. Patients cannot take all the blame for overprescribing. BMJ 310:1084–1085
31. Webb S, Lloyd M (1994) Prescribing and referral in general practice: a study of patients' expectations and doctors' actions. Br J Gen Pract 44:165–169
32. Rapaport J (1979) Patients' expectations and intention to self medicate. J R Coll Gen Pract 29:468–472
33. Butler CC, Rollnick S, Pill R, Maggs-Rapport F, Stott N (1998) Understanding the culture of prescribing: qualitative study of general practitioners' and patients' perceptions of antibiotics for sore throats. BMJ 317:637–642
34. Bradley CP (1992) Uncomfortable prescribing decisions: a critical incident study. BMJ 304:294–296
35. Armstrong D, Reyburn H, Jones R (1996) A study of general practitioners' reasons for changing their prescribing behaviour. BMJ 312:949–952
36. Mainous AG, Hueston WJ, Eberlein C (1997) Colour of respiratory discharge and antibiotic use. Lancet 350:1077
37. Schwartz RH, Freij BJ, Ziai M, Sheridan MJ (1997) Antimicrobial prescribing for acute purulent rhinitis in children: a survey of pediatricians and family practitioners. Pediatr Infect Dis J 16:185–190
38. Dowell SF (1998) Principles of judicious use of antimicrobial agents for pediatric upper respiratory tract infections. Pediatrics 101 (suppl 1):163–184
39. Otitis Media Guideline Panel (1994) Clinical practice guideline: otitis media with effusion in young children (report no 94-0622). Agency for Health Care Policy and Research, Rockville, MD
40. Bisno AL, Gerber MA, Gwaltney JM, Kaplan AL, Schwartz RH (1997) Diagnosis and management of group A streptococcal pharyngitis: a practice guideline. Clin Infect Dis 25:574–583
41. McIsaac WJ, Goel V (1996) Sore throat management practices of Canadian family physicians. Fam Pract 14(1):34–39
42. Grimshaw JM, Russell IT (1993) Effect of clinical guidelines on medical practice: a systematic review of rigorous evaluations. Lancet 342:317–322
43. Davis DA, Thomson MA, Oxmen AD, Haynes RB (1995) Changing physician performance: a systematic review of the effect of continuing medical education strategies. JAMA 274:700–705
44. Bain DJG (1983). Papers that have changed my practice. Diagnostic behaviour and prescribing. BMJ 287:1269–1270
45. Little P, Williamson I, Warner G, Gould C, Gantley M, Kinmouth AL (1997) Open randomised trial of prescribing strategies in managing sore throat. BMJ 314:722–727
46. Hamm RM, Hicks RJ, Bemben DA (1996) Antibiotics and respiratory infections: are patients more satisfied when expectations are met? J Fam Pract 43:56–62
47. Schwartz B, Bell DM, Hughes JM (1997) Preventing the emergence of antimicrobial resistance. A call for action by clinicians, public health officials, and patients. JAMA 278:944–945

48. Soumerai S, Avorn J (1990) Principles of educational outreach ("academic detailing") to improve clinical decision making. JAMA 263:549–556
49. Schaffner W, Ray W, Federspiel C, Miller W (1983) Improving antibiotic prescribing in office practice. JAMA 250:1728–1732
50. Ekedahl A, Andersson S, Hovelius B, Molstad S, Lidholm H, Melandor A (1995) Drug prescription attitudes and behaviour of general practitioners. Effects of a problem oriented educational programme. Eur J Clin Pharmacol 47:381–387
51. De Santis G, Harvey K, Howard D, Mashford M, Moulds R (1994) Improving the quality of antibiotic prescription patterns in general practice. Med J Aust 160:502–505
52. Avorn J, Soumerai S (1983) Improving drug-therapy decisions through educational outreach. N Engl J Med 308:1457–1463
53. Schoenbaum SC (1993) Feedback of clinical practice information. HMO Pract 7:5–11
54. Macfarlane J, Holmes WF, Macfarlane RM (1997) Reducing reconsultations for acute lower respiratory tract infection with an information leaflet. Br J Gen Pract 47: 719–722
55. Howie JGR, Hutchison KR (1987) Antibiotics and respiratory illness in general practice: prescribing policy and work load. BMJ ii:1342
56. Holmes WF, Macfarlane JT, Macfarlane RM, Lewis S (1997) The influence of antibiotics and other factors on reconsultation for acute lower respiratory tract illness in primary care. Br J Gen Pract, Dec 47(425):815–818
57. Hueston WJ (1991) A comparison of albuterol and erythromycin for the treatment of acute bronchitis. J Fam Pract 33 (5):476–80
58. Hueston WJ (1994) Albuterol delivered by metered-dose inhaler to treat acute bronchitis. J Fam Pract 39(5):437–440
59. Melbye H, Aasebo U, Straume B (1991) Symptomatic effect of inhaled fenoterol in acute bronchitis: a placebo-controlled double-blind study. Fam Pract 8(3):216–222
60. Williamson HA (1987) Pulmonary function tests in acute bronchitis: evidence for reversible airway obstruction. J Fam Pract 25:251–256
61. Tukiainen PK (1986) The treatment of acute transient cough: a placebo-controlled comparison of dextromethorphan and dextromethorphan-β_2-sympathomimetic combination. Eur J Respir Dis 69:95–99
62. Littenberg B, Wheeler M, Smith DS (1996) A randomized controlled trial of oral albuterol in acute cough. J Fam Pract 42:49–53
63. Nelson HS (1995) β-Adrenergic bronchodilators. N Engl J Med 333:499–506
64. Jürgens UR, Stöber M, Vetter H (1998) Steroidartige Hemmung des monozytären Arachidonsäuremetabolismus und der IL-1β-Produktion durch 1.8-Cineol. Atemw-Lungenkrkh 24:3–11
65. Beuscher N, Kietzmann M, Bien E, Champeroux P (1998) Interference of Myrtol standardised with inflammatory and allergic mediators. Arzneim-Forsch/Drug Res 48(I): 985–989
66. Graßmann J, Hippeli S, Dornisch K, Rohnert U, Beuscher N, Elstner EF (2000) Antioxidant properties of essential oils. Arzneim-Forsch/Drug Res 50(I):135–139
67. Hippeli S et al (2000) Freie Radikale in Pathogenese und Therapie von entzündlichen Erkrankungen des Bronchialsystems. In: Meister R (Hrsg) Entzündliche Erkrankungen des Bronchialsystems, 1. Aufl. Springer, Heidelberg, S 1–25
68. Beuscher N, Bien E, Elstner EF, Kietzmann M, Amon UE (1997) Myrtol standardized in treatment of sinusitis and bronchitis – pharmacodynamics and pharmacokinetics. Z Phytotherapie, Abstractband, 8. Phytotherapiekongress Würzburg, S 9–10
69. Meister R, Wittig T, Beuscher N, de Mey C (1999) Efficacy and tolerability of myrtol standardized in long-term treatment of chronic bronchitis: a double-blind, placebo-controlled study. Arzneim Forschung/Drug Res 49:351–358
70. Matthys H, de Mey C, Carls C, Rys A, Geib A, Wittig T (2000) Efficacy and tolerability of myrtol stand. in acute bronchitis – A multi-centre, randomised, double-blind, placebo-controlled parallel group clinical trial vs Placebo vs Cefuroxime vs Ambroxol. Arzneim Forsch/Drug Res 50:700–711

Adjuvante Therapie mit einer Echinacea-haltigen Phyto-Kombination bei antibiotikapflichtigen Atemwegsinfektionen

W. Hauke[1], G. Köhler[2], G. Schmieder, H.-H. Henneicke-von Zepelin, J. Freudenstein

[1] EPA Euro Pharma GmbH, Kronberg; [2] Schaper & Brümmer, Salzgitter

Einleitung

Die chronische Bronchitis ist eine überwiegend klinisch diagnostizierte Erkrankung, die nach der WHO-Definition mit starkem Husten und mit zunehmend eitriger Sputumproduktion an den meisten Tagen während mindestens 3 Monaten in mindestens 2 aufeinander folgenden Jahren einhergeht. Besonders im fortgeschrittenen Stadium treten durch wiederholte akute Exazerbationen Komplikationen auf, die zu der chronisch obstruktiven Lungenerkrankung (COPD) führen, einer fortschreitenden Erkrankung, die durch eine eingeschränkte, aber über einen längeren Zeitraum relativ stabile Lungenfunktion gekennzeichnet ist [1-4].

Die akute Exazerbation einer chronischen Bronchitis (AECB) ist gewöhnlich durch eine episodenhaft verlaufende respiratorische Dekompensation charakterisiert, ohne dass eine eindeutige Ursache zugeordnet werden kann. Therapeutische Richtlinien der Fachgesellschaften empfehlen eine kalkulierte Antibiotikabehandlung, obwohl die Rolle der bakteriellen Infektion bei Exazerbationen noch immer kontrovers diskutiert wird [5-9]. Darüber hinaus ist die Antibiotikabehandlung für den kurz- oder langfristigen Patientennutzen noch unklar. Ein möglicher kausaler Zusammenhang kann durch das akute Auftreten von spezifischen Antikörpern im Serum sowie durch eine Zunahme der Entzündungsmediatoren im eitrigen Sputum gesehen werden [10]. In einer Studie von Anthonisen et al. wurden Patienten stratifiziert nach ihren Symptomen untersucht, um prospektiv Aussagen treffen zu können, welche Patientengruppen für eine antimikrobielle Therapie geeignet sind. Die Ergebnisse dieser Studie zeigten, dass Patienten mit mindestens zwei Bronchitissymptomen im Vergleich zu Placebopatienten durch eine Verbesserung ihrer klinischen Symptome, mit einer schnelleren Wiederherstellung der Lungenfunktion und mit weniger Therapieversagern, von einer Antibiotikabehandlung profitieren. Diese Stratifizierung wurde als *Winnipeg-Kriterium* in zahlreichen Bronchitisstudien benutzt, um die untersuchten Patientenkollektive eindeutig zu beschreiben [11].

AECB ist eine häufige Erkrankung, bei der die Patienten durchschnittlich ein bis vier Exazerbationen pro Jahr aufweisen. Schweregrad und Häufigkeit der Exazerbationen korrelieren mit der Dauer der chronischen Bronchitis. Es gibt deutliche Hinweise, dass sich das Erregerspektrum bei Patienten mit einer langen Bronchitisanamnese und häufigen, bakteriellen Infektionen von vorwiegend gram-positiv nach gram-negativ verändert. Diese Keime sind im Allgemeinen schwieriger zu eradizieren [12]. *Streptococcus pneumoniae, Haemophilus influenzae* sowie *Moraxella catarrhalis* sind die am häufigsten aus dem Sputum von Patienten mit akuter Exazerbation isolierten Bakterien [13-16]. Erschwerend kommt hinzu, dass durch die häufig durchgeführte Antibiotikatherapie eine zunehmende Resistenz der Leitkeime, individuell und epidemiologisch, zu beobachten ist [13-16]. Dabei kann eine bakterielle Ursache nicht bei allen Patienten vermutet werden, da nur bei 50-60% der Patienten die pathogenen Keime isoliert werden können. Viren allein oder in Kombination mit Bakterien können bei der Exazerbation eine ebenso wichtige Rolle spielen.

Diese Überlegungen führten zu der Idee, eine antibiotische Therapie mit Esberitox® N zu kombinieren, einem allopathischen Phytoimmunmodulator, der in den vergangenen Jahren eingehend untersucht wurde. Esberitox® N enthält einen Extrakt aus *Echinacea purpura et pallida, Baptisia tinctoria* und *Thuja occidentalis* (Sonnenhut, wilder Indigo und Lebensbaum). Diese Pflanzen sind Teil der traditionellen Arzneimitteltherapie, die bereits amerikanische Indianer in der Behandlung einer Reihe von Krankheiten, bei der das Immunsystem eine Rolle spielt, mit Erfolg eingesetzt haben [18, 19]. Esberitox® N ist in Deutschland für verschiedene Indikationen fiktiv zugelassen, wie zum Beispiel als unterstützende Therapie bei schwerwiegenden, bakteriellen Infektionen, die mit Antibiotika behandelt werden müssen, oder als unterstützende Behandlung bei Erkältung. Esberitox® N wird gerade in der Versorgung ambulant zu behandelnder Patienten häufig und erfolgreich eingesetzt [20-22].

Die immunstimulierenden Eigenschaften von Esberitox® N beruhen auf der Aktivierung von Makrophagen und anderen Teilen des spezifischen sowie unspezifischen Immunsystems [18, 19]. In vitro wurde eine deutliche Zunahme der Synthese verschiedener Immunglobuline gezeigt. Die unspezifische Phytoimmunomodulation durch Esberitox® N wird heute verstanden als ein antigenunabhängiger, positiver Einfluss auf die immunoprotektiven Systeme des Organismus [9]. Der therapeutische Nutzen für den Patienten liegt nicht zuletzt in einem schnelleren Einsetzen der Besserung der Symptome [23, 24]. Es ist daher naheliegend, die immunoprotektiven Eigenschaften von Esberitox® N als adjuvante Therapie zur Standardantibiotikabehandlung auch bei Patienten mit AECB zu untersuchen.

Die Antibiotikagruppe der neueren Makrolide wurde gemäß den Richtlinien für die Behandlung von Infektionen der unteren Atemwege in dieser Studie als Standardtherapie ausgewählt [7, 8, 25, 26].

In der Vergangenheit wurden eine Reihe von Studien mit Esberitox® N durchgeführt, einige davon auch GCP-konform [18, 20, 27, 28]. Die jüngsten Untersuchungen waren fokussiert auf die Untersuchung der Wirksamkeit von Esberitox® N bei der Behandlung von akuten viralen Atemwegsinfektionen. Es gibt aber einige Berichte von klinischen Studien, die die Wirksamkeit von Esberitox® N als adjuvantes Arzneimittel in der Antibiotikabehandlung von bakteriellen Infektionen diskutieren [29, 30]. Diese Ergebnisse müssen jedoch unter GCP-Bedingungen verifiziert werden. Es wurde daher die Durchführung der vorliegenden Studie beschlossen, um zu untersuchen, ob der immunmodulierende Effekt von Esberitox® N für AECB-Patienten von Vorteil ist. Der FEV_1-Wert (Ein-Sekunden-Kapazität) ist ein allgemein akzeptierter Surrogatparameter für die Lungenfunktion und kann darüber hinaus zur Klassifizierung des Schweregrades der AECB herangezogen werden [3, 12, 31]. FEV_1 wurde deshalb als primäres Zielkriterium gewählt. Der therapeutische Nutzen für den Patienten wäre entweder die Stabilisierung der eingeschränkten Lungenfunktion oder eine Verlängerung des infektfreien Intervalls zwischen zwei Episoden. Beides würde die Lebensqualität deutlich erhöhen und darüber hinaus die Gesundheitskosten reduzieren [2].

Methoden

Patienten

In die Studie aufgenommen wurden erwachsene Männer und Frauen bis 75 Jahre, mit akuter Exazerbation einer chronischen Bronchitis, die vor Einschluss in die Studie klinisch diagnostiziert wurde. Dabei wurden nur Patienten mit einem FEV_1-Wert zwischen 35 und 75% des individuellen Normwertes, gemessen im infektionsfreien Zeitraum vor der aktuellen Episode, und mit klinischen Symptomen nach Winnipeg Typ I und II, eingeschlossen, um weitestgehend sicherzustellen, dass es sich um eine bakterielle Infektion handelt. Patienten, die Antihistaminika (z. B. Terfenadin, Astemizol) einnahmen, wurden wegen des Interaktionsrisikos mit Makroliden nicht in die Studie aufgenommen. Der Prüfplan wurde von der für das jeweilige Zentrum zuständigen Ethikkommission positiv votiert. Die Studie wurde in Übereinstimmung mit den GCP-Richtlinien ausgeführt.

Studiendesign

Es handelte sich um eine multizentrische, doppelblinde, placebokontrollierte Studie, die in 6 Zentren in Deutschland durchgeführt wurde. Die Patienten wurden randomisiert zwei Gruppen zugeteilt, die jeweils ein Makrolidantibiotikum der neuen Generation, wie Roxithromycin, Clarithromycin, Azithromycin, plus Esberitox® N mit einer Dosis von 50 Tropfen oder mit Placebo als Lösung 3-mal täglich für 28 Tage erhielten. 0,43 ml eines alkoholisch-wässrigen Extrakts (1:11) entspricht 4 mg *Herb. Thuja occidentalis* (Lebensbaum), 15 mg *Rad. Echinaceae* (purp., palid. 1+1), und 20 mg *Rad Baptisiae tinctoriae* (wilder Indigo). Die Patienten wurden zu Beginn der Studie, an Tag 3 (optional), Tag 10, Tag 28 und bei einer Follow-up-Visite nach Monat 3 ausgewertet. Das Kriterium für die Verabreichung der Studienmedikamente war die klinische Diagnose einer bakteriell bedingten AECB bei Patienten mit mindestens zwei Episoden pro Jahr. Die Patienten erhielten keine zusätzliche immunmodulatorische Behandlung. Der Einsatz von Kortikoiden war auf inhalative Zubereitungen beschränkt.

Wirksamkeit

Das primäre Zielkriterium der Studie war das Ausmaß der Verbesserung des FEV_1-Wertes an Tag 10 im Vergleich zum Ausgangswert. Als sekundäre Zielkriterien wurden Patientenprofil, Wirksamkeitsanalyse zu unterschiedlichen Zeitpunkten und die Reinfektionsrate während der Follow-up-Periode untersucht. In einer Subgruppenanalyse wurde in verschiedenen Patientengruppen z. B. Alter,

Raucher, Schweregrad und anamnestische Dauer der chronischen Bronchitis untersucht.

Verträglichkeit

Die Verträglichkeit der Behandlung wurde anhand der körperlichen Untersuchung, Vitalparameter und des Auftretens unerwünschter Ereignisse bewertet.

Statistische Analyse

Das Hauptzielkriterium (FEV_1) wurde konfirmatorisch mit einer Kovarianzanalyse (ANCOVA) auf Unterschiede zwischen den Gruppen am Tag 10, mit dem Ausgangswert als Kovariate, geprüft. Die Testung erfolgte einseitig mit einem Signifikanzniveau von $a = 0{,}05$. Zusätzlich wurden nichtparametrische Tests für die Differenzen zum Ausgangswert angewendet. Eine weitere explorative Analyse erfolgte mit einer Kovarianzanalyse für wiederholte Messungen in einem gemischten Modell unter Berücksichtigung der Faktoren Behandlung und Messzeitpunkt als wiederholter Faktor, adjustiert für die Ausgangswerte. Alle Patienten, die Esberitox® N oder Placebo erhielten, galten als in die Studie eingeschlossen und wurden nach dem Intent-to-treat-Prinzip ausgewertet. Das Per-Protokoll-Kollektiv (PP) wurde definiert als alle Patienten, die Studienmedikation erhalten hatten und alle Bedingungen des Prüfplans erfüllten. Kleinere Abweichungen führten nicht zum Ausschluss aus dem PP-Kollektiv. Alle Patienten, die Studienmedikation erhielten, wurden in die Auswertung der Sicherheits- und Toleranzparameter eingeschlossen.

Ergebnisse

Insgesamt wurden 53 Patienten in die Studie aufgenommen, davon wurden 25 der Esberitox®-N-Gruppe und 27 der Placebogruppe zugeordnet. 1 Patient erschien nach der ersten Visite nicht mehr und wurde von der Analyse ausgeschlossen. Die Baseline-Daten zur Demographie und zur klinischen Symptomatik waren in beiden Gruppen vergleichbar, besonders in Hinblick auf das COPD-Stadium und die Winnipeg-Kriterien (Tabelle 1). Die Studie wurde zwischen September 1999 und Mai 2000 durchgeführt. Die Patienten erhielten gemäß Prüfplan 28 Tage lang entweder die Studienmedikation Esberitox® N oder Placebo. Fast alle Patienten erhielten eine fünftägige Antibiotikabehandlung mit Azithromycin (n = 51) 1-mal täglich. Ein Therapieversagen an Tag 10 wurde bei 2 Esberitox®-N-Patienten versus 3 Placebopatienten festgestellt. Bei der Follow-up-Untersuchung hatte sich der Gesundheitszustand von je einem weiteren Patienten in beiden Gruppen verschlechtert. Die Begleitmedikation war während der Studie in beiden Gruppen vergleichbar.

Wirksamkeit der Behandlung

Gemäß Prüfplan wurde das Intent-to-treat-Kollektiv hinsichtlich aller Wirksamkeitsparameter analysiert und die Ergebnisse mit einer Analyse des Per-Protokoll-Kollektivs überprüft. Für das Hauptzielkriterium ergab sich ein statistisch

Tabelle 1. Alter, Größe, Gewicht, COPD (ITT-Kollektiv)

	Total	
	Esberitox	Placebo
N	25	27
Alter (Jahre)		
Mittelwert	44,24	45,67
SD	14,90	14,38
Größe (cm)		
Mittelwert	169,04	166,30
SD	10,22	9,06
Gewicht (kg)		
Mittelwert	75,80	74,54
SD	15,77	17,85
COPD (Stadium)		
I	20	21
II	4	6
Anamnest. FEV_1 (%) [a]		
Mittelwert	64,68	60,52
SD	12,48	10,90

[a] % des Normalwertes

Tabelle 2. Besserung des FEV_1 am Studientag 10 im Vergleich zu Studientag 1 (%, ITT-Kollektiv)

FEV_1 [%] [a]		Tag 1	Tag 10	Adjustierte Werte an Tag 10
SB-TOX	N	25	25	25
	Mittelwert	**57,76**	**69,56**	**68,72**
	SD	21,96	15,82	3,57 [b]
	Min	15,00	42,00	56,77
	Median	57,00	75,00	69,33
	Max	130,00	110,00	91,16
Placebo	N	27	27	27
	Mittelwert	**52,33**	**58,37**	**59,15**
	SD	19,10	20,92	3,44 [b]
	Min	7,00	12,00	44,81
	Median	54,00	59,00	58,87
	Max	74,00	95,00	64,85
Unterschied Mittelwerte:				9,57 (4,98) [b]

[a] % des Normalwertes, [b] Standardfehler, die Werte an Tag 10 sind ANCOVA-adjustiert für Tag 1

signifikanter Unterschied zugunsten der Patienten, die Esberitox® N erhielten. Tabelle 2 zeigt die Verbesserung des FEV_1-Wertes [%] für beide Gruppen. Die für den Ausgangswert adjustierten Mittelwerte an Tag 10 betrugen 68,7% für die Esberitox®-N-Gruppe und 59,2% für die Placebogruppe. Der Unterschied zwischen beiden Gruppen war mit 9,57% (Standardabweichung = 4,98%) in der Ko-

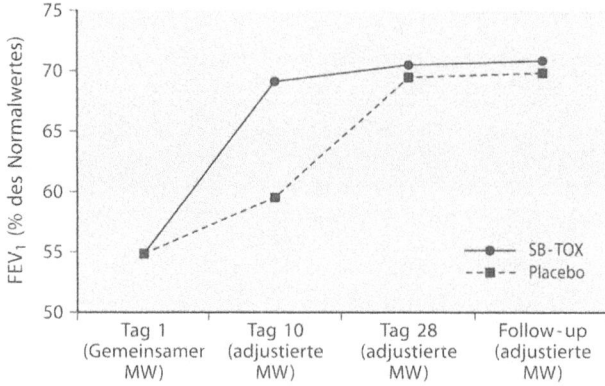

Abb. 1. Vergleich der FEV_1-Mittelwerte [%] an Tag 10, 28 und beim Follow-up-Besuch adjustiert nach Ausgangswert (Tag 1)

varianzanalyse (p = 0,0303, einseitig) statistisch signifikant. Das einseitige 95% Konfidenzintervall für den Unterschied der adjustierten Mittelwerte war 1,21, ∞ und zeigte, dass die untere Grenze größer 0 ist. Zusätzlich unterstützte die Analyse mit dem nichtparametrischen Kruskal-Wallis-Test für die Unterschiede gegenüber den Ausgangswerten das signifkante Ergebnis der Kovarianzanalyse (p = 0,0277).

Mit dem nichtparametrischen Test (p = 0,0499) erreichte der Unterschied zwischen den Gruppen, gemessen in absoluten Werten (FEV_1 [ml]), an Tag 10 mit 2.140,5 ml für die Esberitox®-N-Gruppe und mit 1.973,3 ml für die Placebogruppe statistische Signifikanz.

Abbildung 1 zeigt eine schnellere Besserung der am Ausgangswert adjustierten Mittelwerte von FEV_1 [%] in der Esberitox®-N-Gruppe im Vergleich zur Placebogruppe an den jeweiligen Untersuchungszeitpunkten. Neben der FEV_1-Messung wurden bei jedem Patientenbesuch weitere Parameter für die Lungenfunktion, wie Vitalkapazität (VC), Verhältnis FVC/FEV_1 und *peak flow* gemessen. Diese Parameter zeigen jedoch keine relevanten Unterschiede zwischen den Gruppen, was sehr wahrscheinlich auf die zu geringe Patientenzahl zurückzuführen ist.

Die Subgruppenanalyse ergab für den FEV_1-Wert, unter Berücksichtigung einiger weiterer Faktoren, folgende Erkenntnisse. Kein statistisch relevanter Einfluss auf die Besserung der Lungenfunktion wurde für Geschlecht, Alter und Dauer der chronischen Bronchitis festgestellt. Allerdings könnte ein Zusammenhang für den Faktor Patientenalter (p = 0,2564), das COPD-Stadium (p = 0,0368) und die Rauchgewohnheiten (p = 0,016) bestehen. Vermutlich profitieren ältere Patienten von diesem Behandlungskonzept in einem größerem Maße, wie der Vergleich zwischen den Gruppen an Tag 10 (Mittelwert [%] 17,89 ± 8,37) im Gegensatz zu allen Patienten (Mittelwert [%] 9,53 ± 4,98) zeigt.

Patienten, deren Bronchitisanamnese weniger als 48 Monate zurückreicht, profitieren in einem höheren Maße von einer Esberitox®-N-Therapie. Der Unterschied der Mittelwerte ist 12,2 (± 8,02) für Patienten mit einer chronischen Bronchitis von mehr als 48 Monaten. Andererseits zeigten Patienten mit COPD im Stadium II (35–50%) eine eindrucksvolle Verbesserung des FEV_1-Wertes (am

Tabelle 3. Besserung des FEV_1 an Studientag 10 abhängig von den unterschiedlichen Stadien der COPD (ITT-Kollektiv)

FEV [%][a]		COPD Stadium I (50–75%)[a]			COPD Stadium II (35–50%)[a]		
		Tag 1	Tag 10	Adj. MW Tag 10	Tag 1	Tag 10	Adj. MW Tag 10
SB-TOX	N	20	20	20	4	4	4
	MW	59,2	70,75	68,54	32,5	64,25	72,35
	SD	12,94	15,53	3,76[b]	13,92	20,60	8,73[b]
	Min	35,00	42,00	61,41	15,00	45,00	57,49
	Median	63,50	75,00	72,41	34,50	64,00	65,02
	Max	74,00	110,00	76,46	46,00	84,00	69,46
Placebo	N	21	21	21	6	6	6
	MW	54,05	63,95	63,73	46,33	38,83	41,59
	SD	20,74	19,22	3,58[b]	11,02	14,44	6,77[b]
	Min	7,00	12,00	45,79	32,00	13,00	33,30
	Median	62,00	68,00	67,02	51,00	42,50	40,64
	Max	74,00	95,00	71,66	57,00	54,00	42,95
Unterschied Mittelwerte:				4,81 (5,17)[b]			30,76 (10,77)[b]

[a] % des Normalwertes, [b] Standardfehler, die Werte an Tag 10 sind ANCOVA-adjustiert für Tag 1

Ausgangswert adjustiert 72,3%), während die Placebogruppe mit einem Unterschied von 30,7% keine Verbesserung zeigte (Tabelle 3). Ebenso scheint es, dass auch Raucher von der zusätzlichen Behandlung mit Esberitox® N profitieren. So wurde für diese Patienten ein mittlerer Unterschied in FEV_1 [%] von 25,40 ± 7,93 errechnet, während nichtrauchende Patienten keinen Unterschied in den Gruppen zeigten (Tabelle 4). Das insgesamt positive Ergebnis wurde durch die Analyse der halb-maximalen Besserung (HMI) bei Berechnung durch lineare Interpolation bestätigt. Die halb-maximale Besserung war für die Esberitox®-N-Gruppe nach 5,7 Tagen erreicht, für die Placebogruppe nach 12,8 Tagen.

Verträglichkeit

Während der Studiendauer wurden von den Prüfärzten 19 leichte bis mittelschwere unerwünschte Ereignisse (Esberitox® N 8, Placebo 11) bei 14 Patienten dokumentiert. Keines von diesen war schwerwiegend oder wurde als Nebenwirkung der Prüfmedikation klassifiziert.

Diskussion

Schwere bakterielle Infektionen sind Ursache für eine signifikante Morbidität. So ist beispielsweise die chronische Bronchitis – trotz intensiver Behandlung – eine der häufigsten Todesursachen bei Patienten mit chronisch obstruktiver Lungenerkrankung [32]. Die am häufigsten isolierten Bakterien nach einer Exazerbation sind *Streptococcus pneumoniae*, *Haemophilus influenzae* und *Moraxella catarrhalis*. Atypische pathogene Bakterien verursachen etwa 10% aller Episoden. Exazer-

Tabelle 4. Besserung des FEV_1 an Studientag 10 abhängig von Raucher und Nichtraucher (ITT-Kollektiv)

FEV_1 [%][a]		Raucher			Nichtraucher		
		Tag 1	Tag 10	Adj. MW Tag 10	Tag 1	Tag 10	Adj. MW Tag 10
SB-TOX	N	11	11	11	14	14	14
	MW	50,18	73,36	74,91	63,71	66,57	63,72
	SD	20,28	16,98	5,17[b]	22,07	14,77	4,68[b]
	Min	15,00	48,00	61,95	40,00	42,00	58,88
	Median	47,00	75,00	72,33	60,50	72,50	65,53
	Max	74,00	110,00	81,09	130,00	87,00	88,08
Placebo	N	8	8	8	19	19	19
	MW	48,75	47,50	49,51	53,84	62,95	63,30
	SD	11,74	23,60	6,08[b]	21,57	18,46	3,92[b]
	Min	33,00	13,00	42,39	7,00	12,00	47,75
	Median	51,00	45,00	48,23	62,00	68,00	65,59
	Max	68,00	95,00	53,75	74,00	85,00	69,49
Unterschied Mittelwerte:				25,40 (7,93)[b]			0,42 (6,13)[b]

[a] % des Normalwertes, [b] Standardfehler, die Werte an Tag 10 sind ANCOVA-adjustiert für Tag 1

bationen einer chronischen Bronchitis werden in etwa 30% der Fälle durch Viren, mit dem Rhinovirus als prädominanten Keim, begünstigt. Bei vielen bakteriellen Exazerbationen handelt es sich dabei um durch Viren verursachte Sekundärinfektionen.

In der Vergangenheit kamen unterschiedliche Strategien in der Behandlung akuter Exazerbationen zum Einsatz. In den meisten Fällen wählte man eine Antibiotikatherapie, um besonders Patienten mit extrem eingeschränkter Lungenfunktion (FEV_1 [%] <50) oder mit mehreren Exazerbationen pro Jahr zu behandeln. Aber Richtlinien für eine angemessene AECB-Therapie aufgrund bewiesener medizinischer Ergebnisse sind noch in zum Teil kontrovers geführter Diskussion. Nicht zufriedenstellende Ergebnisse der Routinetherapie werden auf mangelnde In-vivo-Aktivität, auf durch Viren verursachte Exazerbationen sowie zunehmende Antibiotikaresistenz, unzureichendes pharmakokinetisches Verhalten (Gewebespiegel) und individuelle Patientenfaktoren zurückgeführt [33]. Des Weiteren gehört es zu den Nachteilen der neueren Antibiotika, dass unterschiedliche Stadien der Immunschwächung durch diese selbst hervorgerufen werden. Zum Beispiel haben Makrolide entzündungshemmende Eigenschaften, die, wie bei Roxithromycin in Asthmapatienten gezeigt werden konnte, zu kortikoideinsparenden Effekten führen [34]. Daher scheint es vielversprechend, die Antibiotikatherapie durch einen Wirkstoff mit immunmodulierenden Effekten zu verbessern, um dadurch die antibakterielle Aktivität der Antibiotika zu erhöhen.

Esberitox® N hat als immunmodulierendes Phytopharmakon synergistische Effekte auf eine Antibiotikabehandlung. Diese Effekte sind meist auf die Stimulation der unspezifischen Immunabwehr – wahrscheinlich aufgrund der Aktivierung von Makrophagen – zurückzuführen. Darüber hinaus konnte eine gewisse Aktivität gegen Viren nachgewiesen und in klinischen Studien bestätigt werden. Diese immunstimulierenden Eigenschaften von Esberitox® N stellen einen idealen synergistischen Effekt bei der Behandlung von bakteriellen Infektionen wie z. B. der AECB dar.

Diese Überlegungen haben zur Durchführung dieser Studie geführt, bei der Patienten mit chronischer Bronchitis und akuten Episoden von bakteriellen Exazerbationen mit einer kombinierten Makrolid- und Esberitox®-N-Behandlung therapiert werden. Der Schweregrad der AECB der in die Studie eingeschlossenen Patienten wurde nach Lode unterteilt [12]. So wurden nur Patienten im Stadium I und II rekrutiert, also Patienten mit einem FEV_1-Wert zwischen 35 und 75% des Normwertes, gemessen im infektionsfreien Zeitraum vor Studienbeginn. FEV_1 ist ein akzeptierter Surrogatparameter für den Schweregrad der AECB und wurde daher als primäres Zielkriterium ausgewählt. Es konnte in dieser Studie gezeigt werden, dass die Verbesserung des prozentualen – und des absoluten FEV_1-Wertes in der Esberitox®-N-Gruppe signifikant höher war als in der Placebogruppe. Darüber hinaus ergab die Subgruppenanalyse eine zum Teil deutliche Korrelation zwischen Stadium, Alter, Rauchgewohnheiten und Verbesserung des FEV_1-Wertes. Es scheint, dass die zusätzliche Behandlung mit Esberitox® N zu einer schnelleren Wiederherstellung der Lungenfunktion bei einer akuten Exazerbation beiträgt. Die Ergebnisse dieser Studie sind klinisch relevant. Weitere Erfahrung bei Einsatz dieser Kombinationstherapie wird zeigen, ob sie zu weniger Exazerbationen pro Jahr und damit zu einem langsameren Verlauf der chronischen Bronchitis führt. Die vielversprechenden Ergebnisse dieser Studie sind ein weiteres Beispiel für die Wirksamkeit der adjuvanten Therapie mit diesem Phytopharmakon bei antibiotikapflichtigen, bakteriellen Infektionen.

Zusammenfassung

53 Patienten mit akuter Exazerbation einer chronischen Bronchitis (AECB) als Beispiel einer schwerwiegenden, bakteriellen, antibiotikapflichtigen Infektion wurden in eine multizentrische, doppelblinde, placebokontrollierte Studie eingeschlossen. Die chronische Bronchitis wurde anhand des FEV_1-Wertes, gemessen im infektionsfreien Zeitraum vor der aktuellen Episode, klassifiziert. Dieser FEV_1-Wert sollte zwischen 35 und 75% des individuellen Normwertes liegen. Die Patienten wurden randomisiert zwei Gruppen zugeteilt, die jeweils ein Makrolidantibiotikum der neuen Generation plus entweder Esberitox® N oder Placebo erhielten. Die Antibiotikatherapie erfolgte nach allgemeingültigen Richtlinien, wobei Esberitox® N bzw. Placebo über 28 Tage verabreicht wurde. Die am Ausgangswert adjustierten Mittelwerte von FEV_1 [%] an Tag 10 betrugen 68,7% in der Esberitox® N-Gruppe und 59,2% bei der Placebogruppe. Dieser Unterschied war statistisch signifikant ($p=0,0303$, ANCOVA). Die Differenz der absoluten Werte von FEV_1 [ml] zwischen beiden Gruppen betrug 267 ml ($p=0,0499$; Kruskal-Wallis). Die halbmaximale Besserung (HMI) war für die Esberitox® N-Gruppe nach 5,7 Tagen erreicht, für die Placebogruppe nach 12,8 Tagen. Die Behandlung wurde gut vertragen, es wurden keine schwerwiegenden unerwünschten Ereignisse dokumentiert. Zusammenfassend lässt sich feststellen, dass mit Antibiotika behandelte AECB-Patienten von einer adjuvanten Esberitox® N-Behandlung profitieren. Die Therapie mit Esberitox® N führt offensichtlich zu einem schnelleren Rückgang der Symptome einer bakteriellen Infektion, möglicherweise auf-

grund einer Stärkung des Immunsystems, das nicht zuletzt durch die Antibiotikatherapie generell geschwächt ist.

Literatur

1. Ball P, Make B (1998) Acute exacerbations of chronic bronchitis. Chest 113 (suppl): 199–204
2. Destache ChJ, Dewan N, O'Donohue WJ, Campbell JC, Angelillo VA (1999) Clinical and economic considerations in the treatment of acute exacerbations of chronic bronchitis. J Antimicrobial Chemotherapy 43 (suppl A):107–113
3. American Thoracic Society (1995) Standards for the diagnosis and care of subjects with chronic obstructive pulmonary disease. Am Rev Respir Dis: 78–83
4. Grossmann RF (1999) Management of acute exacerbation of chronic bronchitis. Can Respir J 6 (suppl A):40A–45A
5. Chodosh S (1991) Treatment of acute exacerbations of chronic bronchitis: state of the art. Am J Med 91:87–92
6. Saint S, Bent S, Vittinghof E et al (1995) Antibiotics in chronic obstructive pulmonary disease exacerbations. JAMA 273:957–960
7. Worth H, Adam D, Handrick W, Leupold W, Lode H, Loos U, Marre R, Mauch H, Schaberg T, Shah P, Sill V, Wettengel R (1997) Prophylaxe und Therapie von bronchialen Infektionen. Med Klinik 92:699–704
8. Wettengel R, Böhning W, Cegla C, Criée C, Fichter J, Geisler L, Fabel H, Köhler D, Konietzko N, Lindemann H, Magnussen H, Matthys H, Meister R, Morr H, Nolte D, Petro W, Schultze-Werninghaus G, Sill V, Sybrecht G, Wiesner B, Worth H (1995) Empfehlungen der Deutschen Atemwegsliga zur Behandlung von Patienten mit chronisch obstruktiver Bronchitis und Lungenemphysem. Med Klinik: 3–7
9. Macfarlane J, Lewis SA, Macfarlane R, Holmes W (1997) Contemporary use of antibiotics in 1089 adults presenting with acute lower respiratory tract illness in general practice in the U.K.: implications for developing management guidelines. Respiratory Medicine 91:427–434
10. Tager I, Speizer TE (1975) The role of infection in chronic bronchitis. New Engl J Med 292:563–571
11. Anthonisen NR, Manfreda J, Warren CPW, Hershfield ES, Harding GKM, Nelson NA (1987) Antibiotic therapy in exacerbations of chronic obstructive pulmonary disease. Ann Intern Med 106:196–204
12. Eller J, Ede A, Schaberg T, Niedermann MS, Mauch H, Lode H (1998) Infective exacerbations of chronic bronchitis. Chest 113:1542–1548
13. Anzueto A, Niederman MS, Tillotson GS et al (1998) Etiology, susceptibility, and treatment of acute bacterial exacerbations of complicated chronic bronchitis in the primary care setting: Ciprofloxacin 750 mg BID versus Clarithromycin 500 mg BID. Clinical Therapeutics 20:885–900
14. Zuck P, Petitpretz P, Geslin P, Rio Y, Leblanc F (1999) Bacteriological eradication of streptococcus pneumoniae from patients with acute exacerbations of chronic bronchitis: Cefuroxime Axetil versus Cefixime. IJCP 53:437–443
15. Chodosh S, McCarty J, Farkas S, Drehobl M, Tosiello R, Shjan M, Aneiro L, Kowalsky St et al (1998) Randomized, double-blind study of Ciprofloxacin and Cefuroxime Axetil for treatment of acute bacterial exacerbations of chronic bronchitis. Clinical Infectious Diseases 27:722–729
16. Reynolds HY (1995) Chronic bronchitis and acute infectious exacerbations. In: Mandell GL, Bennett JE, Dolin R (eds) Mandell, Douglas, and Bennett's principles and practice of infectious diseases, 4th edn. Churchill Livingstone, New York, pp 608–612
17. Breiman RF, Butler JC, Tenover FC et al (1994) Emergence of drug-resistant pneumococcal isolates in the United States. JAMA 27:1831–1835

18. Wüstenberg P, Henneicke-von Zepelin HH, Köhler G, Stammwitz U (1999) Efficacy and mode of action of an immunomodulator herbal preparation containing Echinacea, Wild Indigo, and White Cedar. Advances in Therapy 16:51-70
19. Bauer R (1996) Echinacea-Drogen – Wirkungen und Wirksubstanzen. Z ärztl Fortbild 90:111-115
20. Dorsch W (1996) Klinische Anwendung von Extrakten aus Echinacea purpurea oder Echinacea pallida. Z ärztl Fortbild 90:117-122
21. Melchart D, Linde K, Fischer P, Kaesmayr J (1999) Echinacea for the prevention and treatment of the common cold. The Cochrane Library 1:1-14
22. Henneicke-von Zepelin HH, Hentschel C, Schnitker J, Kohnen R, Köhler G, Wüstenberg P (1999) Efficacy and safety of a fixed combination phytomedicine in the treatment of the common cold (acute viral respiratory tract infection): results of a randomised, double blind, placebo controlled, multicentre study. Current Medical Research Opinion 15:214-227
23. Grimm W, Müller HH (1999) A randomized controlled trial of the effect of fluid extract of echinacea purpurea on the incidence and severity of colds and respiratory infections. The American Journal of Medicine 106:138-143
24. Melchart D, Linde K, Worku F, Sarkady L, Holzmann M, Jurcic K, Wagner H (1995) Results of five randomised studies on the immunomodulatory activity of preparations of echinacea. J Altern Complement Med Summer 1(2):145-160
25. Chodosh S, Schreurs A, Siami G, Barkman HW, Anzeto A, Shan M, Moesker H, Stack Th, Kowalsky St et al (1998) Efficacy of oral Ciprofloxacin vs. Clarithromycin for treatment of acute bacterial exacerbations of chronic bronchitis. Clinical Infectious Diseases 27:730-738
26. Rocha RT, Awad CE, Ali A, Matyas R, Vital ACC, Silva C, Dainesi SM, Salazar MS, Nakatani J (1999) Comparison of Spiramycin and Clarithromycin for community-acquired lower respiratory tract infections. IJCP 53:433-436
27. von Blumröde WO (1985) Angina lacunaris. Eine Untersuchung zum Thema „Steigerung der körpereigenen Abwehr". Zeitschrift für Allgemeinmedizin 8:271-273
28. Scaglione F, Henneicke-von Zepelin HH, Köhler G, Lehmacher W (2002) Prospective, double-blind, placebo-controlled, randomised, clinical dose response study of safety and efficacy of Esberitox® N in the treatment of common cold. Internal clinical study report at Schaper & Brümmer (publication in progress)
29. Zimmer M (1985) Gezielte konservative Therapie der akuten Sinusitis in der HNO-Praxis. Therapiewoche 36:4024-4028
30. Stolze H, Forth H (1983) Eine Antibiotikabehandlung kann durch zusätzliche Immunstimulierung optimiert werden. Der Kassenarzt 23:43-48
31. Mador MJ, Rodis A, Ulysses J, Magalang J (1995) Reproducibility of Borg Scale measurements of dyspnea during exercise in patients with COPD. Chest 107:1590-1597
32. Rychlik R, Pfeil T, Daniel D, Pfeil B, Mast O, Thate-Waschke I, Lorenz J (2001) Zur sozioökonomischen Relevanz akuter Exazerbationen der chronischen Bronchitis in der Bundesrepublik Deutschland. Dtsch Med Wschr 126:353-359
33. Ball P, Harris JM, Lowson D et al (1995) Acute infective exacerbations of chronic bronchitis. Q J Med 88:61-68
34. Shimizu T, Kato M, Mochizuko H, Tokuyama K, Morikawa A, Kuroume T (1994) Roxithromycin reduces the degree of bronchial hyperresponsiveness in children with asthma. Chest 106:548-461

Wirksamkeit und Verträglichkeit von Efeublättertrockenextrakt: Ergebnisse einer erweiterten Anwendungsbeobachtung bei 372 Kindern im Alter von 0–16 Jahren

B. Müller, A. Bracher

Biocur Arzneimittel GmbH, Klinische Forschung, Holzkirchen

Einleitung

Gerade Kinder erkranken häufig mehrmals im Jahr an Infektionen der oberen und unteren Atemwege. Die anfangs oft harmlose Symptomatik kann leicht zu einer chronischen Bronchialerkrankung werden, sodass eine frühzeitige Behandlung sinnvoll und notwendig ist. Die Phytotherapie hat seit jeher ihren festen Platz in der Kinderheilkunde. Als effektives, aber nebenwirkungsarmes Therapeutikum hat sich insbesondere in der Pädiatrie der Trockenextrakt aus Efeublättern (Hederae helicis folium) erwiesen. Das führte dazu, dass die Kommission E des damaligen Bundesgesundheitsamtes bereits 1988 die „Katarrhe der Atemwege" und die „symptomatische Behandlung chronisch-entzündlicher Bronchialerkrankungen" als Indikationen in die Monographie „Efeublätter" aufgenommen hat.

In der Monographie sind keine Angaben zur Anwendung und Dosierung bei Kindern enthalten. Doch besteht inzwischen die gesetzliche Verpflichtung auf besondere Personengruppen, z.B. Kinder, in der Packungsbeilage einzugehen. Liegen keine präparatespezifischen Daten zu Wirksamkeit, Unbedenklichkeit und Dosierung vor, fordert das BfArM die Aufnahme der Gegenanzeige „Kinder unter 12 Jahren", sofern keine präparatespezifischen Daten vorgelegt werden.

Vor diesem Hintergrund wurde diese prospektive Anwendungsbeobachtung geplant, um gezielt bei Kindern Wirksamkeit, Verträglichkeit und Dosierung von Sinuc® Saft, einem Hustensaft aus Efeublättertrockenextrakt, unter Praxisbedingungen zu überprüfen.

Patienten und Methode

Im Rahmen dieser Anwendungsbeobachtung dokumentierten 128 Pädiater und Allgemeinärzte den Behandlungserfolg bei Kindern (0–12 Jahre) mit Atemwegsinfektionen der oberen und/oder unteren Luftwege. Von besonderem Interesse waren der Einfluss von Sinuc® Saft auf die Hustensymptome und die Lungenfunktion sowie die individuelle Dosierung in Abhängigkeit vom Kindesalter.

Die Praxisstudie lief von Januar bis Juni 1998, die Dokumentation der Daten erfolgte zu Beginn und nach etwa einwöchiger Therapie anhand von standardisierten Fragebögen durch den behandelnden Arzt. Zusätzlich hielten die Patien-

Tabelle 1. Auswertbare Patienten nach Studienabschluss

Patientencharakteristika
Weiblich: 186 (50,0%)
Männlich: 178 (47,8%)
Keine Angaben zum Geschlecht: 8 (2,2%)
Mittleres Patientenalter: 5,7 Jahre
Mittlere Körpergröße: 116,5 cm
Mittleres Körpergewicht: 24,7 kg

ten oder ihre Betreuer die subjektive Befindlichkeit, den Krankheitsverlauf sowie die tatsächlich eingenommene Dosis in Tagebüchern fest.

Am Ende der Studie lagen Verlaufsbeobachtungen von insgesamt 372 Patienten (Tabelle 1) vor. Die Patienten, fast gleich viele Mädchen und Jungen, waren im Mittel 5,7 Jahre (2 Monate bis 16 Jahre) alt. Die geplante Beobachtungszeit von 5-8 Tagen wurde sehr gut eingehalten. So lag die Zeitspanne von der Aufnahme bis zur Kontrolluntersuchung für 368 Patienten im Schnitt bei 7,2 Tagen.

Die Daten wurden dem Design einer Anwendungsbeobachtung entsprechend explorativ analysiert und deskriptiv statistisch ausgewertet (SAS-Programm). Zur Abklärung einer Abhängigkeit zwischen dem Patientenalter und den beobachteten Wirksamkeits- und Verträglichkeitsparametern wurden Subgruppenanalysen durchgeführt.

Art der Infektion

Wie Anamnese und Erstuntersuchung zeigten, litten etwa zwei Drittel der Patienten (64,8%) an einer Infektion der oberen Luftwege, bei 22,8% der Patienten waren allein die unteren Atemwege betroffen und bei 11,6% beide Bereiche. Am häufigsten ging die Infektion der Luftwege mit Rhinitis (59,7%) einher, gefolgt von Pharyngitis (46,2%) und Bronchitis (45,2%). Bei der Mehrzahl der Patienten traten zwei und mehr Symptome gleichzeitig auf.

Die meisten Kinder (86,6%) litten an einer akuten Erkrankung der Atemwege, 10,5% der Patienten wiesen eine rezidivierende und 2,4% eine chronische Form auf. Als Ursache erkannten die behandelnden Ärzte vorwiegend eine virale Infektion (76,9%). Bakterielle Erreger diagnostizierten sie in 15,9% der Fälle. Auf die Frage nach dem Vorliegen weiterer Risikofaktoren wurde am häufigsten ein hyperreagibles Bronchialsystem (23,9%) genannt.

Begleiterkrankungen und -therapien

Etwas mehr als die Hälfte der Patienten (54%) erhielt eine begleitende Therapie der Atemwegsinfektion. Am häufigsten wurden Nasentropfen verabreicht, außerdem Fiebermittel und Antibiotika. Bei 18% der Patienten gab der Arzt Begleiterkrankungen an. Die häufigste Begleiterkrankung war Otitis.

Tabelle 2. Dosierung von Sinuc® Saft in Abhängigkeit vom Alter

Alter (Jahre)	Patientenzahl	Durchschnittl. Dosierung ml Saft/g Droge
0 bis 1	26	2,8 ± 0,9 ml/0,14 g Droge
1 bis 4	93	4,0 ± 3,0 ml/0,20 g Droge
4 bis 10	189	5,4 ± 2,1 ml/0,28 g Droge
Älter als 10	55	6,7 ± 2,8 ml/0,35 g Droge
Keine Angabe	9	

Ergebnisse

Dosierung

Die für Kinder im Alter von 0–12 Jahren empfohlene Tagesdosis von 3×1 ml bis 2 ml Sinuc® Saft (entsprechend im Mittel 175 mg bis 350 mg Droge) erhielten 345 Patienten (92,7%). Die durchschnittliche Tagesdosis betrug 5,0 ml. Lediglich 1,6% bzw. 5,4% der Patienten haben die empfohlene Dosierung unter- bzw. überschritten. Die Behandlungsdauer betrug zwischen 5 und 8 Tagen.

Bei Säuglingen verordneten die Ärzte im Mittel eine Dosis von 2,8 ml Sinuc® Saft pro Tag. Der jüngste Patient war 2 Monate alt und erhielt am Tag durchschnittlich 2,3 ml Saft. Mit zunehmendem Alter stieg die Sinuc®-Saft-Tagesdosis kontinuierlich an und erreichte ihr Maximum mit durchschnittlich 6,7 ml bei Kindern ab dem 10. Lebensjahr (Tabelle 2). Somit scheint die Dosierungsempfehlung in der Praxis angenommen und als wirksam beurteilt zu werden.

Wirksamkeit

Für die Beurteilung des Therapieerfolges wurden zu Beginn und nach Abschluss der Behandlung die Stärke und Qualität des Hustenreizes, sowie Farbe und Konsistenz des Auswurfs bestimmt. Zur Überprüfung von Veränderungen in der Lungenfunktion wurde die Peak-Flow-Rate gemessen.

Husten. Nach der etwa einwöchigen Therapie mit Sinuc® Saft zeigte sich eine deutliche Besserung der Symptome im Vergleich zu den Anfangsbefunden. Dies betraf vor allem den Husten. Während vor der Behandlung der Hustenreiz noch bei 88,7% der Patienten mit „mäßig" oder „stark" klassifiziert wurde, waren es in der Kontrolluntersuchung lediglich 11,3% (Tabelle 3, Abb. 2). Insgesamt besserte sich im Verlauf der etwa 7-tägigen Behandlung mit Sinuc® Saft der Hustenreiz bei 89,5% der Patienten. Gleichzeitig veränderte sich die Qualität des Hustens: In der Anschlussuntersuchung wurde bei 119 Patienten (32,0%) weder trockener noch produktiver Husten festgestellt, bei einem Drittel der Patienten (30,3%) wurde der trockene Husten gelöst und ging in einen produktiven über, nur bei 11,6% war es umgekehrt (Abb. 1).

Auswurf. Deutlich verringert wurde im Verlauf der Behandlung auch die Häufigkeit des Auswurfs. Während zu Beginn der Anwendungsbeobachtung die Ärzte bei 33,6% der erkrankten Kinder Auswurf registrierten, wurde nach der etwa

Tabelle 3. Beurteilung des Hustenreizes vor und nach etwa 7-tägiger Behandlung mit Sinuc® Saft

Hustenreiz	Vor der Behandlung Patientenzahl	Nach 7-tägiger Behandlung Patientenzahl
Nicht vorhanden	2 (0,5%)	128 (34,4%)
Gering	38 (10,2%)	202 (54,3%)
Mäßig	176 (47,3%)	35 (9,4%)
Stark	154 (41,4%)	7 (1,9%)
Keine Angaben	2 (0,5%)	0
Gesamt	372 (100%)	372 (100%)

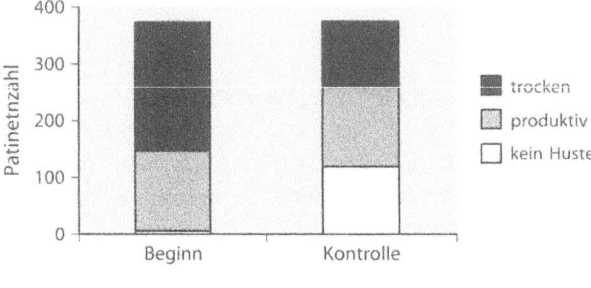

Abb. 1. Veränderung der Hustenart vor und nach der Therapie

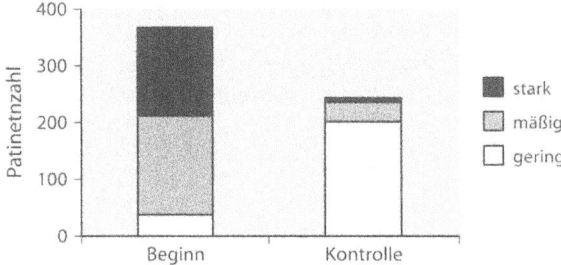

Abb. 2. Veränderung des Hustenreizes vor und nach der Therapie

7-tägigen Therapie mit Efeublättertrockenextrakt nur noch bei 19,6% der Patienten Husten mit Auswurf festgestellt. Tendenziell verbesserten sich auch Farbe und Konsistenz. Auf eine Verlaufsanalyse wurde jedoch verzichtet, da die Daten nur bei einer kleinen Patientenzahl zu Beginn und Ende der Behandlung erhoben worden waren.

Spirometrie. Spirometrische Daten waren von etwa der Hälfte aller Teilnehmer (n = 187) verfügbar und lagen vor der Therapie im Schnitt bei 228 l/min. Die Lungenfunktion verbesserte sich im Laufe der Behandlung, was an einem Anstieg der mittleren Peak-Flow-Rate auf 273 l/min abzulesen war. Dabei zeigten 84,7% der Patienten eine erhöhte Ventilation, während sie lediglich bei 5,7% abnahm.

Wie eine Subgruppenanalyse ergab, wirkte sich das Alter der Patienten erwartungsgemäß auf die Spirometriewerte aus (Tabelle 4). Mit zunehmendem Alter konnte ein stärkerer Anstieg der Peak-Flow-Rate erreicht werden. In dieser Auswertung wurden allerdings nur Patienten berücksichtigt, die mindestens 4 Jahre alt waren und für die ein Peak-Flow-Wert vor und nach der Therapie vorlag.

Tabelle 4. Die Entwicklung der Peak-Flow-Rate in Abhängigkeit vom Alter[1]

Alter (Jahre)	Patienten-zahl	Peak Flow (l/min) Vor der Behandlung	Peak Flow (l/min) Nach der Behandlung	Peak Flow (l/min) Differenz
4 bis unter 10	115	214,8 ± 66,9	250,4 ± 76,3	+35,6
10 bis unter 16	43	292,7 ± 77,6	358,5 ± 92,8	+65,8

[1] Nur Patienten ab 4 Jahre

Tabelle 5. Der Therapieerfolg im Arzturteil

Wirksamkeit	Patientenzahl	Anteil (%)	Verträglichkeit	Patientenzahl	Anteil (%)
Sehr gut	169	45,4	Sehr gut	276	74,2
Gut	182	48,9	Gut	92	24,7
Mäßig	15	4,0	Mäßig	2	0,5
Schlecht	3	0,8	Schlecht	0	0,0
Keine Angaben	3	0,8	Keine Angaben	2	0,5
Gesamt	372	100,0	Gesamt	372	100,0

Therapieerfolg. Die positive Entwicklung der beobachteten Symptome wurde in der Abschlussbewertung zum Behandlungserfolg von den Ärzten entsprechend honoriert (Tabelle 5). Bei 94,4% der Patienten beurteilten die Ärzte den Erfolg der Therapie mit „sehr gut" oder „gut". Nahezu die Hälfte der Patienten (48,7%) waren nach der einwöchigen Therapie mit Sinuc® Saft beschwerdefrei und bei 47,8% besserte sich die Erkrankung deutlich. Im Durchschnitt waren die Patienten nach 6,5 Tagen symptomfrei.

Verträglichkeit. Das Phytotherapeutikum Sinuc® Saft wurde von fast allen Patienten (99,0%) hervorragend vertragen. So bewerteten 74,2% der Ärzte die Verträglichkeit mit „sehr gut", 24,7% mit „gut". Lediglich bei 2 Patienten war das Urteil „mäßig", in keinem Fall „schlecht". Als unerwünschte Arzneimittelwirkung wurden nur bei einem Patienten Probleme bei der Einnahme dokumentiert, wobei beide Ereignisse vom behandelnden Arzt als nicht schwerwiegend eingestuft wurden. Vier Patienten (1,1%) beendeten vorzeitig die Therapie. In keinem Fall wurden unerwünschte Arzneimittelwirkungen als Abbruchgrund genannt.

Patientenurteil. Insgesamt waren die Tagebücher von 251 Patienten (67,5%) auswertbar. Sie wurden von den Patienten bzw. ihren Betreuern geführt und stimmten inhaltlich mit den Beobachtungen der behandelnden Ärzte gut überein. Das spricht für die Validität der Dokumentation. So bestand eine hohe Übereinstimmung bei der Verlaufsbeobachtung von Auswurf, Husten und Befindlichkeit. Die Konsistenz des Auswurfs wurde als weniger zäh beurteilt, das Wohlbefinden besserte sich und die Hustenanfälle gingen zurück. Während am ersten Tag der Anwendungsbeobachtung noch 85,6% der Patienten mindestens 5 Hustenanfälle hatten, waren es am vierten Tag 45,6% und nach 8 Tagen nur mehr 10,7% der Patienten.

Positiv wurde auch die Verträglichkeit von Sinuc® Saft von den Patienten beurteilt. Zu 99,3% vertrugen sie die tägliche Medikation „sehr gut" und „gut". Ein hervorragendes Urteil erhielt auch der Geschmack des Sinuc® Saftes: Die Note „sehr gut" und „gut" gaben am Ende der Therapie 80,8% ab.

Tabelle 6. Fallzahlen der einzelnen Altersgruppen

Alter (Jahre)	n	%
0 bis unter 1	26	7,0
1 bis unter 4	93	25,0
4 bis unter 10	189	50,8
10 bis unter 16	56	15,1
16 Jahre und älter	4	1,1
Keine Angaben	4	1,1
Gesamt	372	100,0

Subgruppenanalyse

Es wurden Subgruppenanalysen durchgeführt, um den Zusammenhang zwischen der Patientenvariable Alter einerseits und den Variablen Dosierung, Peak-Flow-Rate, Symptomfreiheit, Dauer bis zur Symptomfreiheit, Wirksamkeit, Therapieerfolg und Verträglichkeit andererseits zu erfassen. Hierfür wurde jeder Patient gemäß seines Alters einer der folgenden fünf Altersklassen, die in Anlehnung an das Klassifikationsschema der Kooperation Phytopharmaka erstellt wurde, zugeordnet (Tabelle 6).

Es ergaben sich keine wesentlichen Unterschiede zwischen den Altersklassen hinsichtlich der variablen Symptomfreiheit, Dauer bis zur Symptomfreiheit, Wirksamkeit, Therapieerfolg und Verträglichkeit. Das Alter der Patienten scheint sich lediglich auf die Tagesdosis von Sinuc® Saft und auf die Peak-Flow-Rate auszuwirken.

Zusammenfassung

AWB bei Kinderärzten. Sinuc® Saft (Efeublättertrockenextrakt) ist in der Therapie von Infektionen der oberen und/oder unteren Atemwege wirksam und gut verträglich. Zu diesem Ergebnis kommt eine Anwendungsbeobachtung, in der 128 Kinderärzte den Behandlungserfolg von 372 Säuglingen und Kindern bewerteten. Sie dokumentierten eine deutliche Besserung der Hustensymptomatik und Lungenfunktion innerhalb der ersten Behandlungswoche. Mit *sehr gut* und *gut* beurteilten die Ärzte den Therapieerfolg bei 94,4% der Patienten, die Verträglichkeit bei 99,0%.

Phytopharmaka bei Atemwegserkrankungen aus der Sicht des Arztes

K. Kraft

Medizinische Poliklinik der Universität Bonn

Einleitung

Der gezielte Einsatz von pflanzlichen Drogen in Form von Tees und anderen Zubereitungen bei unkomplizierten akuten Atemwegserkrankungen wird wegen der eingeschränkten Erstattungsfähigkeit von Pharmaka für diese Indikationsbereiche immer mehr zu einer Domäne der Selbstmedikation. Dies ist durchaus problematisch, da es den medizinischen Laien in den seltensten Fällen möglich ist, zwischen unkomplizierten Verläufen und Komplikationen, bei denen der Arzt rasch hinzugezogen werden sollte, zu unterscheiden. Außerdem hat die intensive Forschung der letzten Jahre ergeben, dass scheinbar unkomplizierte akute Atemwegserkrankungen langfristig durchaus ernste Folgen haben können [11]. Der folgende Artikel zeigt aktuelle Erkenntnisse bei den häufigsten chronischen Erkrankungen der Atemwege auf und versucht gleichzeitig, Hinweise auf den möglichen Stellenwert von pflanzlichen Drogen und ihren Zubereitungen für diese Indikationen zu geben.

Chronisch-obstruktive Lungenerkrankungen: Prävalenz und ökonomische Folgen

Mit der zunehmenden Alterung der Bevölkerung treten Krankheiten, die zu einer chronischen Atemwegsobstruktion führen, in den Vordergrund: das Asthma bronchiale und die chronisch-obstruktive Lungenkrankheit (COPD), die in die chronische Bronchitis und das obstruktive Lungenemphysem unterteilt wird. Unter den weltweit häufigsten Erkrankungen nimmt die COPD zur Zeit Platz 20 ein und ist weltweit die sechsthäufigste Todesursache. Bis zum Jahre 2020 wird sie Berechnungen der WHO zufolge auf Platz 5 vorgerückt sein und Platz 3 der Todesursachen einnehmen [14]. Die chronische Bronchitis findet sich bei bis zu 10% der Bevölkerung in den Industrieländern, von denen ca. 20% eine chronische (nicht reversible) Atemwegsobstruktion entwickeln (chronisch-obstruktive Bronchitis). 10% aller Obduktionen weisen das Lungenemphysem als Haupt- oder wesentliche Teil-Todesursache aus. Die Prävalenz des Asthma bronchiale beträgt gegenwärtig 5% bei Erwachsenen und bis zu 10% bei Kindern, Männer sind doppelt so oft betroffen wie Frauen.

Die ökonomischen Folgen sind erheblich. In Deutschland ist gegenwärtig bei der chronischen Bronchitis mit Kosten von 2071,35 DM pro Patient und Jahr auszugehen, wobei die Kosten mit der Schwere der Erkrankung überproportional ansteigen. Man veranschlagt so für die chronische Bronchitis direkte und indirekte Krankheitskosten von insgesamt 13 Milliarden/Jahr [17].

Chronische Bronchitis

Die chronische Bronchitis manifestiert sich typischerweise erst nach dem 40. Lebensjahr. Die Diagnose ergibt sich aus der Anamnese: Vorliegen einer chronisch vermehrten Schleimproduktion mit produktivem Husten über mindestens 3 Monate Dauer im Jahr in mindestens zwei aufeinanderfolgenden Jahren. Bei der Ätiologie sind inhalative Noxen von entscheidender Bedeutung. 90% aller Bronchitiker sind Raucher oder Exraucher, jeder zweite Raucher über 40 Jahre leidet an chronischer Bronchitis. Die zweithäufigste Ursache ist die Luftverschmutzung (Staub, SO_2) [22]. Mit der Zunahme des weltweiten Treibhauseffektes muss übrigens mit einer vermehrten Umweltbelastung durch eine erhöhte Waldbrandrate und eine verstärkte Freisetzung von Pollen gerechnet werden [8].

Der molekularbiologische Hintergrund der chronischen Bronchitis ist einigermaßen gut bekannt. Infolge eines toxischen Reizes wird Interleukin-8 (IL-8), das u.a. Proteinasen aktiviert, aus den Epithelzellen und anderen Entzündungszellen freigesetzt. Seine Produktion wird über Transkriptionsfaktoren wie z.B. den nukleären Transkriptionsfaktor κB (NF-κB) reguliert [3]. Gleichzeitig wird die 5-Lipoxygenase in neutrophilen Granulozyten aktiviert, was zu einer vermehrten Produktion von Eikosanoiden führt. Über beide Mechanismen werden Granulozyten aktiviert, wodurch freie Sauerstoffradikale freigesetzt werden. Die vermehrte IL-8-Produktion, die übrigens nur bei 1/3 der Raucher gefunden wird, kann durch Glukokortikoide nicht supprimiert werden. Atemwegsinfektionen insbesondere viraler Genese können übrigens die IL-8-Produktion in gleichem Ausmaß stimulieren wie das Rauchen [23], womit die Exazerbation während eines Infektes erklärt werden kann. Ein weiterer proinflammatorischer Faktor ist das in vielen nicht-lymphoiden Zellen exprimierte IL-15, das vermutlich über NF-κB transkribiert wird. Schließlich ist die Fähigkeit der Makrophagen, große Mengen von Granulozyten zu phagozytieren, ohne dass es zur Freisetzung proinflammatorischer Zytokine kommt, bei Rauchern beeinträchtigt [21]. Alle diese Mechanismen tragen zur Persistenz der Entzündung bei.

Am Anfang der Krankheitsentwicklung steht morphologisch die mukoziliäre Insuffizienz mit Lähmung und später Zerstörung des Flimmerepithels. Es tritt gleichzeitig eine vermehrte und abnorme Schleimsekretion besonders der größeren Bronchien auf, da die Schleimdrüsen hypertrophieren. Die gestörte mukoziliäre Clearance begünstigt eine Kolonisation der Atemwege mit Bakterien und damit rezidivierende Infekte. Nach einer anfänglichen Hypertrophie der Bronchialschleimhaut mit lymphoplasmozytären Infiltrationen kommt es später zur Plattenepithelmetaplasie und zur Atrophie der Bronchialschleimhaut, die Bronchuswand wird dünner und erschlafft (Matrixabbau). Daraus folgt bei forcierter Exspiration ein Kollaps der Bronchiolen und eine ventilatorische Verteilungsstörung. Klinisch beginnt die Erkrankung mit dem morgendlichen Abhusten von Sputum, später folgt die chronisch-obstruktive Bronchitis mit Belastungsdyspnoe und Leistungsabfall, schließlich entwickeln sich die Spätkomplikationen obstruktives Emphysem, respiratorische Insuffizienz und Cor pulmonale.

Die gegenwärtige Standardtherapie der chronischen Bronchitis besteht aus der Gabe von Beta$_2$-Sympathomimetika, bei älteren oder multimorbiden Patienten auch in Kombination mit Anticholinergika, und gegebenenfalls einem Theophyllin-Retardpräparat (400–600 mg/Tag). Von einer Dauertherapie mit inhalativen Glukokortikosteroiden scheinen nur etwa 10% der Patienten zu profitieren [7]. Bei Vorhandensein von zähem Schleim werden u.a. Sekretolytika und Mukolytika empfohlen. Ein systematisches Review von 23 randomisierten kontrollierten Studien bei ambulanten Patienten (>20 Jahre alt) mit stabiler chronischer Bronchitis oder COPD zeigte, dass die Zahl der Exazerbationen um 0,79 pro Patient und Jahr (29%) bei oraler Therapie mit Mukolytika im Vergleich zur Placebogruppe abnahm. Die klinischen Prüfungen wurden mit N-Acetylcystein (12 Studien), Isobutyryl-Cystein (1 Studie), bzw. Ambroxol (2 Studien) durchgeführt, die Mindesttherapiedauer betrug 2 Monate. Die „number needed to treat", um während der Dauer der Untersuchung frei von Exazerbationen zu bleiben, betrug 6. Die Anzahl der Krankheitstage fiel um 0,56 Tage pro Behandlungsmonat ab ($p<0,0001$), die Anzahl der Tage mit Einnahme von Antibiotika um 0,53 ($p<0,0001$). Die Anzahl der Patienten ohne Exazerbation stieg unter der Verumtherapie signifikant an (OR 2,22; $p<0,0001$). Unterschiede hinsichtlich der Lungenfunktion oder der Nebenwirkungen ergaben sich nicht. Hinsichtlich des Wirkmechanismus besteht Unklarheit, die Autoren halten einen antioxidativen Effekt für am wahrscheinlichsten. Sie äußern außerdem die Vermutung, dass der Einsatz von Mukolytika insbesondere bei schwereren Verlaufsformen ökonomisch sinnvoll ist [16]. Von den Studien mit pflanzlichen Mukolytika wurde in dieser Arbeit nur eine erwähnt und berücksichtigt, ein entsprechendes systematisches Review bietet sich an.

Auch bei optimaler medikamentöser Therapie weist die chronische Bronchitis einen progredienten Verlauf auf, da respiratorische Infekte den Patienten bis zu sechsmal pro Jahr schwer erkranken lassen und die Prognose deutlich verschlechtern. Nikotinentwöhnung ist bisher die einzige dokumentierte Maßnahme, die das Fortschreiten einer chronischen Bronchitis und damit die Entwicklung eines Lungenemphysems verlangsamen kann [6]. Das Potenzial pflanzlicher Drogen mit antioxidativen Eigenschaften sollte hier gezielt untersucht werden.

Bei der akuten Exazerbation einer chronischen Bronchitis findet sich ein eher asthmatisches Erkrankungsmuster, und der kurzzeitige Einsatz von systemischen Steroiden wie z.B. Prednisolon hat einen Vorteil gegenüber inhalativen Steroiden gezeigt, während eine Behandlung mit Antibiotika eher weniger erfolgreich war [5]. Man hofft bei der chronischen Bronchitis zukünftig auf günstige Wirkungen von sich in der Entwicklung befindenden Mediatorantagonisten, Proteaseinhibitoren, Antioxidanzien und antientzündlichen Substanzen. Ein neu entwickelter Rezeptoragonist mit Wirkung an adrenergen β_2- und dopaminergen D_2-Rezeptoren soll über die Hemmung sensibler Nerven zusätzlich zur Abnahme von Husten, Tachypnoe und Schleimsekretion führen [25]. Die Wirksamkeit von schleimstoffhaltigen, antiinflammatorisch und/oder antioxidativ wirksamen pflanzlichen Drogen, evtl. in Kombination mit Glukokortikoiden, sollte hier gezielt untersucht werden.

Das Lungenemphysem

Das Lungenemphysem ist durch eine irreversible Erweiterung der Lufträume distal der Bronchioli terminales mit Zerstörung von Alveolarsepten ohne relevante Fibrosierung gekennzeichnet. Neben dem normalen Altersemphysem existieren mehrere Formen des sekundären Emphysems, am bedeutsamsten ist das zentrolobuläre Emphysem als Komplikation der COPD. Die 5-Jahresüberlebensrate von hypoxämischen Patienten mit COPD/Lungenemphysem beträgt bei maximaler medizinischer Therapie etwa 30% [20].

Gegenwärtig wird als Ätiologie eine Verschiebung des Gleichgewichtes von Proteasen der neutrophilen Granulozyten und Antiproteasen (angeborener oder erworbener Mangel) favorisiert. Entscheidend für den Beginn eines Lungenemphysems sind pulmonale Noxen (Infekte, Rauchen, Staub), da die Antiproteasen bei Oxidation ihre Funktionsfähigkeit verlieren.

Therapeutisch steht die Verhinderung der Progression im Vordergrund, d.h. das Vermeiden exogener Noxen (Rauchen, Staub), und die Therapie bronchopulmonaler Infekte. Die symptomatische Behandlung gleicht derjenigen der chronischen Bronchitis. Zusätzliche Maßnahmen sind Atemgymnastik und Behandlung der Hypoxie. Bei Patienten mit COPD/Lungenemphysem und Hypoxämie konzentriert sich die Behandlung in erster Linie auf die Linderung der Krankheitssymptome, die Verringerung der Notwendigkeit von Krankenhausaufenthalten und die Verbesserung bzw. Stabilisierung der gesundheitsbezogenen Lebensqualität. Eine langfristige Therapie mit Salmeterol bzw. Theophyllin, nicht jedoch mit Beclomethason erbringt Vorteile [24]. Der Stellenwert von Phytopharmaka bei der Therapie des Lungenemphysems wurde in Studien bisher offenbar nicht untersucht, mögliche Indikationsbereiche sind Infektprophylaxe und symptomatische Linderung von Beschwerden der unteren Atemwege.

Das Asthma bronchiale

Das Asthma bronchiale ist eine chronische entzündliche Erkrankung der Atemwege mit einer durch die Entzündung bedingten bronchialen Hyperreaktivität, die sich in einer anfallsweisen Atemnot infolge Bronchialobstruktion äußert. Man unterscheidet das allergische Asthma, das zumeist schon im Kindesalter anfängt, vom nichtallergischen Asthma, das erst nach dem 40. Lebensjahr beginnt. Bei 80% der Asthmatiker findet sich eine Mischform. Das nichtallergische Asthma wird durch respiratorische Virusinfekte, Analgetika, chemisch-irritativ oder toxisch wirkende Stoffe, gastroösophagealen Reflux oder Anstrengung ausgelöst. Beim allergischen Asthma bronchiale, das zu den atopischen Krankheiten gehört, findet sich eine familiäre Häufung, Allergene und respiratorische Infekte führen zu Entzündungen der Bronchialschleimhaut, bei der Mastzellen, T-Lymphozyten, eosinophile Granulozyten und Entzündungsmediatoren eine Rolle spielen [22]. Seit kurzem ist bekannt, dass es im Rahmen des Entzündungsprozesses zu einem Atemwegsremodeling kommt, für das bisher keine therapeutischen Interventionen entwickelt werden konnten [2]. Beim Asthma bronchiale ist die Prognose bei optimaler antientzündlicher und symptomatischer Therapie gut. Infekte treten bei Asthmapatienten nicht gehäuft auf, eine akute respiratorische Verschlechterung im Rahmen eines viralen Infektes ist aber möglich [22].

Virusinfektionen der oberen Atemwege führen insbesondere im Schulkindalter bei Vorliegen von Asthma bronchiale oft rasch auch zu Symptomen der unteren Atemwege, d. h. verminderte Peak-Flow-Werte und vermehrtes Husten und Giemen bis hin zur Atemnot eines reinen Asthmaanfalls; diese dauern etwa 14 Tage an [10].

Aus human- und tierexperimentellen Untersuchungen ergeben sich eindeutige Hinweise auf eine zentrale Bedeutung von T-Zellen bei der Steuerung von virusinfektinduzierten Atemwegsobstruktionen, wobei IL-5 als Mediator wirkt und die eosinophilen Granulozyten die Effektorzellen darstellen [19]. Des Weiteren wird die Aktivität der neutralen Endopeptidase bei Virusinfektionen herabgesetzt, wodurch es über Zwischenschritte u. a. zu gesteigerter Schleimproduktion kommt [4]. Die Aktivierung von Endothelzellen bei einer Virusinfektion durch TNF-α und IL-9 ebenso wie durch Bakterienwandprodukte führt zu einer Transsudation von Plasmaproteinen in die Atemwegsschleimhaut, das Transsudat regt seinerseits die Mukusproduktion durch die Becherzellen an [1, 26]. Die höchsten Spiegel von Plasmaproteinen in der Nasenschleimhaut fallen zeitlich mit den Maxima der Erkältungssymptome und der bronchialen Hypersensitivität zusammen. Peribronchiale Entzündung, Ödem und vermehrte Transsudation beeinträchtigen vor allem die Funktion der kleinlumigen Atemwege.

Typisch für das allergische Asthma bronchiale ist eine unspezifische bronchiale Hyperreaktivität. Im Ablauf der allergischen Reaktion unterscheidet man eine frühe Phase, die innerhalb von Minuten einsetzt, von der nach 6–9 Stunden auftretenden Spätphase. In der Frühphase setzen Mastzellen und Makrophagen reaktive Sauerstoffmetaboliten infolge der IgE-Ausschüttung frei, die u. a. Kapillarschäden auslösen. Letztere führen zum Proteinaustritt aus dem Kapillarlumen, wodurch sich die Bronchialwände verdicken. Durch das abnehmende Bronchiallumen und die reduzierte Epithelintegrität wird die Mukusclearance vermindert, es entstehen zelldetritushaltige Schleimpfröpfe [2].

In der Spätphase produzieren die über eine Zytokin-abhängige Aktivierung von NF-κB induzierten TH-2-Zellen insbesondere IL-4. Letzteres führt zum Wechsel des Immunglobulin-Isotyps von IgM zu IgE [15]. Außerdem werden Adhäsionsmoleküle induziert, die das Eindringen von Eosinophilen, Basophilen und T-Zellen in das Gewebe ermöglichen und so die Entzündung perpetuieren. In diesen chronischen Entzündungsprozess werden letztlich alle Zellen der Atemwege involviert [2]. Für den weiteren Verlauf ist das Gleichgewicht zwischen proinflammatorischen Mechanismen und endogenen inhibitorischen Mechanismen wie Cortisol, PGE_2, Adrenomedullin, vasoaktivem intestinalem Peptid (VIP) und Interleukinen wie IL-10 von Bedeutung. IL-10 spielt vermutlich eine Schlüsselrolle im Hinblick auf die Progredienz der Erkrankung [2]. Es gibt jedoch eine Reihe von nicht steroidabhängigen proinflammatorischen Mechanismen. Dies wird indirekt durch Studien bewiesen, in denen gezeigt wurde, dass Asthmapatienten trotz einer Dauertherapie mit Steroiden eine persistierende Atemwegshyperreaktivität mit einer nur noch partiell oder nicht mehr reversiblen Atemwegsobstruktion entwickeln können [13]. Hier werden nachteilige Einflüsse von Wachstumsfaktoren, IL-6 und IL-11 diskutiert.

Die Standardbehandlung ist die flexible schweregrad-adaptierte Therapie mit inhalativen antiinflammatorisch wirksamen Glukokortikoiden und inhalativen bronchodilatatorisch wirksamen β_2-Sympathomimetika. Bei höherem Schweregrad sind Broncholytika und orale Glukokortikoide erforderlich. Empfohlen werden hier u.a. Sekretolytika und Mukolytika bei gleichzeitiger reichlicher Flüssigkeitszufuhr, ohne dass offenbar größere Studien vorliegen. Mit ätherischen Ölen wie z.B. dem 1,8-Cineol wurde ein Einspareffekt von Steroiden nachgewiesen [12], dies ist auch für Ätherischölgemische denkbar. Die mit traditionell als Antiasthmatika ausgewiesenen pflanzlichen Drogen durchgeführten Untersuchungen sind allerdings bisher eher enttäuschend verlaufen [9].

Indikator- und Triggerfunktionen von akuten Atemwegserkrankungen

Die Indikatorfunktionen von akuten Erkrankungen der Atemwege für chronische Lungenerkrankungen werden erst allmählich bekannt. Bei einer prospektiven Studie mit 119 Personen, die eine akute Bronchitis hatten, stellte sich in der Nachbeobachtung nach drei Jahren heraus, dass inzwischen bei 19% ein Asthma bronchiale vorlag bzw. bei 15% eine chronische Bronchitis. Die Autoren schließen daraus, dass einer akuten Bronchitis eine Indikatorfunktion hinsichtlich des Vorliegens oder der Entwicklung einer chronisch-obstruktiven Lungenkrankheit zukommen könnte [11]. Die Selbstmedikation mit nicht rezeptpflichtigen Pharmaka bei akuten Atemwegserkrankungen, deren Schweregrad vom Laien nicht beurteilt werden kann, muss deshalb in einem neuen Licht gesehen werden.

Neuerdings werden auch Virusinfektionen bei Kindern nicht nur als Grund für eine Exazerbation eines bestehenden Asthma bronchiale angesehen, sondern sogar als mögliche Ursache bei der Entstehung allergischer Sensibilisierung und Asthma bronchiale diskutiert. Ein besonders enger Zusammenhang wurde zwischen der Respiratory-syncytial-virus-(RSV)-Bronchiolitis und dem Auftreten von Asthma bronchiale im Kleinkindalter beobachtet. Die Ergebnisse epidemiologischer Studien legen nahe, dass Kinder, die auf eine RSV-Infektion mit einer schweren Bronchiolitis reagieren, zur Entwicklung eines Asthma bronchiale neigen [19]. Ob pflanzliche Extrakte präventiv oder adjuvant bei RSV-Infektion wirksam sind, ist nicht bekannt.

Zusammenfassung

Die Einsatzmöglichkeiten von Zubereitungen aus pflanzlichen Drogen bei den drei wichtigsten chronischen Lungenerkrankungen, dem Asthma bronchiale, der chronisch-obstruktiven Bronchitis und dem Lungenemphysem, sind bisher in klinischen Studien kaum erforscht worden. Da viele dieser Zubereitungen z.B. antiinflammatorische, antioxidative, sekretolytische, mukolytische, antivirale und/oder antibakterielle Wirkungen haben, erscheint ihr gezielter Einsatz jedoch sehr sinnvoll, zumal ihre Verträglichkeit im Allgemeinen ausgezeichnet ist. Besonderes Augenmerk sollte auch auf ihre Verwendung bei akuter Bronchitis und dem viralen respiratorischen Infekt im Kindesalter gerichtet werden, da es möglich erscheint, dass die langfristigen Folgen günstig beeinflusst werden könnten. Die infolge der restriktiven Erstattungsfähigkeit zunehmende Selbstmedikation bei akuten Erkrankungen der Atemwege erschwert allerdings wegen der reduzierten Arztkontakte die frühzeitige Erstellung einer korrekten Diagnose und die Einleitung einer adäquaten Therapie. Zusätzliche Komplikationen dürften sich nicht zuletzt durch eine für medizinische Laien zunehmende Verfügbarkeit von außereuropäischen pflanzlichen Drogen mit auch dem Arzt kaum bekanntem Wirkungsspektrum und Nebenwirkungsprofil ergeben.

Literatur

1. Basbaum C, Lemjabbar H, Longphre M, Li D, Gensch E, McNamara N (1999) Control of mucin transcription by diverse injury-induced signaling pathways. Am J Respir Crit Care Med 160:S44–S48
2. Bousquet J, Jefferey PK, Busse WW, Johnson M, Vignola AM (2000) Asthma. Am J Respir Crit Care Med 161:1720–1745
3. Chung KF (1998) Chemokines. In: Barnes PJ, Rodger IE, Thompson NC (eds) Asthma. Basic mechanisms and clinical management. Academic Press, San Diego London, pp 309–327
4. Coles SJ, Neill KH, Reid LM (1984) Potent stimulation of glycoprotein secretion in canine trachea by substance P. J Appl Physiol 57:1323–1327
5. Davies L, Angus RM, Calverley PM (1999) Oral corticosteroids in patients admitted to hospital with exacerbations of chronic obstructive pulmonary disease: A prospective randomised controlled trial. Lancet 354:456–460
6. Doll R, Peto R, Wheatley K, Gray R, Sutherland I (1994) Mortality in relation to smoking: 40 years' observation on male British doctors. Br Med J 309:901–910
7. Gillissen A, Barzok M, Buhl R, Kardos P, Magnussen H, Matthys H, Rabe KF, Rothe T, Russi EW, Schauer J, Schmitz M, Vogelmeier C, Wettengel R, Worth H, Menz G (2000) Inhalative Kortikoide in der Langzeittherapie der COPD. Pneumologie 54:256–262
8. Groß J, Wilkinson P (2001) Klimawandel: Entwicklungsländer besonders betroffen. Deutsches Ärzteblatt 98:2488–2492
9. Huntley A, Ernst E (2000) Herbal medicines for asthma: a systematic review. Thorax 55:925–929
10. Johnston SL, Pattermore PK, Sanderson G, Smith S, Lampe F, Josephs L, Symington P, O'Toole S, Myint SH, Tyrell DA, Holgate ST (1995) Community study of role of viral infections in exacerbations of asthma in 9–11 year old children. BMJ 310:1225–1229
11. Jónsson JS, Gíslason T, Gíslason D, Sigurdsson JA (1998) Acute bronchitis and clinical outcome three years later: A prospective cohort study. BMJ 317:1433–1440
12. Juergens UR, Stöber M, Vetter H (1998) Steroidartige Hemmung des monozytären Arachidonsäuremetabolismus und der IL-1β-Produktion durch 1,8-Cineol. Atemw-Lungenkrkh 24:3–11
13. Lange P, Parner J, Vestbo J, Schohr P, Jensen G (1998) A 15-year follow-up study of ventilatory function in adults with asthma. N Engl J Med 339:1194–1200
14. Lopez AD, Murray CC (1998) The global burden of disease, 1990–2020. Nat Med 4:1241–1243
15. Naddel JA, Busse WW (1998) Asthma. Am J Respir Crit Care Med 157:S130–138
16. Poole PJ, Black PN (2001) Oral mucolytic drugs for exacerbations of chronic obstructive pulmonary disease: systematic review. BMJ 322:1271–1274
17. Rychlik R, Pfeil T, Daniel D, Pfeil B, Mast O, Thate-Waschke, Lorenz L (2001) Zur sozioökonomischen Relevanz akuter Exazerbationen der chronischen Bronchitis in der Bundesrepublik Deutschland. Dtsch Med Wschr 126:353–359
18. Schwarze J, Cieslewicz G, Hamelmann E, Joetham A, Shultz LD, Lamers MC, Gelfand EW (1999) IL-5 and eosinophils are essential for the development of airway hyperresponsiveness following acute respiratory syncytial virus infection. J Immunol 162:2997–3004
19. Schwarze J, Rieger C (2001) Die Rolle von Virusinfektionen der Atemwege bei Entstehung und Verlauf von Asthma bronchiale im Kindesalter. Monatsschr Kinderheilkd 149:120–128

20. Ström K (1993) Survival of patients with chronic obstructive pulmonary disease receiving long-term domiciliary oxygen therapy. Am Rev Respir Dis 147:585–591
21. Täger M, Piecyk A, Kohnlein T, Thiel U, Ansorge S, Welte T (2000) Evidence of a defective thiol status of AM in COPD patients and smokers. Chronic obstructive pulmonary disease. Free Radic Biol Med 29:1160–1165
22. Ullmer E, Solèr M (1999) Asthma bronchiale und chronisch obstruktive Lungenerkrankung. Internist 40:837–843
23. Vitalis TZ, Kern I, Croome A, Behzad S, Hayashi S, Hogg JC (1998) The effect of latent adenovirus-5 infection on cigarette smoke-induced lung inflammation. Eur Respir J 11:664–669
24. Würtemberger G, Hütter BO (2001) Die Bedeutung der gesundheitsbezogenen Lebensqualität für die Bewertung interventioneller Maßnahmen bei Patienten mit COPD. Pneumologie 55:91–99
25. Young A, Dougall I, Blackham A (2000) Novel dual D2-receptor and β_2-adrenoceptor agonists for the treatment of airways diseases. Am J Respir Crit Care Med 161:A820
26. Yuta A, Doyle WJ, Gaumond E, Ali M, Tamarkin L, Baraniuk JN, Van Deusen M, Cohen S, Skoner DP (1998) Rhinovirus infection induces mucus hypersecretion. Am J Physiol 274:L1017–1023

Therapiestudien bei Schmerz, Arthrosen, Rheuma

Wirksamkeit und Verträglichkeit von Capsicum-Pflastern beim unspezifischen Rückenschmerz – Ergebnisse zweier RCT

S. Schmidt, H. Frerick

Arbeits- und Forschungsgemeinschaft für Arzneimittel-Sicherheit, Salzburg

Einleitung

Rückenschmerzen sind heute eine Volkskrankheit mit zum Teil individuell dramatischen Verläufen. Die Punktprävalenz liegt bei Erwachsenen zwischen 30% und 42%, die Lebenszeitprävalenz zwischen 51% und 84% [14]. Daraus und insbesondere aus den 10% protrahierten oder chronifizierten Verläufen resultiert die enorme volkswirtschaftliche Bedeutung. Bei der Objektivierung des Rückenschmerzes stößt man auf die Vielschichtigkeit der Entität Rückenschmerz. Wegen der Vielzahl der Ursachen ist die Diagnostik schwierig und ihr Ergebnis selten eindeutig. Die spezifischen Ursachen, wie die neurologischen, internistischen, urologischen und gynäkologischen Probleme, machen nur 30% der Fälle aus. In der verbleibenden Mehrheit von 70% der Fälle ist die Ursache unspezifisch [6]. Chronifizierte Schmerzsyndrome können als verselbstständigte Schmerzkrankheit fortbestehen und fortschreiten, auch wenn die primäre Ursache nicht mehr besteht.

Eingeschränkte Mobilität und Invalidität schränken die Lebensqualität jedes chronischen Rückenschmerzpatienten ein. Diese Einschränkungen können sich mitunter auf sein soziales Umfeld, z. B. durch Verlust des Arbeitsplatzes oder soziale Isolation, ausdehnen.

Der unspezifische Rückenschmerz erfordert eine multimodale Therapie, die medikamentöse, physiotherapeutische, physikalische und psychosozial supportive Maßnahmen umfasst. Der Schmerz ist maßgeblich für den Leidensdruck. Deshalb wird er unabhängig davon, ob er im individuellen pathophysiologischen Krankheitsgeschehen mehr Symptom oder mehr Ursache ist, immer Leitmotiv für die Therapie sein. In der medikamentösen Schmerztherapie finden auch topisch angewandte Capsicum-Präparate zunehmend Anwendung.

Pharmakologie von Capsaicin

Pflanzen der Capsicumart wie Paprika und Cayennepfeffer zeichnen sich durch ihren scharfen Geschmack aus. Ursache dafür sind die Capsaicinoide aus ihren Früchten. Sie enthalten zwischen 0,3 und 1% des Gemisches aus verschiedenen Isomeren. Das häufigste darunter ist mit 63–77% das Capsaicin [7]. Topisch aufgetragen führt Capsaicin zunächst zu Irritation, Hyperästhesie, Hyperämie und

Wärmegefühl. In einer zweiten Phase kommt es neben einer Desensibilisierung gegenüber der Substanz selbst auch zu einer Analgesie gegenüber anderen Schmerzreizen.

Die analgetische Wirkung wird auf eine Depletierung und gleichzeitige Hemmung der Synthese von Substanz P [7] sowie de- und regenerative Vorgänge [11] im Bereich epidermaler Nervenendigungen zurückgeführt. Letztere scheinen durch jenen Kalziumeinstrom in die Zelle bedingt zu sein, der durch den Rezeptor ausgelöst wird. Die analgetische Wirkung ist voll reversibel.

Mit dem Nachweis des Capsaicin-bindenden Membranrezeptors VR1 sind sehr detaillierte Einblicke in die molekularen nozizeptiven Prozesse gewonnen worden. VR1 ist ein nichtselektiver Ionenkanal, der durch Capsaicin, aber auch durch Hitze aktiviert wird [3]. Die nachfolgende Depolarisation führt unter anderem zur Freisetzung verschiedener Neuropeptide aus den Nervenendigungen. Darunter sind Substanz P und CGRP (calcitonin gene related protein), die ihrerseits die neurogene Entzündungsreaktion fördern.

An der Entstehung des Wärmegefühls in der ersten Phase der Capsaicinwirkung dürfte die Rezeptoraktivierung ebenfalls mitbeteiligt sein. Die Interaktion der drei beschriebenen grundlegenden Prozesse und ihre jeweilige Bedeutung für das Zustandekommen der Analgesie sind noch nicht endgültig erklärt.

Der unspezifische Rückenschmerz imponiert durch zahlreiche individuell unterschiedliche Symptome. Die Lokalisation, die Dauer und die Qualität des Schmerzes variieren in großem Ausmaß. Das Schmerzareal des unspezifischen Rückenschmerzes wird häufig zwischen der untersten Rippe und oberhalb der Glutealfalten definiert. Als chronisch wird der unspezifische Rückenschmerz betrachtet, wenn er etwa seit 3 Monaten besteht. Die typische Schmerzqualität eines vertebralen Syndroms imponiert als dumpfer persistierender Flächenschmerz. Akute Schmerzattacken zwischen den Phasen chronischen Leidens kommen ebenso wie schmerzfreie Perioden vor. Der unspezifische Rückenschmerz ist eine Ausschlussdiagnose, die eine sorgfältige Differenzialdiagnose erfordert.

Patienten, Pflasterzubereitungen, Studienbedingungen

Zum topischen Einsatz von Capsaicin bei unspezifischem Rückenschmerz wurden zwei randomisierte Placebo-kontrollierte Doppelblindstudien (RCT) mit Capsicumextrakt-haltigen Pflastern durchgeführt. Die in den beiden hier vorgestellten Studien eingesetzten Pflaster unterschieden sich in Pflastergröße und Wirkstoffdichte des ethanolischen Capsicumextraktes. So wurde einmal ein Pflaster von 14×22 cm mit einer auf Capsaicin standardisierten Wirkstoffdichte von 35,7 µg Capsaicin/cm^2 (Capsium-Pflaster-Studie-I) und zum anderen ein Pflaster von 12×18 cm mit einer auf Capsaicin standardisierten Wirkstoffdichte von 22 µg Capsaicin/cm^2 (Capsicum-Pflaster-Studie-II) eingesetzt. Die entsprechenden Placebopflaster waren in Größe, Aussehen, Farbe und Geruch mit dem jeweiligen Verumpflaster identisch.

Trotz dieser sorgfältigen Verblindung muss man davon ausgehen, dass die charakteristische Wärme- und Juckreizentwicklung ein veruminhärentes Problem darstellt. Die dadurch mögliche partielle Entblindung wird allerdings nicht so drastisch ins Gewicht fallen wie bei anderen lokalen Präparationen, da die

Okklusion bei Pflasterapplikation per se Wärmeentwicklung und Juckreiz bedingt. Um den Unterschied zwischen Verum und Placebo weitgehend zu verringern, wurden die Patienten darauf hingewiesen, dass Wärmegefühl und Juckreiz in beiden Medikationsgruppen auftreten könnten.

Die Pflaster waren in der Capsicum-Pflaster-Studie-I bis zu 12 Stunden und in der Capsicum-Pflaster-Studie-II 4–8 Stunden über dem Areal des stärksten Schmerzes anzuwenden.

In die Capsicum-Pflaster-Studie-I wurden 160 Patienten aufgenommen, in Studie II mit 320 doppelt so viele. Methodik und Patientenauswahl waren in beiden Studien identisch.

Allgemeine Ausschlusskriterien waren: Alkohol-, Drogen- oder Medikamentenabhängigkeit, Schwangerschaft und Stillzeit, unzureichender Konzeptionsschutz, Teilnahme an einer anderen klinischen Prüfung innerhalb der letzten 4 Wochen, psychiatrische Begleiterkrankungen, wie organische und endogene Psychosen bzw. ausgeprägte neurotische Persönlichkeit, unmittelbare Notwendigkeit eines chirurgischen Eingriffs, schwere konsumierende Begleiterkrankungen (z. B. Malignom), Verweigerung bzw. Widerruf der Einverständniserklärung.

Spezielle Ausschlusskriterien waren: Bandscheibenprolaps, Spondylolisthesis, Ischialgie mit Parästhesien der unteren Extremitäten, spinale Stenose, bekannte oder klinisch nachgewiesene Wirbelsäuleninstabilität mit mehr als 5 mm Differenz im Flexions-Extensions-Röntgenbildern, Wirbelfrakturen, Tumore, infektiöse Prozesse, entzündliche Erkrankungen, HWS-Syndrom als alleinige Schmerzursache, Osteoporose als Schmerzursache, rheumatoide Arthritis, Lyme-Arthritis, Rheumafaktoren ≥40 IU seronegative Spondylarthropathien inkl. Spondylitis ankylosans, chronische Hauterkrankungen, Patienten <18 oder >75 Jahre, Mitglieder anderer ethnischer Gruppen als Kaukasier, bekannte Überempfindlichkeit gegenüber Pflasterbestandteilen (z. B. Wollwachs, Kautschuk) bzw. Paprikagewächsen.

Wegen eines möglichen Einflusses auf die Studienfragestellung waren folgende Medikamente

- mindestens 8 Wochen vor Aufnahme in die Studie abzusetzen:
parenterale oder orale Kortikosteroide
- mindestens 4 Wochen vor Aufnahme in die Studie abzusetzen:
systemische Opiate und deren Derivate (z. B. Codein, Morphin), intraartikuläre Kortikosteroide
- mindestens 7 Tage vor Aufnahme in die Studie abzusetzen:
nichtsteroidale Antirheumatika, sämtliche topischen Arzneimittel im Schmerzgebiet, topische Antirheumatika auf der gesamten Körperoberfläche, topische Kortikosteroide, Muskelrelaxanzien, Beginn einer Behandlung mit Antihistaminika (bzw. Dosisänderungen).
- am Vorabend der Aufnahme in die Studie:
Paracetamol und andere Analgetika sowie Wärmebehandlungen, Massagen, Rheumabäder.

Eine Dosisänderung oder ein Neubeginn einer Behandlung bzw. einer Therapie mit Antidepressiva, Anxiolytika bzw. Sedativa durfte innerhalb von 30 Tagen vor Studienbeginn nicht erfolgen. Eine Dosisänderung oder ein Neubeginn einer Therapie mit Hormonpräparaten innerhalb von 90 Tagen vor Studienbeginn war verboten.

Chirurgische Eingriffe mussten mindestens 4 Wochen zurückliegen.

Entsprechend diesen Ausschlusskriterien war jede andere spezifische Therapie (also z.B. physikalische Maßnahmen wie Wärmeanwendungen oder Massagen) des Rückenschmerzes verboten. Bestehende Therapien mussten entsprechend rechtzeitig abgesetzt werden. Begleiterkrankungen, die schon vor Studienbeginn bestanden, waren unabhängig davon, ob die medikamentöse Therapie Einfluss auf den unspezifischen Rückenschmerz gehabt hätte, zu dokumentieren. Die Therapie durfte in Dosis und Gabe für die Dauer der Studie nicht verändert werden. Analgetika waren während der Studiendauer prinzipiell nicht erlaubt. Zu den Kontrollterminen wurde eine eventuelle Einnahme von Analgetika, z.B. bei akuten Schmerzen, erfragt und führte zum Ausschluss aus der Studie.

Die therapeutische Phase beider Studien dauerte 3 Wochen. Nach Anamnese, Diagnosestellung, Kontrolle der Ein- und Ausschlusskriterien, Aufklärung der Patienten und deren schriftlichem Einverständnis zur Studienteilnahme wurden die Patienten zufällig auf die zwei Stichproben verteilt. Bei Aufnahme wurden neben dem Arhuser Rückenschmerzindex auch Hautstatus, Körpergewicht, Begleiterkrankungen und ihre Therapien erhoben. Kontroll- und Abschlussuntersuchung fanden am siebten bzw. 21. Behandlungstag statt. Zu beiden Terminen wurden neben dem Arhuser Rückenschmerzindex Hautstatus sowie unerwünschte Ereignisse, Änderungen in der Begleittherapie, Beurteilung von Wirksamkeit und Verträglichkeit durch Patient und Arzt erhoben. Die Patientencompliance war anhand der Zahl der nicht verwendeten Pflaster zu beurteilen.

Testverfahren zur Bewertung der Wirksamkeit

Der Schweregrad des unspezifischen Rückenschmerzes wurde mit dem Arhuser Rückenschmerzindex (ARI) erfasst [9]. Dieser Index besteht aus einem Summenscore dreier Subscores. Jeder Subscore quantifiziert einen von drei relevanten Symptomkomplexen: Schmerzen, Invalidität und Bewegungseinschränkung. Im Unterschied zu Manniche [9] wurde die Skala zur Quantifizierung des Bedarfs an NSAR nicht eingesetzt, da die Einnahme anderer Analgetika als Ausschlusskriterium galt.

Jeder der Subscores (Schmerz, Invalidität und Bewegungseinschränkung) trägt maximal 30 Punkte zu einem maximalen Gesamtindex von 90 Punkten bei. Der Schmerz-Subscore besteht aus drei visuellen Analogskalen (nach [5]) mit einem Bereich von 0–10 Punkten. Auf der ersten Skala ist der Patient aufgefordert, den subjektiven Schmerz zum Untersuchungszeitpunkt einzuschätzen, auf der zweiten und der dritten Skala den durchschnittlichen bzw. den stärksten Schmerz in der letzten (Kontrolluntersuchung) bzw. in den letzten zwei Wochen (Abschlussuntersuchung) einzustufen. Das Ausmaß der Invalidität wird anhand folgender 15 Fragen bemessen, die mit „nein" (0 Punkte), „zeitweise problematisch" (1 Punkt) oder „ja" (2 Punkte) beantwortet werden können.

Die Bewegungseinschränkung wird durch drei einfache Tests objektiviert und quantifiziert. Dabei wird die Funktionsfähigkeit der Rückenmuskeln überprüft, die Mobilität des Rückens mittels des modifizierten Schobertests erfasst [8] und die globale Beweglichkeit anhand der benötigten Zeit für einen vorgeschriebenen Bewegungsablauf bestimmt. Der Gesamtscore kann so von 0 Punkten für Gesunde bis 90 Punkten für Schwerkranke variieren.

Als Hauptzielparameter sollte eine klinisch relevante Besserung gelten. Deshalb wurde eine mindestens 30%ige Abnahme der initialen Ausprägung des Schmerz-Subscores zum Studienende als Hauptzielparameter definiert. Nebenzielparameter waren die Subscores des Arhuser Rückenschmerzindex, die das Ausmaß von Invalidität und Bewegungseinschränkung erfassen. In beiden Studien wurden außerdem die Urteile zu Wirksamkeit und Verträglichkeit seitens Arzt und Patient sowie die unerwünschten Ereignisse (UE) eingeschätzt und dokumentiert.

Für die deskriptive Analyse beider Studien wurden Alter, Größe, Gewicht und der ARI zur Aufnahme mit dem Mann-Whitney-U-Test auf ihre Homogenität überprüft. Die Verteilung der Medikationsgruppen und des Geschlechts wurden mittels Chi-Quadrat-Test auf Homogenität überprüft. Die Studien wurden mittels Intent-To-Treat-Analyse ausgewertet. Dementsprechend wurden Patienten, für die zu keinem Kontrolltermin nach der Aufnahme Daten vorlagen, nicht in die Auswertung zur Wirksamkeit aufgenommen. In den übrigen Fällen wurde der jeweils letzte Wert fortgeschrieben.

Für die konfirmatorische Statistik galten gleiche Responderraten in Verum- und Placebogruppe als Nullhypothese beider Studien.

Für die Fallzahlberechnung der Capsicum-Pflaster-Studie-I wurde zugrunde gelegt, dass mindestens 80% der Patienten der Verumgruppe das Responsekriterium erreichen, hingegen maximal 50% der Patienten in der Placebogruppe. Bei einer gewünschten Power von 90% ($\alpha=5\%$ und $\beta=10\%$) ergab sich eine Fallzahl von mindestens 116 (58 je Gruppe). Bei gleicher Power und gleichem Alpha und Beta wurde für die Capsicum-Pflaster-Studie-II von den Responderraten der Capsicum-Pflaster-Studie-I ausgegangen. Dies führte zu einer Fallzahl von 262 Patienten (131 je Gruppe).

Ergebnisse

Capsicum-Pflaster-Studie-I

Die beiden Medikationsgruppen waren hinsichtlich ihrer soziodemographischen Daten, der Schmerzausprägung und -lokalisation, sowie der Vorbehandlung homogen.

Die Responderrate, entsprechend einer 30%igen Abnahme der initialen Ausprägung im Schmerz-Subscore, lag in der Verumgruppe bei 60,8%, in der Placebogruppe bei 42,1%. Dieser Unterschied war ($p=0,0219$) statistisch signifikant (Abb. 1).

Die klinische Bedeutung dieser Ergebnisse wird noch deutlicher, wenn man nur jene Patienten betrachtet, deren Schmerzausprägung um mindestens 50% abgenommen hatte: Dies waren 26 (35,1%) der Patienten der Verumgruppe und nur 13 (17,1%) in der Placebogruppe. Die Teilskala „subjektiver Schmerz zum Untersuchungszeitpunkt" hatte im Mittel um 7,6 Punkte (35,8%) in der Verum- und um 5,7 Punkte (28,0%) in der Placebogruppe abgenommen ($p=0,01$).

Der Invaliditäts-Subscore wurde weniger deutlich beeinflusst. Die mittlere Abnahme des Scores lag bei 5,4 (32,2%) Punkten in der Verum- und bei 3,9 Punkten (21,6%) in der Placebogruppe. In der Verumgruppe kam es bei 50% der Pa-

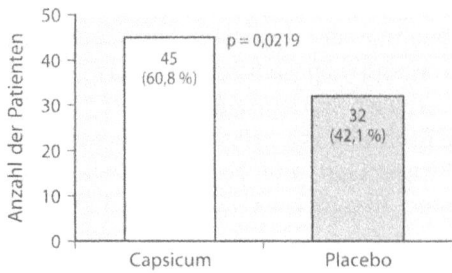

Abb. 1. Responderrate (Abnahme des Schmerz-Subscores um 30% und mehr) in der Capsicum-Pflaster-Studie-I

tienten zu einem Rückgang um mindestens 4,5 Punkte, während dies in der Placebogruppe mindestens 2,5 Punkte waren.

Der Mobilitäts-Subscore nahm im Mittel um 4,5 Punkte (22,8%) in der Verum- und um 3,5 Punkte (17,7%) in der Placebogruppe ab.

Der Gesamtscore des ARI aus den drei Subscores „Schmerz", „Mobilität" und „Invalidität" zeigte von der Aufnahme zum Studienende eine mittlere Abnahme von 17,5 bzw. von 13,1 Punkten in der Verum- resp. der Placebogruppe. Dieser Unterschied konnte konfirmatorisch nur als Trend bestätigt werden.

Die Wirksamkeit wurde vom Arzt in 75,7% der Fälle als „ausgezeichnet" bis „gut" unter Verum und in 47,4% unter Placebo beurteilt. Die Patienten kamen zu ähnlichen Einschätzungen: 75,7% in der Verumgruppe waren „beschwerdefrei" oder sahen ihre Schmerzen als „gebessert" an. In der Placebogruppe kamen 51,3% zu dem gleichen Urteil. Beschwerdefrei waren am Studienende 13,5% der Patienten in der Verum- bzw. 6,6% in der Placebogruppe.

In die Bewertung der Verträglichkeit gehen auch Wärmeentwicklung und Juckreiz ein, die durch den Wirkmechanismus bedingt sind, aber individuell als störend empfunden werden können. Die Verträglichkeit gaben 59,5% der Patienten in der Verumgruppe als „gut" an. In der Placebogruppe waren dies 81,6% der Patienten. Der behandelnde Arzt schätzte die Verträglichkeit in 66,2% der Patienten der Verum- und in 85,5% der Patienten der Placebogruppe als „gut" ein. Unerwünschte Ereignisse berichteten 15 Patienten der Verum- und 9 Patienten der Placebogruppe. Die Mehrzahl dieser UEs betraf eine störende lokale Wärmeempfindung, in deren Folge 5 Patienten der Verum- und 2 Patienten in der Placebogruppe die Studie abbrachen.

Die Anwendungsdauer des Pflasters pro Tag betrug in der Verumgruppe zwischen 4–8, in der Placebogruppe 6–12 Stunden. Über ein Gefühl der Wärmeentwicklung berichteten 95,9% der Verum- und 50% der Placebostichprobe. Ein Juckreiz wurde von 47,3% der Patienten unter Verum und 27,6% unter Placebo angegeben.

Die Compliance war anhand des Pflasterverbrauchs ermittelt worden. Dabei war es den Patienten freigestellt an ein bis zwei Tagen pro Behandlungswoche eine Therapiepause einzulegen. Über 90% der Patienten in beiden Gruppen hielten den Mindestverbrauch an Pflastern ein.

Capsicum-Pflaster-Studie-II

Die beiden Behandlungsgruppen waren ebenfalls hinsichtlich der Ausprägung und Lokalisation der Schmerzen sowie der Vorbehandlung homogen.

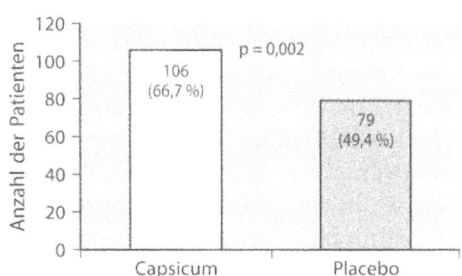

Abb. 2. Responderrate (Abnahme des Schmerz-Subscores um 30% und mehr) in der Capsicum-Pflaster-Studie-II

Das Geschlechterverhältnis der beiden Medikationsgruppen erwies sich als inhomogen. Der Anteil der Patienten, die eine 30%ige Abnahme der initialen Ausprägung im Schmerz-Subscore erreichten und damit als Responder galten, betrug 106 (66,7%) in der Verum- und 79 (49,4%) in der Placebogruppe (Abb. 2). Dieser Unterschied war signifikant (p=0,002). Jede der drei Einzelskalen, aus denen sich der Schmerz-Subscore zusammensetzt, zeigte im Gruppenvergleich einen signifikanten Unterschied. Auch in dieser Studie waren Verbesserungen einer mindestens 50%igen Schmerzreduktion mit 72 (45,3%) Patienten unter Verum gegenüber 39 (24,4%) Patienten unter Placebo fast doppelt so häufig. Die Teilskala „subjektiver Schmerz zum Untersuchungszeitpunkt" nahm im Mittel in der Verumgruppe um 3,25 Punkte (49,4%) und in der Placebogruppe um 2,42 Punkte (36,9%) ab.

Der Invaliditäts-Subscore reduzierte sich um 5,53 Punkte (34,81%) unter Verum und um 3,92 Punkte (23,86%) unter Placebo. Der Score-Wert jener 25% der Patienten, die am Studienende noch stärker eingeschränkt waren, lag in der Verumgruppe bei mindestens 13 und in der Placebogruppe bei mindestens 15 Punkten.

Der Subscore Mobilität, der die Bewegungseinschränkung der Patienten erfasst, nahm um 3,75 Punkte (20,5%) in der Verum- und um 1,94 Punkte (9,5%) in der Placebogruppe ab.

Der Arhuser Rückenschmerzindex aus den drei eingesetzten Subscores „Schmerz", „Mobilität" und „Invalidität" zeigte eine signifikante (p<0,001) mittlere Abnahme von 17,81 gegenüber 12,0 Punkten in der Verum- bzw. Placebogruppe. Die Medianwerte verdeutlichen den Gruppenunterschied mit einer Abnahme von mindestens 19,0 Punkten in der Verumgruppe gegenüber 11,0 in der Placebogruppe.

Die Compliance lag in beiden Gruppen bei über 90% der Patienten, die die geforderte Pflastermindestmenge verbraucht hatten.

Die Wirksamkeit wurde in der Verumgruppe in 74,2% der Fälle, in der Placebogruppe in 36,3% vom Arzt als „ausgezeichnet" bis „gut" beurteilt. Als „beschwerdefrei" oder „gebessert" schätzten 81,8% der Patienten in der Verum- und 50,1% in der Placebogruppe den Erfolg der Therapie ein. Beschwerdefrei waren nach diesen Angaben 20 (12,6%) Patienten in der Verum- und 10 Patienten (6,3%) in der Placebogruppe.

Die Verträglichkeit wurde vom Arzt unter Verum bei 76,1%, unter Placebo bei 83,8% der Patienten als „gut" bewertet. 66,0% der Patienten beurteilten die Verträglichkeit unter Verum und 81,3% unter Placebo als „gut".

Unerwünschte Ereignisse wurden bei 18 Patienten unter Verum und bei 8 unter Placebo dokumentiert. Davon wurden 12 Fälle (Verumgruppe) bzw. 5 in der Placebogruppe als in einem Zusammenhang mit der Prüfmedikation stehend bewertet. Unter Verum wurde überwiegend Hitzegefühl und Erythem genannt. Sie führten in 9 Fällen zum Abbruch der Studie. In der Placebogruppe wurden die unerwünschten Ereignisse als Juckreiz und Bläschenbildung beschrieben und führten in einem Fall zum Abbruch.

Wärmegefühl und Juckreiz wurden als Begleiterscheinung der Pflasteranwendung in der Verumgruppe in 90,6% bzw. 61,0% der Fälle angegeben. In der Placebogruppe nannten 49,4% ein Wärmegefühl und 44,4% Juckreiz.

Diskussion

In beiden hier vorgestellten Studien konnten unter der Capsaicin-Pflastertherapie bei chronisch unspezifischem Rückenschmerz Responderraten von 60,8% bzw. 66,2% erreicht werden. Wie auch bei Schnitzer et al. [12, 13] wurde eine Abnahme des initialen schmerzspezifischen Summenscores von 30% als Ausdruck einer klinisch relevanten Besserung verstanden. Im Gegensatz dazu wurde in den Capsicum-Studien mit dem Schmerz-Score des ARI ein zusammengesetzter schmerzspezifischer Score benutzt, der gegenwärtigen, durchschnittlichen und maximalen Schmerz berücksichtigt und damit für das Schmerzerleben und den Leidensdruck des Patienten ein stabileres und relevanteres Maß darstellt.

In den Capsicum-Pflaster-Studien ergaben sich auch Verbesserungen in den Nebenzielparametern Invaliditäts- und Mobilitätsscore. Eine Schmerztherapie kann bei einem individuell unterschiedlichen komplexen Krankheitsgeschehen wie dem chronischen unspezifischen Rückenschmerz diese Parameter nur indirekt beeinflussen. Aber diese Effekte sind für die Psyche des Patienten, der sein Leiden nicht methodisch differenziert erlebt, wertvoll und für seine Lebensqualität entscheidend. So konnten Dickens et al. [4] in ihrer Arbeit bei chronisch unspezifischen Rückenschmerzen zeigen, dass zwar die Invalidität, aber der Schmerz selbst nur mittelbar mit einer Depression korreliert.

Neben der Wirksamkeit entscheidet die Verträglichkeit und davon abhängig die Compliance wesentlich über den Therapieerfolg bei chronischen Erkrankungen. 95,9% bzw. 90,6% der Capsicum-behandelten Patienten berichteten über Wärmeentwicklung. Juckreiz wurde von 45% der Patienten der Verumgruppe als Begleiterscheinung genannt. Als übermäßig heftig im Sinne eines unerwünschten Ereignisses wurden Irritationen wie Wärmegefühl, Juckreiz, Erythem oder Bläschenbildung nur von 8 bzw. 12 Patienten beurteilt. Insgesamt wird daraus die hohe Akzeptanz dieser dem Wirkmechanismus inhärenten Begleiterscheinungen unter den Patienten deutlich. Dies bestätigt sich auch in der hohen Compliance von über 90% der Patienten, die in beiden Studien den vorgeschriebenen Pflasterverbrauch einhielten.

Die angesprochene Wärmeentwicklung und der Juckreiz bedeuten unserer Meinung nach nur ein unwesentliches Problem für die Verblindung der Studien. Waren doch die Patienten von Beginn an darüber informiert, dass Wärmeentwicklung und Juckreiz unter beiden Medikationen auftreten könnten. Der Anteil der Patienten, die ein Wärmegefühl angaben, betrug in der Placebogruppe mit 48,7% bzw. 49,4% mehr als die Hälfte der Patienten in der Verumstichprobe. So bot sich den Patienten wenig Anlass zu vermuten, ein Placebo erhalten zu haben. Da sich zudem der Juckreiz gleichmäßiger auf beide Medikationsgruppen verteilte, wurde das Ausmaß der partiellen Entblindung recht gut eingegrenzt.

Zu den häufigsten medikamentösen Therapien des Rückenschmerzes zählen nicht-steroidale Antirheumatika, Opioid-Analgetika, Antidepressiva sowie Injektionstherapie mit Glukokortikosteroiden bzw. Lokalanästhetika. Aus der Vielfältigkeit dieser therapeutischen Maßnahmen hat sich bis heute keine Standardtherapie entwickelt.

So bestätigen Van Tulder et al. [15] in ihrer Übersichtsarbeit aus 51 publizierten Studien die Wirksamkeit nicht-steroidaler Antirheumatika bei akutem Rückenschmerz. Zum chronischen Rückenschmerz umfasste diese Übersicht nur 3 Studien und die Autoren betrachten eine Wirksamkeit von NSAR bei chronischem Rückenschmerz daher als nicht bewiesen.

Für das schwache Opioid-Analgetikum Tramadol konnten Schnitzer et al. [13] eine signifikante Wirksamkeit zeigen. Sein Studiendesign, das nur solche Patienten in die Doppelblindphase einschloss, die Tramadol in einer ersten offenen Phase gut toleriert hatten, erlaubt aber keinen direkten Vergleich seiner Therapieerfolge oder der aufgetretenen Nebenwirkungen.

Den analgetischen Effekt von Antidepressiva bei chronischem Rückenschmerz untersuchten Atkinson et al. [1, 2] und konnten für den selektiven Noradrenalin-Re-uptake-Inhibitor Maprotilin eine signifikante Wirksamkeit gegen Placebo zeigen. Für Paroxetin [2] und Nortriptylin [1], einen weiteren Noradrenalin-Re-uptake-Hemmer, konnte dies nicht gezeigt werden.

Die Übersichtsarbeit von Nelemans et al. [10] über die Injektionstherapien bei subakutem und chronischem Rückenschmerz betont, dass aus der vorliegenden Literatur von signifikanten und nicht signifikanten Ergebnissen bei verschiedener methodologischer Qualität Schlussfolgerungen nur mit großer Vorsicht zu ziehen sind und z. B. für die epiduralen Injektionen keine Schlüsse gezogen werden könnten.

Die Schmerztherapie hat sich in den letzten Jahren grundlegend gewandelt. Die Bedeutung von Nichtopioid-Analgetika und adjuvanten Schmerztherapeutika auch bei schweren Schmerzzuständen wird betont und der rechtzeitige und ausreichende Einsatz von Opioid-Analgetika gefordert. Das 3-Stufen-Konzept der WHO zur Schmerztherapie sieht vor, diese Bausteine zu kombinieren, um dem Patienten ein längeres Verweilen auf einer Stufe zu ermöglichen. So stehen die Therapieoptionen der nächsten Stufe für den Fall einer Progression noch zur Verfügung. Ursprünglich den Schmerzen tumoröser Genese vorbehalten, kommt dieses 3-Stufen-Konzept mittlerweile bei allen chronischen Schmerzzuständen zum Einsatz. Die neue Sichtweise stellt die Schmerzfreiheit in den Mittelpunkt. Die Bedeutung der Nebenwirkungen wird am individuellen Therapieziel relativiert.

Capsicum ist ein pflanzliches und damit mildes Analgetikum, das sich als risikoarm erwiesen hat. Mit den hier vorgestellten Studien wurde seine Wirksamkeit erstmals an einer großen Patientenzahl kontrolliert nachgewiesen. Damit empfiehlt es sich besonders beim chronisch unspezifischen Rückenschmerz im Rahmen des WHO-Schemas als eine risikoarme wirkungsvolle Alternative zu den chemisch definierten Analgetika.

Zusammenfassung

Topische Analgetika finden in der Therapie rheumatischer und neuropathischer Schmerzen zunehmend Anwendung. Die Ausprägung des Schmerzes bestimmt dabei, ob sie allein oder als Adjuvans angewendet werden. Unter den pflanzlichen analgetisch wirkenden Zubereitungen wird Capsaicin, gewonnen aus den Früchten des Cayennepfeffers (Capsicum frutescens), in der Form von Ölen, Salben und Pflastern (in Deutschland am häufigsten) verwendet. Die analgetische Wirkung des Capsaicins wird über die Depletierung afferenter peripherer Nervenendigungen an Substanz P, die Aktivierung des VR1-Rezeptors und eine transiente De- und nachfolgende Regeneration epidermaler Nervenfortsätze vermittelt.

Die gute Wirksamkeit und Verträglichkeit wurde in zwei randomisierten kontrollierten Studien (RCT) untersucht. In diesen beiden placebokontrollierten multizentrischen Studien wurden 160 bzw. 320 Patienten, die unter unspezifischen Rückenschmerzen litten, 3 Wochen lang mit einem 0,075% Capsaicinhaltigen Pflaster bzw. einem Placebopflaster therapiert. Als Hauptzielparameter galt der Schmerz-Subscore des Arhuser Rückenschmerzindex. Als Responderkriterium galt eine Abnahme des initialen Schmerzes um 30%. Neben der Wirksamkeit wurde auch die Verträglichkeit durch Arzt und Patient dokumentiert.

Die Responderrate der Studie mit 160 Patienten erreichte für Capsaicin 61% gegenüber 43% für Placebo und war damit auf dem 5%-Niveau signifikant. Mit der Abnahme des Schmerzes um 30% war der erreichte Effekt auch klinisch relevant. Eine „gute" Verträglichkeit wurde dem Capsaicin-Pflaster von 62% der Ärzte und 59% der Patienten bestätigt.

In der Studie mit 320 Patienten betrug die Responderrate 67% unter Capsaicin gegenüber 49% unter Placebo (p = 0,002). Als „gut" wurde die Verträglichkeit in dieser Studie von den Ärzten in 76% und von den Patienten in 66% der Fälle eingestuft. Die hohe Compliance von über 90% in beiden Studien dokumentiert darüber hinaus die Akzeptanz dieser Behandlung.

Literatur

1. Atkinson JH, Slater MA, Williams RA, Zisook S, Patterson TL, Grant I, Wahlgren DR, Abramson I, Garfin SR (1998) A placebo-controlled randomized clinical trial of nortriptyline for chronic low back pain. Pain 76:287–296
2. Atkinson JH, Slater MA, Wahlgren DR, Williams RA, Zisook S, Pruitt SD, Epping-Jordan JE, Patterson TL, Grant I, Abramson I, Garfin SR (1999) Effects of noradrenergic and serotonergic antidepressants on chronic low back pain intensity. Pain 83: 137–145
3. Caterina MJ, Schumacher MA, Tominaga M, Rosen TA, Levihe JD (1997) The capsaicin receptor: a heat-activated ion channel in the pain pathway. Nature 389:816–824
4. Dickens C, Jayson M, Sutton C, Creed F (2000) The Relationship Between Pain and Depression in an Trial Using Paroxetine in Suffers of Chronic Low Back Pain. Psychosomatics 41:490–499
5. Huskisson EC (1974) Measurement of pain. Lancet ii:1127–1131
6. Keitel W (1996) Rückenschmerz aus internistisch-rheumatologischer Sicht. ZaeF 90:671–676
7. Loew D (1997) Pharmakologie und klinische Anwendung von capsaicinhaltigen Zubereitungen. Zeitschrift für Phytotherapie 18:332–340

8. Macrae IF, Wright V (1969) Measurement of back movement. Ann Rheum Dis 28: 584–589
9. Manniche C, Asmussen K, Lauritsen B, Vinterberg H, Kreiner S, Jordan A (1994) Low Back Pain Rating scale: validation of a tool for assessment of low back pain. Pain 57:317–326
10. Nelemans PJ, deBie RA, deVet HCW, Sturmans F (2001) Injection therapy for Subacute and Chronic Benign Low Back Pain. Spine 26:501–515
11. Nolano M, Simone DA, Wendelschafer-Crabb G, Johnson T, Hazen E, Kennedy WR (1999) Topical capsaicin in humans: parallel loss of epidermal nerve fibers and pain sensation. Pain 81:135–145
12. Schnitzer A, Morton C, Coker S (1994) Topical Capsaicin Therapy for Osteoarthritis Pain: Achieving a Maintenance Regimen. Seminars in Arthritis and Rheumatism 23 (Suppl 3):34–40
13. Schnitzer TJ, Gray WL, Paster RZ, Kamin M (2000) Efficacy of tramadol in treatment of Chronic Low Back Pain. J Rheumatol 27:772–778
14. Schochat T, Jäckel WH (1998) Prävalenz von Rückenschmerzen in der Bevölkerung. Rehabilitation 37:216–223
15. van Tudler MW, Scholten RJPM, Koes BW, Deyo RA (2000) Nonsteroidal Anti-Inflammatory Drugs for Low Back Pain. Spine 25:2501–2513

Ergebnisse zweier randomisierter kontrollierter Studien und einer Anwendungsbeobachtung mit Teufelskrallenextrakt

A. Biller

Dr. Loges + Co. GmbH, Winsen

Einleitung

Die konventionelle Pharmakotherapie bei rheumatischen Beschwerden ist mit einem ernstzunehmenden Verträglichkeitsproblem belastet, das nach den bisher vorliegenden Erkenntnissen auch durch die relativ neue Arzneimittelgruppe der selektiven COX II-Hemmer nicht gelöst werden kann [4, 16, 22]. Die Progredienz, die Unaufhaltsamkeit und die daraus resultierende lebenslange Behandlung der Arthrose verpflichtet den Therapeuten zur Auswahl einer möglichst verträglichen Therapie. Pflanzliche Arzneimittel bieten sich bekanntermaßen als nebenwirkungsarme Therapieoptionen an. In einer nach den aktuellen Richtlinien des BfArM durchgeführten offenen Studie [2, 21] und zwei GCP-konformen placebokontrollierten Studien sollte die gute Verträglichkeit eines hochkonzentrierten Extraktes aus Harpagophytum procumbens bestätigt und die Wirksamkeit bei Arthrose belegt werden [14]. Der aus den sekundären Speicherwurzeln der afrikanischen Savannenpflanze hergestellte Teufelskrallenextrakt ist in Deutschland schon seit vielen Jahren als Teezubereitung bekannt. Eine „Wiederentdeckung" dieser Arzneipflanze begann mit der Neuentwicklung hochkonzentrierter ethanolisch-wässriger Extrakte. Die Kommission E monographierte die Teufelskralle mit dem Indikationsgebiet „Zur unterstützenden Behandlung degenerativer Erkrankungen des Bewegungsapparates" positiv [20].

Bisherige Erkenntnisse

Pharmakologie: In-vitro-Ergebnisse

In Lipopolysaccharid-stimulierten Humanmonozyten wurde eine Hemmung der Zytokinproduktion nachgewiesen. Ab ca. 10 µg/ml hemmte ein alkoholischer Extrakt die TNFα-Freisetzung [24]. Verschiedene Harpagophytum-Extrakte konnten in Ionophor-A23187-stimuliertem Vollblut den Arachidonsäurestoffwechsel hemmen. Auch wurde über eine konzentrationsabhängige Hemmung der Cysteinyl-LT- und TXB$_2$-Biosynthese berichtet [12, 17].

Pharmakologie: In-vivo-Ergebnisse

Die Ergebnisse verschiedener akuter und subakuter Tiermodelle sprechen für einen antiphlogistischen, antiinflammatorischen und analgetischen Effekt von Teufelskrallenextrakten. Einschränkend ist zu bemerken, dass nicht bei allen Versuchen die Extrakte eindeutig charakterisiert wurden. Die häufig bevorzugte intraperitoneale Applikation ist, insbesondere zum Nachweis einer antiphlogistischen Wirkung, für orale Präparate stark umstritten [Übersicht bei 19, 28].

Inhaltsstoffe und Wirkstoffe

Charakteristische Inhaltsstoffe der Teufelskrallendroge sind die Iridoidglykoside. Mengenmäßig dominiert in der Iridoidfraktion das Harpagosid [10, 11]. Weitere Iridoide sind Procumbid und Harpagid. Unter dem Aspekt der Wirksamkeit sind die 2-Phenylethanolderivate (Acteosid) und die Flavone Kämpferol und Luteolin von Interesse. Der Gesamtextrakt zeigte sich in pharmakologischen Untersuchungen einer mengenmäßig entsprechenden Harpagosidreinfraktion deutlich überlegen [13]. Hieraus lässt sich, wie für pflanzliche Zubereitungen typisch, eine gemeinsame Wirkung verschiedener Inhaltsstoffe ableiten.

Klinische Studien

Von den zahlreichen klinischen Untersuchungen genügen nur wenige den aktuellen Anforderungen gemäß ICH- und GCP-Richtlinien [25-27]. Häufig fehlt eine klare Definition der Einschlussdiagnose und genaue Charakterisierung der verwendeten Extrakte. Die Mehrzahl der qualitativ hochwertigen Studien wurden im Anwendungsgebiet der Lumbalgien bzw. Lumboischialgien durchgeführt [7-9, 15, 18]. Das positiv monographierte Anwendungsgebiet der degenerativen Erkrankungen des Bewegungsapparates, mit dem vorwiegend Arthrosen beschrieben werden, stand bislang ohne geeigneten klinischen Nachweis da. Das für die einzige referenzkontrollierte Studie verwendete Anthrachinonderivat Diacerhein wird nur in Frankreich und Italien als Antirheumatikum verwendet [6]. In Deutschland findet sich in der Roten Liste 2001 kein Präparat mit diesem Wirkstoff. Eine Beurteilung der Studie kann daher nicht vorgenommen werden. Zur Neueinführung des vorliegenden Prüfpräparates wurde aufgrund der eher schwachen Studienlage im pharmakologischen und klinischen Bereich eine Serie von Studien durchgeführt, die in diesem Beitrag vorgestellt werden sollen.

Planung der Studien

Die GCP-konformen Studien mit dem Teufelskrallenextrakt LoHar 45 sollten im Indikationsgebiet „Arthrose" durchgeführt werden. Aufgrund des phasenförmigen Verlaufs der Erkrankung war eine Versuchsdauer von mehreren Monaten unerlässlich, um das Studienergebnis weder positiv noch negativ durch die Eigendynamik der Erkrankung zu beeinflussen.

Eine *Placebokontrolle* wurde aus ethischen Gründen verworfen. Entzündungsprozesse im Gelenk führen zu einer irreparablen Schädigung des Knorpels [5].

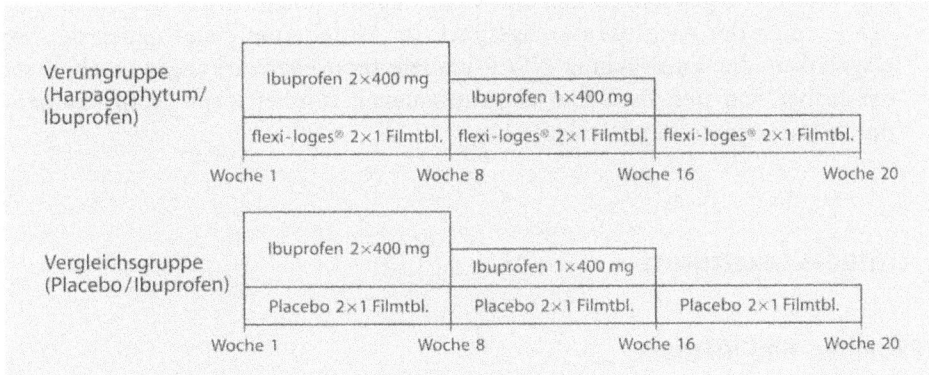

Abb. 1. Medikationsschema der placebokontrollierten Studien

Eine Nichtbehandlung über mehrere Monate ist den Patienten der Placebogruppe nicht zuzumuten. Hinzu kommt, dass starke Schmerzen bei Nichtbehandlung verständlicherweise zu einer schlechten Compliance oder zu einer heimlichen Selbstmedikation, mit entsprechenden Einschränkungen bezüglich der Aussagekraft der Studie, führen.

Eine *referenzkontrollierte Studie*, z. B. mit einem Medikament aus der Gruppe der NSAR, hätte zwangsläufig zu einer Entblindung der Studie führen müssen. Denn während ein Wirkungseintritt der NSAR-Medikation bereits wenige Stunden nach der Einnahme zu spüren ist, benötigt die Teufelskralle zur Reduktion der arthrosebedingten Symptome wenigstens 2–3 Wochen.

Als einzig sinnvolles Studiendesign verblieb die Möglichkeit einer sukzessiven Reduktion einer anfänglichen Ibuprofendosierung unter gleichzeitiger Beibehaltung der Placebo- oder Teufelskrallenextraktdosis. Das in Abbildung 1 dargestellte Stufenschema erläutert den genauen Ablauf der Studie. Alle Patienten erhielten für acht Wochen zwei mal täglich 400 mg Ibuprofen und entweder 2-mal täglich eine Filmtablette mit jeweils 480 mg Teufelskrallenextrakt oder ein äußerlich nicht unterscheidbares Placebo. Dann wurde die Ibuprofendosierung unter Beibehaltung der übrigen Medikation halbiert. Den Tageszeitpunkt der Einnahme konnte der Patient selbst bestimmen. Die Einhaltung des Dosierungsschemas wurde durch die Ausgabe der Studienmedikation in eigens hergestellten Kärtchen erleichtert. Nach weiteren 8 Wochen wurde die Ibuprofenmedikation vollständig abgesetzt; die Dosierung von Placebo und Verumtabletten wurde beibehalten. Nach vier Wochen erfolgte der Abschluss der Studie. Während des gesamten Verlaufs der Studie hatten die Patienten die Möglichkeit, auf eine Notfallmedikation zurückzugreifen. Dafür wurden pro Monat 15 Tabletten mit jeweils 400 mg Ibuprofen zur Verfügung gestellt. Der Verbrauch der Notfallmedikation musste sofort auf den Dosierkärtchen vermerkt werden und wurde bei jedem Besuch durch den Arzt kontrolliert.

Diesem Schema folgend wurden zwei klinische Studien durchgeführt:
1. Doppelblindstudie: Teufelskralle bei Coxarthrose,
2. Doppelblindstudie: Teufelskralle bei Gonarthrose,
zusätzlich wurde

3. eine Anwendungsbeobachtung mit dem Teufelskrallenextrakt bei verschiedenen Formen der Arthrose durchgeführt. Im Mittelpunkt stand neben der Verträglichkeit die Entwicklung NSAR-induzierter Nebenwirkungen nach Ersatz der bisher von den Patienten eingenommenen synthetischen Antirheumatika durch Harpagophytumextrakt.

Studie Coxarthrose

Patienten und Methode

Es wurden 46 Frauen und Männer im Alter von 33 bis 75 Jahren in die Studie aufgenommen. Die Diagnose „Coxarthrose" wurde nach den Klassifikationskriterien von Altmann vorgenommen [1]. Die Kriterien fordern einen artikulären Hüftschmerz an den meisten Tagen des vorangegangenen Monats und einen Wert für die Blutsenkungsgeschwindigkeit unter 20 mm/h. Zusätzlich musste röntgenologisch eine Verschmälerung des Hüftgelenkspalts oder das Auftreten femoraler und/oder azetabulärer Osteophyten gesichert werden.

Die Stärke des Hüftschmerzes vor der Aufnahme in die Studie wurde indirekt über den Verbrauch an Schmerzmitteln ermittelt. Im aktivierten Zustand der Arthrose musste eine mittlere Tagesdosis von 2-mal 400 mg Ibuprofen, 2-mal 50 mg Diclofenac oder 2-mal 25 mg Indometacin ausreichen. Als Ausschlusskriterien galten sekundäre Arthrosen, alle Kontraindikationen einer Ibuprofenmedikation und jegliche Begleittherapie mit Wirkung auf die Arthrose. Als Hauptzielvariable wurde ein Responderkriterium definiert. Responder waren alle Patienten, die die Studie ordnungsgemäß abgeschlossen hatten, im letzten Monat der Untersuchung (Ibuprofen-freier Therapiezeitraum) nicht mehr als 10 Tabletten der Notfallmedikation zu sich nahmen und deren Schmerzintensität am Ende der Studie im Vergleich zum Anfangswert nicht mehr als 20% zugenommen hatte.

Zur objektiven Messung der Schmerzintensität wurden die Schmerzfragen der deutschsprachigen und validierten Fassung des Western Ontario and McMaster Universities Arthrose-Index (WOMAC) herangezogen. Der vollständige WOMAC-Score diente als Nebenzielkriterium (siehe Kapitel „WOMAC").

Die Verträglichkeit der Medikation wurde mit Hilfe der nachfolgenden Laboruntersuchungen bei Aufnahme und Abschluss der Studie überprüft:

Blutbild
Hb, Erythrozyten, Hämatokrit, MCV, MCH, MCHC, Leukozyten, Thrombozyten, Neutrophile, Eosinophile, Lymphozyten, Monozyten

Blutchemische Untersuchung
K, Na, Ca P, Kreatin, ASAT, ALAT, γGT, Harnstoff, Harnsäure, Gesamtbilirubin, Albumin, Gesamtprotein

Harnstatus
pH, Protein, Glukose, Ketone

Hinzu kamen die Messung der Vitalparameter, die Dokumentation unerwünschter Ereignisse und eine Abfrage von Arzt und Patient zur Einschätzung der Verträglichkeit bei jedem Besuch.

Ergebnisse

Von den 46 in die Studie aufgenommenen Coxarthrose-Patienten beendeten 41 Teilnehmer die Studie ordnungsgemäß nach 20 Wochen. Von diesen 21 Verum- und 20 Placebopatienten waren zwei Drittel weiblich. Sowohl Alters- als auch Seitenverteilung der Arthrose waren homogen zwischen Verum und Placebo verteilt.

Unter Teufelskralleneinnahme lag die Responderrate nach 20-wöchiger Therapie bei 70,8%, in der Placebogruppe bei 40,9%. Dieser Unterschied konnte mit einem p-Wert von 0,041 statistisch signifikant gesichert werden. Verdeutlicht wird die Überlegenheit der Verummedikation bei Betrachtung der Anzahl der Patienten, die keinen Gebrauch von der Notfallmedikation „Ibuprofen 400 mg" machten. Nach Halbierung der anfänglichen 800 mg Ibuprofendosis kamen noch über 70% der Harpagophytum-Patienten ohne Notfallmedikation aus. Bei den Placebopatienten waren es bereits nur noch die Hälfte. Im Ibuprofen-freien Prüfzeitraum kamen immerhin noch 52,4% der Verum-, aber nur noch etwa ein Drittel der Placebopatienten ohne jegliche Zusatzmedikation aus.

Die als Nebenzielkriterien aufgenommenen Einzelscores des WOMAC-Arthroseindex sind detailliert in den Abbildungen 2–5 dargestellt. Eine zusammenfassende Darstellung der Ergebnisse bietet der WOMAC-Gesamtscore. Zu Beginn der Untersuchung waren in der Verumgruppe die Beschwerden, insbesondere im Schmerzbereich, deutlich stärker ausgeprägt, die Signifikanzschwelle wurde nur knapp verfehlt. Durch die gemeinsame Basisdosierung mit Ibuprofen kam es in beiden Gruppen zu einem vergleichbaren Rückgang der Beschwerden. Nach Entzug der NSAR-Medikation setzte sich dieser Rückgang teilweise in der Teufelskrallengruppe fort, während es in der Placebogruppe erwartungsgemäß zu einer Zunahme der Beschwerden kam.

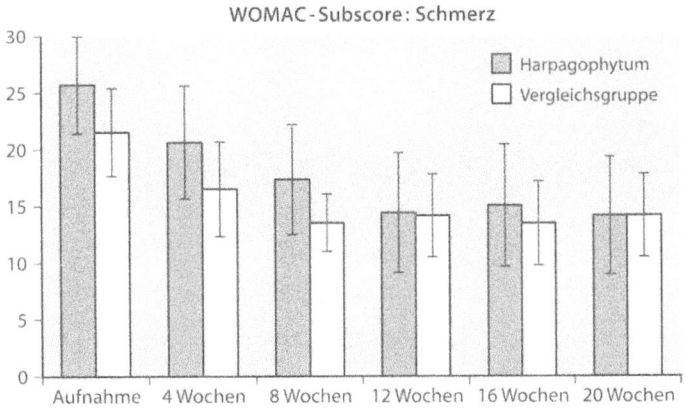

Abb. 2. WOMAC-Subscore: Schmerz

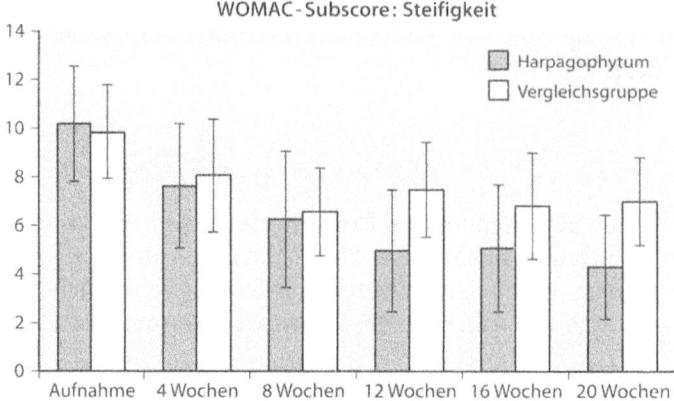

Abb. 3. WOMAC-Subscore: Steifigkeit

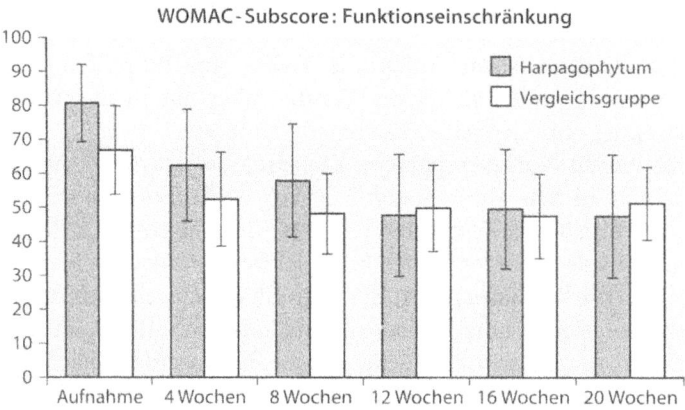

Abb. 4. WOMAC-Subscore: Funktionseinschränkung

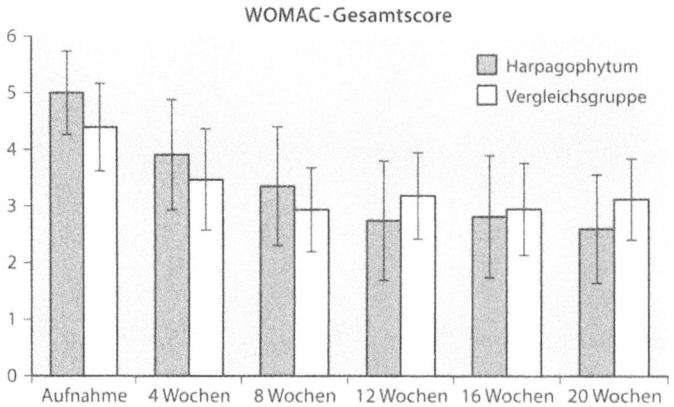

Abb. 5. WOMAC-Gesamtscore

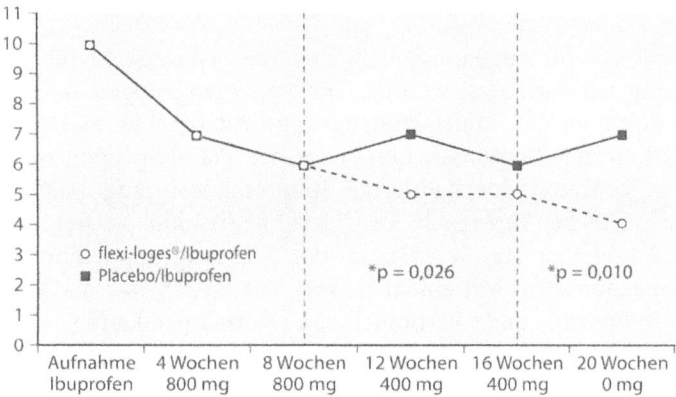

Abb. 6. Entwicklung des WOMAC-Subscore „Steifigkeit" (Median)

Besonders hervorzuheben ist eine bis dato nicht beschriebene deutliche Wirkung des Teufelskrallenextraktes auf die Steifigkeit. Die Medianwerte des entsprechenden WOMAC sind in Abbildung 6 dargestellt. Nach einer anfänglichen parallelen Entwicklung der unterschiedlichen Medikationsgruppen, kommt es durch die Reduktion der NSAR-Dosis zu signifikanten Unterschieden in der Stärke der Beschwerden zu Gunsten der Verummedikation.

Studie Gonarthrose

Patienten und Methode

Auf der Grundlage der Erfahrungen mit der Behandlung von Coxarthrosen aus der ersten Studie wurde ein modifiziertes Responsekriterium formuliert, das größere Anforderungen an die Prüfmedikation stellte. Es sollten nur solche Patienten als Responder gewertet werden, die die Studie vollständig durchlaufen hatten, deren Schmerzscore zwischen den Besuchen 6 und 7 um maximal 20 Prozent angestiegen war und die *keine Notfallmedikation* im Ibuprofen-freien Prüfzeitraum eingenommen hatten. Um den Verbrauch an Notfallmedikation im davor liegenden Zeitraum, in dem nur einmal 400 mg pro Tag verabreicht wurden, mit in die Auswertung einzubeziehen, wurde der Wei-Lachin-Direktionaltest auf stochastische Überlegenheit genutzt. Dieses relativ neue statistische Verfahren ermöglicht es, Einzel-Items der therapeutischen Entwicklung zur Ermittlung eines gemeinsamen p-Wertes zu kombinieren. Je niedriger der p-Wert einer gewählten Faktorenkombination, desto sicherer ist diese Kombination ein Indikator für eine Überlegenheit des Verums. Die Kombination der beschriebenen beiden Kriterien wurde als Hauptzielparameter definiert.

Ergebnisse

Von den 78 aufgenommenen Patienten konnten 77 für die vollständige Auswertung herangezogen werden. Die Patientengruppen waren in jeder Hinsicht homogen. In der Teufelskrallengruppe entsprachen 89,7% der Patienten den oben definierten Responsekriterien, in der Placebogruppe waren es 79,5%. Während im Zeitraum der halbierten Ibuprofendosierung (400 mg täglich) der durchschnittliche Verbrauch an Notfallmedikation in der Teufelskrallengruppe bei 0,1 Tabletten lag, wurden in der Placebogruppe durchschnittlich 0,5 Tabletten eingenommen. Mit einem p-Wert von 0,0378 war die Kombination von Responsekriterium und Verbrauch an Notfallmedikation im Ibuprofen-reduzierten Prüfintervall in den Vergleichsgruppen signifikant verschieden.

Anwendungsbeobachtung

Methodik und Patienten

Die Anwendungsbeobachtung wurde nach den Empfehlungen zur Planung und Durchführung von Anwendungsbeobachtungen des BfArM durchgeführt. In die offene Studie wurden nur Patienten aufgenommen, die bereits unter den Nebenwirkungen einer NSAR-Medikation zu leiden hatten. Die durchschnittliche Tagesdosis der bisher eingenommenen synthetischen Antirheumatika sollte 2–3×400 mg Ibuprofen, 2–3×50 mg Diclofenac oder 2–3×25 mg Indometacin entsprechen. Die Patienten erhielten insgesamt 8 Wochen zwei Tabletten mit jeweils 480 mg Harpagophytumextrakt. Der verschreibende Arzt ermutigte die teilnehmenden Patienten, auf die bisherige Einnahme der NSAR zu verzichten, wenn der Zustand der Arthrose dies zuließ. Der Schweregrad der klinischen Symptomatik wurde anhand der WOMAC-Subskalen Schmerz und Steifigkeit abgefragt. Insgesamt gab es drei Untersuchungstermine: Aufnahme, Zwischenuntersuchung nach vier Wochen und Abschlussuntersuchung nach acht Wochen. Unerwünschte Arzneimittelwirkungen und Dosis und Art der eingenommenen NSAR wurden dokumentiert.

Ergebnis

An der Untersuchung nahmen 583 Patienten aus 116 Arztpraxen teil. Neben den dominierenden Hüft- und Kniegelenksarthrosen waren auch Patienten mit ein- und beidseitigen Schultergelenksarthrosen beteiligt. Mehr als die Hälfte der Patienten nahm vor Beginn der Teufelskrallentherapie Arzneimittel mit dem Wirkstoff „Diclofenac" ein. Als weitere Antirheumatika wurden Ibuprofen, Indometacin und Rofecoxib verwendet.

Bei der Eingangsuntersuchung gaben 88% der Patienten an, unter Übelkeit zu leiden, 94% klagten über Magenschmerzen als Folge der NSAR-Einnahme.

Während des achtwöchigen Beobachtungszeitraumes kam es im Mittel in der WOMAC-Subskala „Schmerz" zu einem Rückgang um 52,5%. Die Steifigkeit nahm laut WOMAC-Skala um 49,6% ab. Die absoluten Zahlen sind in Abbildung 7 wiedergegeben. Im gleichen Zeitraum konnten 61,4% der Patienten auf die

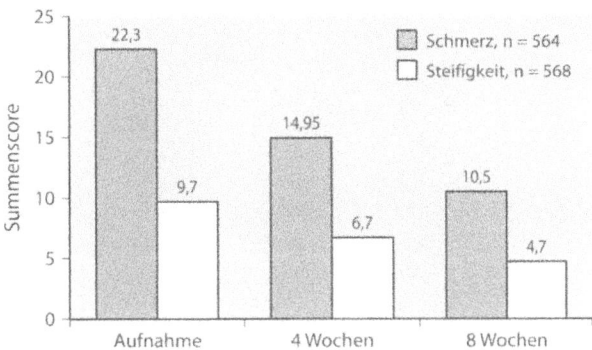

Abb. 7. Ergebnisse der Anwendungsbeobachtung: Abnahme der WOMAC-Summenscores für Schmerz und Steifigkeit (Mittelwert)

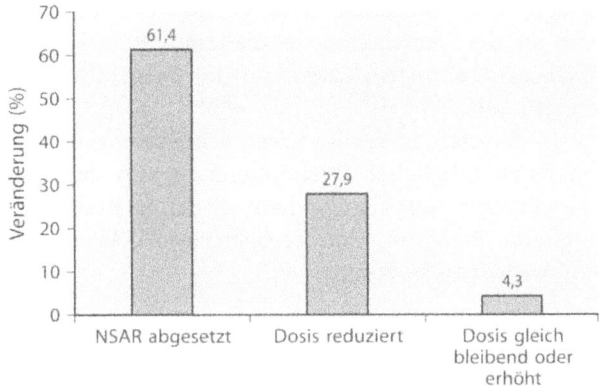

Abb. 8. Ergebnisse der Anwendungsbeobachtung: Veränderung der NSAR-Dosierung nach 8 Wochen im Vergleich zum Aufnahmetermin

weitere Einnahme der NSAR verzichten, 27,9% reduzierten die Dosis (Abb. 8). Art und Dosis des synthetischen Wirkstoffs hatten keinen Einfluss auf den Erfolg der Umstellung auf die pflanzliche Therapie. Erwartungsgemäß, aber zum ersten Mal in einer Teufelskrallenextraktstudie belegt, kam es mit dem Verzicht auf die chemischen Antirheumatika zu einer deutlichen Abnahme der NSAR-induzierten Nebenwirkungen. In Abbildung 9 ist die entsprechende Entwicklung dokumentiert. Der Verträglichkeitsvorteil der Teufelskralle drückt sich in absoluten Zahlen wie folgt aus:

358 der 549 Patienten mit Magenschmerzen waren nach der Umstellung beschwerdefrei. Von den insgesamt 512 Teilnehmern, die zu Beginn der Untersuchung unter Übelkeit litten, waren 345 Patienten ohne derartige Beschwerden.

Verträglichkeit (Ergebnisse aller 3 Studien)

In den placebokontrollierten Doppelblindstudien wurden insgesamt 16 unerwünschte Ereignisse dokumentiert. Im Zeitraum zwischen 16. und 20. Woche gab es im Teufelskrallenkollektiv nur ein unerwünschtes Ereignis. Ein Patient

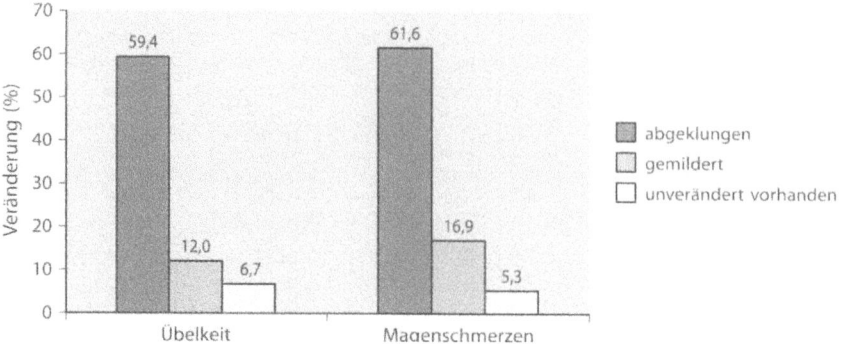

Abb. 9. Ergebnisse der Anwendungsbeobachtung: Entwicklung der NSAR-Nebenwirkungen

klagte über Oberbauchbeschwerden mit Verdacht auf Cholelithiasis. Aufgrund der in der Teufelskralle enthaltenen Bitterstoffe sind Patienten mit einem bekannten Gallensteinleiden von der Behandlung mit Harpagophytumextrakt ausgeschlossen.

In der offenen Studie traten 6 unerwünschte Ereignisse (1%) auf, von denen 3 in einen möglichen Zusammenhang mit der Prüfmedikation gebracht wurden. In geringer Ausprägung kam es zu Juckreiz und Mundtrockenheit. Bei einem weiteren Patienten, der die bisherige NSAR-Medikation fortgesetzt hatte, kam es zu Magenbeschwerden.

Diskussion

In einer Serie von 2 GCP-konformen klinischen Studien und einer Anwendungsbeobachtung wurde die Wirksamkeit und Verträglichkeit von Teufelskrallenextrakt bei verschiedenen Formen der Arthrose geprüft. In allen 3 Studien war es möglich, die bisherige NSAR-Medikation ganz oder teilweise durch die pflanzliche Medikation zu ersetzen. Bekannte Nebenwirkungen der nichtsteroidalen Antirheumatika, wie Magenschmerzen und Übelkeit, gingen bei einer großen Anzahl Patienten zurück oder traten überhaupt nicht mehr auf. Die heute bekannten Teufelskrallenextrakte unterscheiden sich in ihrem Inhaltsstoffmuster ganz erheblich. Aus pharmakologischen Daten ist bekannt, dass der Gesamtextrakt ausgeprägtere Wirkqualitäten als daraus isolierte Einzelstoffe bietet. Die dargestellten Ergebnisse können daher nicht in allen Teilaspekten auf alle im Markt befindlichen Teufelskrallenextrakte übertragen werden.

Zusammenfassung

Vorgestellt wurden zwei Doppelblindstudien mit dem Teufelskrallenextrakt Lo-Har-45, enthalten in dem Fertigarzneimittel flexi-loges® der Firma Dr. Loges + Co. GmbH in Winsen. Mit Hilfe eines der Phytotherapie angemessenen Stufenschemas wurde über 5 Monate überprüft, ob der getestete Extrakt in der Lage ist, eine bisherige NSAR-Medikation zu ersetzen. Nacheinander wurden mit Hilfe des WO-

MAC-Arthrose-Index die Wirksamkeit für die Indikationen Coxarthrose und Gonarthrose überprüft. Zur Prüfung der individuellen Therapieergebnisse auf klinische Relevanz wurde als Hauptzielparameter ein Responsekriterium formuliert. Die Responderrate unter Harpagophytumgabe erreichte 70,8% gegenüber 40,9% unter Placebo. Der Unterschied war statistisch signifikant (p=0,041). In einer Anwendungsbeobachtung mit 583 Patienten wurde die ausgezeichnete Verträglichkeit des Prüfpräparates bestätigt.

Literatur

1. Altmann RD (1995) The Classification of Osteoarthritis. J Rheumatol 22:1(Suppl)43: 42–43
2. Bekanntmachung über die Zulassung und Registrierung von Arzneimitteln (Empfehlung und Durchführung von Anwendungsbeobachtungen). Bundesanzeiger vom 4. 2. 98
3. Bellamy N, Buchanan WW, Goldsmith CH, Campbell J, Stitt LW (1988) Validation study of WOMAC: a health status instrument for measuring clinically important patient-relevant outcomes to arthritic drug therapy in patients with osteoarthritis of the hip or knee. J Rheumatol 15(12):1833–1844
4. Brooks PM, Day RO (1991) Nonsteroidal anti-inflammatory drugs – differences and similarities. Engl J Med 324:1716–1725
5. Brune K, Kalden J, Zacher J, Zeilhofer HU (2000) Selektive Inhibitoren der Zyklooxygenase 2. Dt Ärztebl 97:A1818–1825
6. Chantre P, Cappelaere A, Leblan D, Guedon D, Vandermander J, Fournie B (2000) Efficacy and tolerance of Harpagophytum procumbens versus diacerhein in treatment of osteoarthritis. Phytomedicine 7:177–183
7. Chrubasik S, Schmidt A, Junck H, Pfisterer M (1997) Wirksamkeit und Wirtschaftlichkeit von Teufelskrallenwurzelextrakt bei Rückenschmerzen: Erste Ergebnisse einer therapeutischen Kohortenstudie. Forsch Komplementärmed 4:332–336
8. Chrubasik S, Ziegler R (1996) Wirkstoffgehalt in Arzneimitteln aus Harpagophytum procumbens und klinische Wirksamkeit von Harpagophytum-Trockenextrakt. Phytopharmaka II, Forschung und klinische Anwendung. Steinkopff, Darmstadt, S 101–114
9. Chrubasik S, Zimpfer C, Schütt U, Ziegler R (1996) Effectiveness of Harpagophytum procumbens in treatment of acute low back pain. Phytomedicine 3:1–10
10. Eich J, Schmidt M, Betti G (1998) HPLC analysis of iridoid compounds of Harpagophytum taxa: Quality control of pharmaceutical drug material. Pharm Pharmacol Lett 4:75–78
11. Feistel B, Gaedcke F (2000) Analytische Identifizierung von Radix Harpagophyti procumentis und zeyheri. Z Phytother 21:246–251
12. Fiebich BL, Heinrich M, Hiller KO, Kammerer N (2001) Inhibition of TNF-α-synthesis in LPS-stimulated primary human monocytes by Harpagophytum extract SteiHap 69. Phytomedicine 8:28–30
13. Fleurentin J, Mortier F (1997) Entzündungshemmende und analgetische Wirkungen von Harpagophytum procumbens und H. zeyheri. Rheumatherapie mit Phytopharmaka, Hippocrates, Stuttgart, 68–76
14. Frerick H, Biller A, Schmidt U (2001) Stufenschema bei Coxarthrose. Der Kassenarzt 5:34–41
15. Göbel H, Heinze A, Ingwersen M, Niederberger U, Gerber D (2000) Wirkmechanismus von Harpagophytum-procumbens-Extrakt LI 174 bei der Behandlung von unspezifischen Rückenschmerzen. Phytopharmaka VI – Forschung und klinische Anwendung. Steinkopff, Darmstadt, S 99–115
16. Hardin JG, Longenecker GL (1992) Handbook of drug therapy in rheumatic disease. Pharmacologic and clinical aspects. Little, Brown Co, Boston

17. Kammerer N, Fiebich B (2000) Antiinflammatory effects of Harpagophytum lysates in human monocytes. Herbal Medicinal Products for the Treatment of Pain. Southern Cross University Press, Lismore, Australia, S 40–45
18. Laudahn D (1999) Teufelskrallen-Extrakt zeigt hohe Effizienz in der Therapie chronischer Rückenschmerzen. Naturamed 14:9–13
19. Loew D (1995) Harpagophytum procumbens DC. Eine Übersicht zur Pharmakologie und Wirksamkeit. Erfahrungsheilkunde 44:74–79
20. NN (1. 9. 90 Korrektur) Monographie harpagophyti radix, Südafrikanische Teufelskrallenwurzel. Bundesanzeiger
21. Schendel UM (2001) Arthrose-Therapie: Verträglich geht es auch. Studie mit Teufelskrallenextrakt. Der Kassenarzt 29/30:36–39
22. Singh G, Ramey DR, Morfeld D, Shi H, Hartoum HT, Fries JF (1996) Gastrointestinal tract complications of nonsteroidal and inflammatory drug treatment in rheumatoid arthritis. Arch Intern Med 1156:1530–1536
23. Stucki G, Meier D, Stucki S, Michel BA, Tyndall Ag, Dick W, Theiler R (1996) Evaluation einer deutschen Version des WOMAC (Western Ontario und McMaster Universities) Arthroseindex. Z Rheumatol 55:40–49
24. Tippler B, Syrovets T, Loew D, Simmet T (1996) Harpagophytum procumbens: Wirkung von Extrakten auf die Eicosanoidbiosynthese in Ionophor A23187-stimuliertem Vollblut. Phytopharmaka II – Forschung und klinische Anwendung. Steinkopff, Darmstadt, S 95–100
25. Wegener T (1998) Die Teufelskralle (Harpagophytum procumbens DC) in der Therapie rheumatischer Erkrankungen. Z Phytother 19:284–294
26. Wegener T (1999) Therapie degenerativer Erkrankungen des Bewegungsapparates mit südafrikanischer Teufelskralle (Harpagophytum procumbens DC). Wiener Medizinische Wochenschrift 149:254–257
27. Wegener T (2001) Devils Claw: From African traditional remedy to modern analgesic and antiinflammatory. Herbal Gram 50:47–54
28. Wenzel P, Wegener T (1995) Teufelskralle – ein pflanzliches Antirheumatikum. Dtsch Apoth Ztg 135:1131–1144

Pharmakokinetik von Salicin nach oraler Gabe eines standardisierten Weidenrindenextraktes

B. Schmid[1], C. Biegert[1], I. Kötter[2], L. Heide[1]

[1] Pharmazeutische Biologie, Universität Tübingen;
[2] Medizinische Universitätsklinik Tübingen

Einleitung

Weidenrinde wird vielfach als eines der ersten Beispiele der modernen Arzneimittelentwicklung aus einer Arzneipflanze betrachtet: Vor 160 Jahren führte die chemische Oxidation von Salicin, einem Inhaltsstoff der Rinde des Weidenbaumes (lateinischer Name: *Salix*), zu einer neuen Substanz namens „Salicylsäure", und das acetylierte Derivat dieser Substanz (Acetylsalicylsäure, Aspirin®) wurde schließlich einer der erfolgreichsten Arzneistoffe in der Geschichte der Medizin.

Heute ist die Weidenrinde in das Europäische Arzneibuch aufgenommen. Die Kommission E des ehemaligen deutschen Bundesgesundheitsamtes befürwortet den Einsatz von Weidenrindenpräparaten für die Behandlung von „fieberhaften Erkrankungen, rheumatischen Beschwerden und Kopfschmerzen" [6] in einer Tagesdosis entsprechend 60–120 mg Salicin. Die European Scientific Cooperative on Phytotherapy (ESCOP) empfiehlt eine Dosis von bis zu 240 mg Salicin pro Tag [3]. Salicin wird als aktiver Bestandteil der Weidenrinde beschrieben und für die analgetische und antirheumatische Wirkung verantwortlich gemacht. Salicin wird nach oraler Aufnahme zu Salicylalkohol hydrolysiert (Abb. 1); dieser wird zu Salicylsäure oxidiert [4, 15]. Die anschließende Metabolisierung entspricht der von synthetischen Salicylaten: Salicylsäure wird zu Salicylursäure und Gentisinsäure umgewandelt, die über den Urin teilweise in Form von Glucuroniden ausgeschieden werden [14].

Bisher sind nur zwei Studien zur oralen Bioverfügbarkeit von Salicin im Menschen publiziert worden; sie führten zu unterschiedlichen Ergebnissen.

Nach oraler Gabe von 4000 mg (13,97 mmol) reinem Salicin an einen Probanden ergaben sich hohe Serumkonzentrationen an Salicylsäure; der Spitzenspiegel betrug 110 mg/l (800 µmol/l). Der Serumspitzenspiegel von Salicylsäure nach Einnahme von Salicin wurde etwas später erreicht als nach Einnahme einer äquimolaren Dosis an Natriumsalicylat, übereinstimmend mit der Tatsache, dass Salicin zuerst in Salicylsäure umgewandelt werden muss. Im 24-Stunden-Urin wurden 86% des insgesamt aufgenommenen Salicins in Form der üblichen Salicylsäuremetaboliten wiedergefunden, was auf eine gute orale Bioverfügbarkeit von reinem Salicin schließen lässt [15].

Im Gegensatz hierzu zeigte die orale Applikation eines Weidenrindenextraktes eine geringe Bioverfügbarkeit von Salicin: Nach Gabe von handelsüblichen Dragees, die Weidenrindenextrakt entsprechend 54,9 mg (0,192 mmol) Salicin enthielten, zeigten sich im Serum von 12 Probanden Spitzenkonzentrationen von nur 0,13 mg/l (0,94 µmol/l) Salicylsäure; dies entspricht nur 5% des Serumspie-

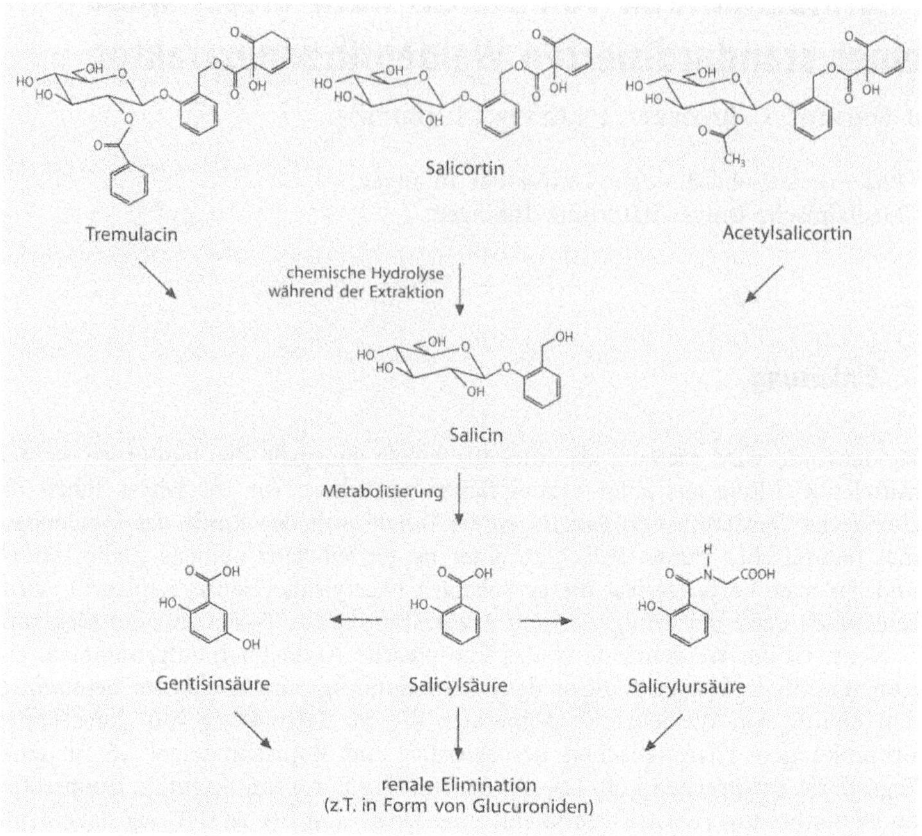

Abb. 1. Wichtige Inhaltsstoffe der Weidenrinde und Metabolisierung von Salicin beim Menschen

gels, der nach oraler Einnahme einer äquimolaren Menge an synthetischen Salicylaten zu erwarten gewesen wäre [10]. In dieser Studie erfolgte keine Salicylatbestimmung im Urin.

Wir haben eine pharmakokinetische Studie zur oralen Bioverfügbarkeit von Salicylaten aus Weidenrindenextrakt bei zehn Probanden durchgeführt. Ein chemisch standardisierter Weidenrindenextrakt wurde in Form von Filmtabletten eingesetzt. Metaboliten wurden sowohl im Serum als auch im Urin über einen Zeitraum von 24 Stunden bestimmt.

Versuchsmethoden

Ein Extrakt der Rinde von *Salix purpurea x daphnoides* wurde freundlicherweise von Salushaus GmbH (Brückmühl) zur Verfügung gestellt. Chemische Untersuchungen [9] zeigten einen Gehalt von 17,6% Gesamtsalicin. Filmtabletten mit 340 mg Extrakt (entsprechend 60 mg Salicin) wurden mit Hilfe der Zeller AG (Romanshorn, Schweiz) hergestellt. Der Überzug bestand aus Opadry Yellow und Macrogol 20000.

Zehn Probanden (sechs Männer, vier Frauen; Durchschnittsalter 34,6 Jahre; durchschnittliches Gewicht 69,4 kg; durchschnittliche Größe 176,8 cm) nahmen vor dem Frühstück um 8.30 Uhr (t=0 h) 2 Tabletten mit Weidenrindenextrakt und um 11.30 Uhr (t=3 h) zwei weitere Tabletten ein. Die Gesamtdosis betrug 1360 mg Weidenrindenextrakt, entsprechend 240 mg (838 µmol) Salicin. Um 9.00 Uhr (t=0,5 h) und um 12.00 Uhr (t=3,5 h) wurden zwei Standardmahlzeiten eingenommen. Eine erste Blutprobe wurde um 8.30 Uhr (t=0 h) abgenommen, und weitere Blutabnahmen erfolgten um 9.30 Uhr (t=1 h), 11.30 Uhr (t=3 h), 12.30 Uhr (t=4 h), 14.30 Uhr (t=6 h), 18.00 Uhr (t=9,5 h) und am darauffolgenden Tag um 8.00 Uhr (t=24 h). Die Blutproben wurden in Serum-Monovetten (Sarstedt) aufgefangen und sofort zentrifugiert. Urin wurde über 24 Stunden lang gesammelt (3–8 Proben pro Person). Der Zeitpunkt und das Volumen jeder Urinprobe wurde dokumentiert. Serum- und Urinproben wurden bis zur Analyse bei $-20\,°C$ gelagert.

Serum- und Urinproben wurden mittels High-Performance Liquid Chromatography (HPLC) nach einer modifizierten Methode nach Krivosíková et al. [7] untersucht. 500 µl Plasma oder Urin wurden durch Zugabe von 50 µl Phosphorsäure (85%), die 0,1 µmol 3,4-Dihydroxybenzoesäure als internen Standard enthielt, angesäuert und 2 s lang gevortext. Urinproben wurden anschließend durch Zugabe von 1 ml einer 2 N Schwefelsäure vier Stunden im Trockenschrank bei 100°C hydrolysiert.

Allen Proben wurde 1 ml kalter Ether zugegesetzt. Die Mischung wurde 10 s lang gevortext und bei $1000 \times g$ zentrifugiert, um die Phasen zu trennen. Die wässrige Phase wurde mit flüssigem Stickstoff eingefroren und die Etherphase in neue Vials abdekantiert. Die Etherphase wurde mit einem Vacuum Concentrator (Bachofer, Reutlingen) bei Raumtemperatur zur Trockene eingeengt. Der Rückstand wurde in 33,3 µl wässriger Phosphorsäure (0,1%) (Lösungsmittel 1) aufgenommen und zur Abtrennung fester Bestandteile 5 min bei $1000 \times g$ zentrifugiert.

Die Reverse-Phase HPLC wurde an einem Hewlett Packard 1090 Series II Liquid Chromatographen durchgeführt. Es wurde eine Nucleosil 120-5 RP 18-Säule (250×2 mm, Machery-Nagel) benutzt. Zur Elution wurden Phosphorsäure (0,1%) in Wasser (Lösungsmittel 1) und in Acetonitril (Lösungsmittel 2) in einem 40-minütigen linearen Gradienten von 5 auf 15% von Lösungsmittel 2 in Lösungsmittel 1 verwendet. Die Flussrate betrug 0,3 ml/min. Von den Serumproben wurden 25 µl und von den Urinproben 5 µl eingespritzt. Anhand eines Hewlett-Packard-Dioden-Array-Detektors wurden die UV-Absorptionen bei 305 nm und 238 nm erfasst. Die Absorption bei 305 nm diente zur Quantifizierung von Salicylsäure und die bei 238 nm für Gentisin- und Salicylursäure. Die Retentionszeiten betrugen: Gentisinsäure 7,4 min; Salicylursäure 19,8 min; Salicylsäure 31,4 min; interner Standard 7,1 min.

Ergebnisse

Eine einfache und empfindliche HPLC-Methode für die Bestimmung von Salicylsäure, Salicylursäure und Gentisinsäure in Serum und Urin wurde etabliert (siehe Versuchsmethoden). Die Kalibrierkurven waren für Konzentrationen im Bereich von 0,1 µmol/l bis 500 µmol/l linear. R^2-Werte für Salicylsäure, Salicyl-

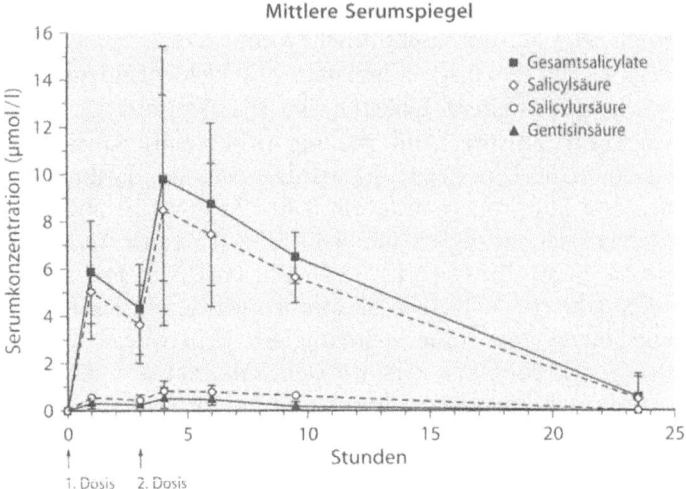

Abb. 2. Mittlere Serumspiegel an Salicylsäure, Gentisinsäure und Salicylursäure von 10 Probanden. „Gesamtsalicylate" stellt die Summe aus den drei Einzelkurven dar. Fehlerbalken geben das 95%-Konfidenz-Intervall (C.I.) des Mittelwertes an

ursäure und Gentisinsäure wurden zu 0,9832; 0,9868 bzw. 0,8436 berechnet. Der untere Grenzwert zur quantitativen Bestimmung betrug für alle drei Substanzen 0,1 µmol/l. In den Urinproben wurden die Salicylatglucuronide vor der HPLC-Analyse mit Schwefelsäure hydrolysiert. Serumproben wurden ebenfalls auf Glucuronide hin untersucht, allerdings wurden keine detektierbaren Mengen gefunden. Weder im Serum noch im Urin konnte Salicin oder Salicylalkohol nachgewiesen werden.

Abbildung 2 zeigt die gemessenen Serumspiegel der drei Salicinmetaboliten. Salicylsäure war erwartungsgemäß der bedeutendste Metabolit im Serum [area under the serum concentration-time curve (AUC) = 99,0 $\mu mol \cdot h \cdot l^{-1}$] entsprechend etwa 86% der Gesamtsalicylate. Salicylursäure (AUC = 10,7 $\mu mol \cdot h \cdot l^{-1}$) und Gentisinsäure (AUC = 4,9 $\mu mol \cdot h \cdot l^{-1}$) traten in kleineren Mengen auf.

Eine Stunde nach der ersten Dosis wurde ein Spitzenspiegel erreicht, dem eine schnelle Eliminierung folgte. Die zweite Dosis, die zur Zeit $t = 3$ h eingenommen wurde, führte zu einem weiteren Anstieg und ergab zur Zeit $t = 4$ h einen maximalen Serumspiegel von 9,8 µmol/l an Gesamtsalicylaten. Die Abnahme der Serumspiegel erfolgte nach der zweiten Dosis langsamer, was die Vermutung nahe legt, dass die Absorption von Salicin und Metabolisierung zu Salicylsäure noch nicht vollständig erfolgt war. Diese Verzögerung war besonders bei 2 Personen ausgeprägt, die vergleichsweise hohe Serumspiegel zur Zeit $t = 9$ h und $t = 24$ h aufwiesen. Die aus den Daten der anderen 8 Personen ermittelte durchschnittliche Eliminationshalbwertszeit von Salicylsäure wurde mit 2,45 h (SEM = 0,16 h) angegeben. Diese liegt im Bereich der bisher veröffentlichten Daten zur Pharmakokinetik von Salicylsäure und Salicin [8, 10, 15]. Es wurde abgeschätzt, dass zur Zeit $t = 24$ h 95% der renal eliminierten Salicylate ausgeschieden waren, d.h. nur 5% waren nach dieser Zeit noch über den Urin auszuscheiden.

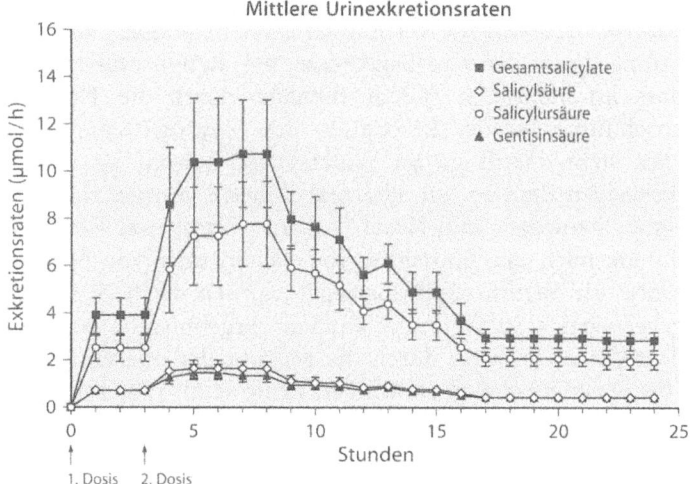

Abb. 3. Mittlere Urinexkretionsraten von Salicylsäure, Gentisinsäure und Salicylursäure von 10 Probanden. „Gesamtsalicylate" stellt die Summe aus den drei Einzelkurven dar. Fehlerbalken geben das 95%-Konfidenz-Intervall (C. I.) des Mittelwertes an

In den Urinproben wurden die Glucuronide chemisch hydrolysiert. Danach trat Salicylursäure als Hauptmetabolit auf (71% der Gesamtsalicylate), gefolgt von Salicylsäure (15%) und Gentisinsäure (14%). Urinproben wurden von jedem Probanden individuell zu nicht festgelegten Zeiten gesammelt. Für jede Probe wurden der Zeitpunkt der Probennahme und das Probenvolumen erfasst. Abbildung 3 zeigt die Exkretionsraten der drei Metaboliten, extrapoliert aus den Mengen, die in den einzelnen Urinproben bestimmt wurden. Die geschätzten Exkretionsraten stimmen gut mit den Serumkonzentrationen überein (Abb. 2 und Abb. 3). Zwischen Mitternacht und dem nächsten Morgen wurden wenige Urinproben gesammelt; Abbildung 3 zeigt deshalb nicht genau die während dieser Zeit zu erwartende allmähliche Abnahme der Eliminationsrate. Nach 24 Stunden wurden durchschnittlich 132 µmol Salicylate im Urin nachgewiesen, was 15,8% der oral eingenommen Salicindosis entspricht.

Diskussion

Nach oraler Gabe eines Weidenrindenextraktes in Form von Filmtabletten in einer Gesamtdosis entsprechend 240 mg Salicin ließ sich im Serum Salicylsäure als Hauptmetabolit von Salicin neben geringen Mengen an Gentisinsäure und Salicylursäure identifizieren. Salicylursäure war der Hauptmetabolit im Urin. Diese Ergebnisse stehen in Übereinstimmung zu den bisherigen Pharmakokinetikstudien mit Salicin und Salicylaten [8, 10, 15].

Salicylsäure-Spitzenspiegel traten innerhalb von weniger als 2 Stunden nach der Einnahme von Weidenrindenextrakt auf. Fötsch und Pfeifer [4] berichteten, dass Salicin stark durch isolierte Segmente des Rattendickdarms, aber nur in geringem Maße durch Segmente des Dünndarms hydrolysiert wurde. Eine Vorbehandlung der Ratten mit Neomycin führte zu einer starken Abnahme der Salicinhydrolyse, was die Vermutung einer Beteiligung der Darmflora nahe legt. Aufgrund dieser Ex-vivo-Ergebnisse bei Ratten wurde wiederholt angenommen, dass im Menschen Salicin ebenfalls durch die Flora in den unteren Darmabschnitten vor der Resorption des Aglykons Salicylalkohol hydrolysiert wird. Dies steht allerdings im Widerspruch sowohl zu unserer Studie als auch zu bisherigen Studien zur Pharmakokinetik von Salicin im Menschen nach oraler Gabe. Steinegger und Hövel [15] und Pentz et al. [10] fanden beide bereits eine Stunde nach der Einnahme von Salicin oder von Weidenrindenextrakt Salicylsäure im Serum. Spitzenspiegel wurden nach 1-3 Stunden beobachtet. Die gegenwärtige Studie zeigte ähnliche Ergebnisse. Dies gibt deutlich zu erkennen, dass die Absorption durch die Mukosa der oberen Darmabschnitte und möglicherweise im Magen stattfindet. Pentz et al. [10] zeigten, dass nach oraler Gabe eines Kombinationspräparates mit Salicin und Coffein, Salicylat im Serum fast genau so schnell auftrat wie Coffein.

In Übereinstimmung mit den zitierten früheren Studien, haben wir das genuine Glucosid Salicin im Serum nicht gefunden. Nach parenteraler oder rektaler Verabreichung am Menschen wird dagegen Salicin unverändert in den Urin ausgeschieden [15]. Nach oraler Gabe wird Salicin offensichtlich vor oder während der Absorption hydrolysiert. Der daraus entstehende Salicylalkohol wird zur Salicylsäure oxidiert; diese stellt den ersten detektierbaren Metaboliten im Serum dar.

15,8% des gesamten Salicingehaltes des oral verabreichten Weidenrindenextraktes waren mit unserer analytischen Methode im 24-Stunden-Urin in Form von unterschiedlichen Metaboliten nachweisbar. Da etwa 5% der Salicylate nach $t=24$ h noch nicht renal eliminert worden waren, kann vermutet werden, dass mindestens 16,6% des aufgenommenen Salicins absorbiert und zu Salicylaten metabolisiert worden waren.

Der Anteil des aufgenommenen Salicins, der im Serum in Form von Salicylsäure bioverfügbar ist, lässt sich aus der AUC (F=Cl·AUC/D; mit F=bioverfügbare Fraktion, Cl=Clearance, D=Dosis, berechnet als Salicylatäquivalente) berechnen. Wird der Literaturwert von 0,88 ml·min^{-1}·kg^{-1} [5] für die Salicylat-Clearance eingesetzt, führt die in unserer Studie bestimmte AUC (99,0 µmol·h·l^{-1}) zu einer Bioverfügbarkeit von 43,3%. Allerdings zeigt die Clearance von Salicylsäure eine hohe Variabilität zwischen den Testpersonen und wird vom Urin-pH-Wert, der Salicylatdosis, dem Alter und anderen Faktoren stark beeinflusst [8]. Basierend auf der Bioverfügbarkeit von 16,6%, die aus der Menge an nachgewiesenen Metaboliten im Urin berechnet wurde, würde eine renale Salicylat-Clearance nach Gabe eines Weidenrindenextraktes mit 0,34 ml·min^{-1}·kg^{-1} resultieren.

Die Bioverfügbarkeit von Salicin aus unseren Weidenrindentabletten war signifikant höher als jene, die von Pentz et al. [10] nach Einsatz von handelsüblichen Tabletten mit einer Kombination aus zwei unterschiedlichen Pflanzenextrakten erhalten wurde. Dies legt nahe, dass die Zusammensetzung und die pharmazeutische Formulierung von Weidenrindenzubereitungen eine wichtige Rolle für die Bioverfügbarkeit der Bestandteile spielen könnte.

Die AUC von Salicylat, die in dieser Studie nach Gabe eines Weidenrindenextraktes in einer Dosis entsprechend 240 mg Salicin erhalten wurde, war äquivalent zu jener, die nach Einnahme von 87 mg Acetylsalicylsäure zu erwarten gewesen wäre [1]. Der Serumspitzenspiegel an Salicylsäure betrug in unserer Studie etwa 1,2 mg/l. Wesentlich höhere Spitzenspiegel an Salicylsäure werden nach Gabe von analgetischen Dosen an Acetylsalicylsäure beobachtet [8]. Es scheint deshalb unwahrscheinlich zu sein, dass eine analgetische oder antirheumatische Wirkung der Weidenrinde allein durch Salicylsäure zustande kommt. Jedoch haben Ergebnisse aus mehreren randomisierten, placebo-kontrollierten Studien gezeigt, dass Weidenrinde einen analgetischen Effekt aufweist [2, 11-13]. Diese Ergebnisse lassen die Suche nach weiteren analgetischen Prinzipien von Weidenrindenextrakt sinnvoll erscheinen.

Zusammenfassung

Studienziel: Untersuchung der Pharmakokinetik von Salicin und seinen Hauptmetaboliten im Menschen nach oraler Gabe eines chemisch standardisierten Weidenrindenextraktes.

Methoden: 1360 mg Weidenrindenextrakt, entsprechend 240 mg (= 838 µmol) Salicin, wurde von 10 Probanden eingenommen, aufgeteilt in 2 gleiche Dosen zur Zeit t = 0 h und t = 3 h. Im Verlauf von 24 Stunden wurden Urin- und Serumspiegel von Salicylsäure und ihren Metaboliten Gentisinsäure und Salicylursäure mittels Reverse-Phase High-Performance Liquid Chromatography bestimmt. Die renale Exkretionsrate, Eliminationshalbwertszeit und absolute Bioverfügbarkeit der Salicylate wurden berechnet.

Ergebnisse: Als Hauptmetabolit von Salicin wurde Salicylsäure im Serum detektiert (86% der Gesamtsalicylate), neben Salicylursäure (10%) und Gentisinsäure (4%). Spitzenspiegel wurden innerhalb von weniger als 2 Stunden nach oraler Gabe erreicht. Die renale Elimination erfolgte hauptsächlich in Form von Salicylursäure. Der Spitzenserumspiegel der Salicylsäure betrug durchschnittlich 1,2 mg/l. Die gemessene Fläche unter der Serumkonzentrations-Zeitkurve (AUC) von Salicylsäure war äquivalent zu jener, die nach der Einnahme von 87 mg Acetylsalicylsäure zu erwarten gewesen wäre.

Schlussfolgerung: Weidenrindenextrakt in der üblichen therapeutischen Dosierung führt zu sehr viel niedrigeren Salicylatserumspiegeln als sie nach Gabe von analgetischen Dosen an synthetischen Salicylaten beobachtet werden. Die analgetische oder antirheumatische Wirkung der Weidenrinde lässt sich daher vermutlich nicht allein mit der Bildung von Salicylsäure erklären.

Danksagung. Wir danken den Probanden, die an der Studie teilgenommen haben. Salushaus GmbH, Bruckmühl, danken wir für die Bereitstellung eines standardisierten Weidenrindenextraktes, Zeller AG, Romanshorn, Schweiz, für die Hilfe bei der Herstellung und chemischen Untersuchung der Studienmedikation, Robugen GmbH, Esslingen, für technische Unterstützung in diesem Projekt und den Ärzten und dem Pflegepersonal der Medizinischen Universitätsklinik Tübingen für die Blutprobennahmen. Diese Studie wurde finanziell aus Mitteln des Alfried-Krupp-Förderpreises (an L.H.) unterstützt.

Literatur

1. Benedek IH, Joshi AS, Pieniaszek HJ, King S-YP, Kornhauser DM (1995) Variability in the pharmakokinetics of low dose aspirine in healthy male volunteers. J Clin Pharmacol 35:1181–1186
2. Chrubasik S, Eisenberg E, Balan E, Weinberger T, Luzzati R, Conradt C (2000) Treatment of low back pain exacerbations with willow bark extract: a randomized double-blind study. Am J Med 109:9–14
3. ESCOP (1997) Salicis cortex – Willow Bark. In: ESCOP Monographs, Fascicule 4. European Scientific Cooperative of Phytotherapy, Exeter
4. Fötsch G, Pfeifer S (1989) Die Biotransformation der Phenolglycoside Leiocarposid und Salicin – Beispiele für Besonderheiten von Absorption und Metabolismus glycosidischer Verbindungen. Pharmazie 44:710–712
5. Furst DE, Tozer TN, Melmon KL (1979) Salicylate clearance, the resultant of protein binding and metabolism. Clin Pharmacol Ther 26:380–389
6. Kommission E (1984) Salicis Cortex (Weidenrinde). Bundesanzeiger 228
7. Krivosíková Z, Spustova V, Dzurik R (1996) A highly sensitive HPLC method for the simultaneous determination of acetylsalicylic, salicylic and salicyluric acids in biological fluids: pharmacokinetic, metabolic and monitoring implications. Meth Find Exp Clin Pharmacol 18:527–532
8. Levi G (1979) Pharmacokinetics of salicylate in man. Drug Metab Rev 9:3–19
9. Meier B, Lehmann D, Sticher O, Bettschart A (1985) Identifikation und Bestimmung von je acht Phenolglykosiden in Salix purpurea und Salix daphnoides mit moderner HPLC. Pharm Acta Helv 60:269–275
10. Pentz R, Busse HG, König R, Siegers CP (1989) Bioverfügbarkeit von Salicylsäure und Coffein aus einem phytoanalgetischen Kombinationspräparat. Z Phytother 10:92–96
11. Schaffner W (1997) Weidenrinde – Ein Antirheumatikum der modernen Phytotherapie? In: Chrubasik S, Wink M (Hrsg) Rheumatherapie mit Phytopharmaka. Hippokrates, Stuttgart, S 125–127
12. Schmid B, Lüdtke R, Selbmann HK, Schaffner W, Kötter I, Tschirdewahn B, Heide L (2000) Wirksamkeit und Verträglichkeit eines standardisierten Weidenrindenextraktes bei Arthrose-Patienten: Randomisierte, placebo-kontrollierte Doppelblindstudie. Z Rheumatol 59:314–320
13. Schmid B, Lüdtke R, Selbmann HK, Schaffner W, Kötter I, Tschirdewahn B, Heide L (2001) Efficacy and tolerability of a standardized willow bark extract in patients with osteoarthritis: Randomised, placebo-controlled, double-blind clinical trial. Phytother Res 15:1–7
14. Steinegger E, Hövel H (1972) Analytische und biologische Untersuchungen an Saliceen-Wirkstoffen, insbesondere an Salicin: I. Identifizierungs-, Isolierungs- und Bestimmungsmethoden. Pharm Acta Helv 47:133–141
15. Steinegger E, Hövel H (1972) Analytische und biologische Untersuchungen an Saliceen-Wirkstoffen, insbesondere an Salicin. II. Biologische Untersuchungen. Pharm Acta Helv 47:222–234

Weidenrindenextrakt – Wirkungen und Wirksamkeit
Erkenntnisstand zu Pharmakologie, Toxikologie und Klinik

R. W. März[1], F. Kemper[2]

[1] Bionorica AG, Neumarkt, [2] Klinik Lohrey, Bad Soden-Salmünster

Einleitung

Weidenrinde und ihre Zubereitungen werden selbst von streng „orthodoxen" Schulmedizinern oft in Publikationen über analgetische oder antiinflammatorische Wirkstoffe angeführt, meist als natürlicher Ausgangspunkt für einen der bekanntesten Wirkstoffe der Welt, die Azetylsalizylsäure (ASS). Wissenschaftshistorisch ist das nicht korrekt, da es *Spirea ulmaria* war (jetzt: *Filipendula ulmaria*), die als Salizylsäuredroge („vegetabilisches Salicylat" (nach Madaus) [14]) dem ersten Azetylsalizylsäurepräparat der Welt den Namen gab: Aspirin®. Eine gewisse sachliche Berechtigung hat die oft bemühte Beziehung zwischen ASS und der Weidenrinde aber darin, dass Salizin als einer der Hauptinhaltsstoffe von Weidenrinde nach Hydrolyse und Resorption zu Salizylsäure metabolisiert wird.

Aus den zeitgenössischen Publikationen aus dem angelsächsischen Sprachraum [12, 13] bzw. Deutschland [7] wird aber deutlich, dass in England Salizin als Wirkstoff bevorzugt wurde, da es wohl – im Unterschied zur zu dieser Zeit schon (1874) im Industriemaßstab synthetisch hergestellten Salizylsäure – kein ernsthaftes Verträglichkeitsproblem aufwarf.

In Deutschland begann die Fabrikation der Salizylsäure nach der Patentierung des Syntheseverfahrens durch Kolbe im Jahre 1877, und die bis dahin aus Gaultheriaöl gewonnene Salizylsäure wurde durch die nur noch ein Zehntel so teure synthetisierte Form abgelöst. Im ersten Jahr wurden 4000 kg, im zweiten Jahr bereits 25000 kg produziert. Die Anwendung der Salizylsäure in der Medizin war allerdings durch deren schlechte lokale Verträglichkeit limitiert, und die vielfältigen Versuche, besser schmeckende und verträglichere Verbindungen zu finden, führten bis 1897 nicht zu einem deutlichen Erfolg. Erst durch die Azetylierung wurde ein echter Fortschritt erzielt, und 1899 begann das Aspirin® von Bayer seine einmalige Karriere als Wirkstoff. Mit dieser preiswerten Therapieoption trat auch in England das Salizin in den Hintergrund und die Weidenrinde natürlich erst recht.

Daran änderte auch eine 1948 publizierte Übersichtsarbeit von R. A. Mayer [15] zur Therapie mit einem *Cortex-Salicis*-Extrakt nichts. Erst eine erfolgreiche Pilotstudie, von Schaffner 1996 an der Universität Basel durchgeführt, hat die Aufmerksamkeit der Wissenschaft wieder auf die Weidenrinde gelenkt [17]. Ein Kombinationspräparat aus Passionsblumenextrakt und Weidenrindenextrakt, welches einen Weidenrindenanteil enthielt, mit dessen Tagesdosis 240 mg Salizin appliziert wurden, führte bei Patienten mit chronischen Rückenschmerzen unter Doppelblindbedingungen zu eindeutiger und signifikanter Schmerzverminderung. Seitdem wird, auch aufbauend auf den Arbeiten von Meier 1988 [16], wieder verstärkt über die Weidenrinde geforscht, mit bislang bemerkenswerten Ergebnissen.

Phytochemie von Weidenrindenextrakten

Weidenrindenextrakte werden üblicherweise anhand des Salizingehaltes in ihrer Qualität beurteilt; B. Meier hat die Stofflichkeit von Salixspezies in einer Habilitationsschrift der Eidgenössischen Technischen Hochschule Zürich umfassend bearbeitet [16]. Ohne im Rahmen dieser Übersicht näher auf die bislang in der Weidenrinde verschiedener Arten gefundenen Inhaltsstoffe eingehen zu können, sei hier nur hingewiesen auf Flavonoidglykoside, Flavanone, (+)-Catechin und kondensierte Flavanone (dimere und trimere Procyanidine). Die Monographie der Kommission E des damaligen Bundesgesundheitsamtes aus dem Jahre 1984 fordert eine Droge mit einem Salizingehalt von mindestens 1% und sie empfiehlt als mittlere Tagesdosis max. 120 mg Salizin (was rechnerisch einer theoretisch möglichen Salizylsäuredosis von 57 mg am Tag entspricht), die Monographie der ESCOP aus dem Jahre 1997 empfiehlt als Obergrenze der Dosierung Extrakt entsprechend 240 mg Salizin in der Tagesdosis [5]. Fertigarzneimittel, die diese Salizindosierungen erreichen wollen, müssen aus entsprechend salizinreicher Ausgangsdroge hergestellt werden. Man hat aus Kalkulationen über die in einem Extrakt möglichen Konzentrationen des Salizylsäureprodrugs Salizin Zweifel an der Sinnhaftigkeit der Therapie mit Weidenrindenextrakten abgeleitet, doch ergibt sich aus den im Folgenden dargestellten pharmakologischen und klinischen Daten eindeutig, dass die Wirksamkeit von Weidenrindenzubereitungen nicht allein vom Gehalt der Substanzen abhängen kann, die letztlich zu Salizylsäure metabolisiert werden oder werden können.

Zur Pharmakologie von Weidenrindenextrakten (WRE)

In-vivo-Untersuchungen

In einer umfangreichen Serie von pharmakologischen Tests mit einer Anzahl von Pflanzenextrakten untersuchte Leslie 1978 u.a. Weidenrindenextrakt (Ethanol-Wasser-Extrakt, 30%) im Hinblick auf analgetische und entzündungshemmende Effekte in entsprechenden In-vivo-Standardmodellen (soweit nicht gesondert erwähnt: weibliche Wistar-Ratten, n = 10/Gruppe) [10]. Die ED50 war 3,4 ml/kg im Modell der Adjuvans-induzierten Arthritis, 1,4 ml/kg im Modell der hitzeinduzierten Entzündung und 3,7 ml/kg im Dextran-induzierten Rattenpfotenödem. Die ED50 im Carrageenin-induzierten Rattenpfotenödem war 0,5 ml/kg bei einmaliger Gabe und 0,3 ml/kg nach zweimaliger Gabe (24 h und 2 h vor der Messung). Die Schmerzempfindung gegenüber zentralen Elektroreizen war nicht beeinflusst (ED50 >10 ml/kg). Im Writhing-Test lag die ED50 bei 4,2 ml/kg. Ebenfalls in einem Standardmodell (Hyperthermie durch Injektion von Hefe) wurde die antipyretische Wirkung untersucht. WRE zeigte eine ausgeprägte antipyretische Wirkung (ED50: 0,8 ml/kg). WRE in einer Dosierung von 1 ml/kg stimulierte die Produktion von Bronchialsekret um 19% und führte zu einem Anstieg der Transportgeschwindigkeit des Bronchialsekrets um 7%. Eine diuretische Aktivität war bis 5 ml/kg nicht festzustellen, unter Dosen >5 ml/kg wurde ein antidiuretischer Effekt beobachtet [10]. In vitro war die Wirkung dieses WRE auf die Plättchenaggregation gering. In vivo (Kaninchen, über 7 Tage behandelt) wurden nur die Kombination (0,25 ml/kg und 1 ml/kg) des Weidenrindenextraktes mit Primelwurzelextrakt sowie der Primelwurzelextrakt alleine (0,25 ml/kg und 1 ml/kg) nach ADP- und Collagenstimulation untersucht. Die Aggregationshemmung der Kombination war relativ deutlich ausgeprägt, aber vergleichbar der des Primelwurzelextraktes [10].

Glinko hat 1998 in einer neueren Studie [8] mit einem auf 12% Salizin standardisierten Weidenrindenextrakt die 3 Dosierungen 60 mg/kg, 100 mg/kg und 120 mg/kg des WRE und die 3 Dosierungen von Azetylsalizylsäure (ASS) 100 mg/kg, 300 mg/kg und 600 mg/kg auf verschiedene pharmakologische Effekte untersucht: analgetische Wirkungen an Mäusen im Hot-plate-Test, entzündungshemmende Wirkungen im Rattenpfotenödemtest (durch Carrageenin induziert; Wistar-Ratten, n = 10/Gruppe), die antipyretische Wirkung bei der Wistar-Ratte auf durch Hefeinjektion induziertes Fieber sowie Wirkungen auf das ZNS im Open-field-Test (nur WRE). Weiterhin wurde die Wirkung auf die Blutgerinnung ex vivo nach ADP-Stimulation untersucht; als Blutspender dienten 5 gesunde Freiwillige. WR-Extrakt in einer Dosierung von 60, 100 und 120 mg/kg war bei der Maus im Hot-plate-Test analgetisch, ASS erst bei 600 mg/kg. 120 mg/kg WRE war im Ausmaß der Entzündungshemmung gegenüber dem durch Carrageenin-induzierten Rattenpfotenödem (Wistar-Ratte) ASS 600 mg/kg vergleichbar. WR-Extrakt 100 und 120 mg/kg wirkten antipyretisch, WR-Extrakt 60 mg/kg in geringerem Maße. ASS war diesbezüglich schneller wirksam [8], aber hinsichtlich des Ausmaßes des Effektes nicht überlegen.

Die Magenschleimhaut der Maus erschien 5 Stunden nach einer einmaligen Gabe von WR-Extrakt in den Dosierungen 60 mg/kg, 100 mg/kg und 120 mg/kg makroskopisch ohne Läsionen (Beurteilungskriterium: makroskopische Beurteilung der Zahl der Petechien und Ulzerationen nach Bonnycastle [1]). In der 100-mg/kg-ASS-Gruppe wies eines von 10 Tieren keine erkennbaren Läsionen (0) auf, 7 Tiere hatten Läsionen ersten Grades (1), 2 Tiere Läsionen des zweiten Grades (2); unter 300 mg/kg wiesen 6 Tiere Läsionen ersten Grades auf und 4 Tiere Läsionen zweiten Grades. Unter der Dosis von 600 mg/kg wiesen alle 10 Tiere Läsionen zweiten Grades auf (Tabelle 1).

Eine LD50-Dosis für die Trockenextraktzubereitung konnte aufgrund zu geringer Toxizität nicht bestimmt werden. Die Blutgerinnung wird bei Ex-vivo-Behandlung des Blutes geringfügiger als unter ASS gehemmt, das Ausmaß der Hemmung ist aber deutlich: 20 µl einer ASS-Lösung [900 µl/ml] hemmten die Aggregation um 35%, 40 µl einer WRE-Lösung [900 µl/ml] hemmten die Aggregation um 15%, 100 µl einer WRE-Lösung [900 µl/ml] um 25%. Aufgrund des Ex-vivo-Ansatzes sind die Ergebnisse allerdings nur mit Vorbehalt zu interpretieren [8].

In-vitro-Untersuchungen zu Wirkmechanismen

Fiebich untersuchte WRE (aus Assalix®) auf antiinflammatorische Effekte *in vitro* [6]. Die Stimulation humaner Monozyten führt zu einer starken Produktion und Freisetzung der Cytokine IL-1β, IL-6 und TNFα sowie zu einer verstärkten Frei-

Tabelle 1. Effekt von Azetylsalizylsäure (ASS) und Weidenrindenextrakt (WRE) auf die Magenschleimhaut von Mäusen [8], Klassifizierung nach Bonnycastle [1]

Tier-Nr.	Kontrolle	ASS 100	ASS 300	ASS 600	WRE 60	WRE 100	WRE 120
1	0	1	1	2	0	0	0
2	0	1	1	2	0	0	0
3	0	1	1	2	0	0	0
4	0	2	2	2	0	0	0
5	0	2	2	2	0	0	0
6	0	1	1	2	0	0	0
7	0	1	1	2	0	0	0
8	0	1	2	2	0	0	0
9	0	1	1	2	0	0	0
10	0	0	2	2	0	0	0

setzung von PGE2, welche von COX-2 abhängig ist. Weidenrindenextrakt in Dosierungen von 100 µg/ml inhibiert die Freisetzung von TNFα; die IC50 liegt bei 150 µg/ml. Ebenfalls gehemmt wird die Freisetzung von IL-6; die IC50 ist 200 µg/ml. Dosen zwischen 10 und 50 µg des WRE erhöhen die Freisetzung von IL-1β, während Dosen ab 100 µg/ml diese hemmen. Diese Mechanismen müssen noch am Patienten (humaner Vollblutassay) bestätigt werden. Da WRE in vivo verstoffwechselt wird, konnten die In-vitro-Tests nur die Wirkungen von WRE *vor* Resorption und Metabolisierung zeigen, d.h. die Wirkungen derjenigen Stoffe, die im Zuge der Resorption nicht metabolisiert werden.

Zusammenfassung der Ergebnisse der pharmakologischen Studien

WRE (wässrig-ethanolisch 30%) wies in verschiedenen Standard-in-vivo-Modellen ausgeprägte antiinflammatorische Effekte und eine deutliche analgetische Wirksamkeit auf: Die jeweilige ED50 liegt je nach Ratte und Modell zwischen 0,3 ml/kg für das Carrageenin-induzierte Rattenpfotenödem nach wiederholter Gabe, 3,4 ml/kg für die Adjuvans-induzierte Arthritis bei der Ratte bzw. 3,7 ml/kg für das Dextran-induzierte Rattenpfotenödem, die Schmerzempfindung gegenüber zentralen Elektroreizen wird aber von Dosierungen unter 10 ml/kg nicht beeinflusst [10].

Im Rattenpfotenmodell war eine WRE-Dosierung von 120 mg/kg vergleichbar stark wirksam wie eine Dosis von 600 mg/kg ASS, im Hot-plate-Test waren die geprüften Dosierungen von 60, 100 und 120 mg/kg erkennbar antinozizeptiv [8].

Die in der älteren Literatur häufig beschriebenen antipyretischen Eigenschaften wurden auch im In-vivo-Versuch bestätigt, im Vergleich zu ASS dauert es länger, bis die gleiche Wirkung erreicht wird [8]. Nicht uninteressant ist, dass Weidenrindenextrakt im modifizierten Perry&Boyd-Modell die Produktion und die Transportgeschwindigkeit von Bronchialsekret erhöht [10].

Die In-vitro-Versuche geben erste Hinweise auf die beeinflussten Mediatoren; danach wird die Freisetzung von TNFα und IL-6 sowie PGE2 aus stimulierten humanen Monozyten gehemmt, die Wirkung auf IL-1β hängt von der Höhe der Dosis ab, da niedrige Dosen stimulieren und höhere Dosen die Freisetzung hemmen [6]; in klinischen Studien sollten diese Mechanismen bevorzugt untersucht werden.

Bemerkenswert an den Ergebnissen ist a) dass für eine mit ASS gleichwertige antiinflammatorische Wirkung bei der Maus nur ein Bruchteil der WRE-Dosis erforderlich war und b) diese Dosis des WR-Extraktes (120 mg/kg) geringere Reizerscheinungen an der Magenschleimhaut hervorrief als die niedrige Dosis (100 mg/kg) von ASS. Nachdem, rein rechnerisch, in der 120-mg/kg-Dosis des WR-Extraktes nur 1/60 der Salizylsäuremenge enthalten sein kann wie in der 600-mg/kg-Dosis von ASS, muss, wenn sich diese Ergebnisse bestätigen lassen, die Rolle der Salizylsäure in der Weidenrinde wohl neu bewertet werden; auch die Ergebnisse von Schmid [18] bestätigen diese Auffassung.

Zur Toxikologie von Weidenrindenextrakten

Akute Toxizität. In einer Studie zur akuten Toxizität [10] mit einem ethanolisch-wässrigen WRE wurde eine LD50 von 28 ml/kg bei der Maus ermittelt. In der gleichen Größenordnung lagen Baldrianwurzelextrakt (24 ml/kg), Rosskastaniensamenextrakt (25 ml/kg), Enzianwurzelextrakt (25 ml/kg), Kamillenblütenextrakt (25 ml/kg), Löwenzahnwurzelextrakt (28 ml/kg) und Schottischer Whisky (70° proof) (28 ml/kg). Ethanol (30%) wies im Vergleich dazu eine LD50 von 42 ml/kg auf; die LD50 von Salbeiblätterextrakt, Thymianblätterextrakt, Crataegusblätterextrakt und einigen anderen oft eingesetzten Drogenextrakten lag im Bereich zwischen 30 und 40 ml/kg Körpergewicht. Mit 20 ml/kg wies Primelwurzelextrakt die niedrigste LD50 von den getesteten Extrakten auf. In der Studie von A. Glinko [8] gelang es nicht, ausreichend WR-Trockenextrakt für die Ermittlung einer LD50 zu verabreichen.

Chronische Toxizität und Reproduktionstoxizität. Die Kombination aus Primelwurzelextrakt und Weidenrindenextrakt mit einem Plasmolysat von *Candida utilis* wurde in einer 13-Wochen-Toxizitätsstudie an Ratten in einer Dosierung von 1,6 ml/kg per Schlundsonde verabreicht. Unter der o. g. Kombination wurden keinerlei Hinweise auf eine schlechte Verträglichkeit gefunden. Die o. g. Zubereitung hatte auch keine negativen Effekte auf die Reproduktion weiblicher Ratten und keine teratogenen Effekte beim Kaninchen. Die verwendete Dosierung der o. g. Kombination von 1,6 ml/kg entspricht der von 100 ml bei einem 60 kg schweren Menschen. Der Anteil Weidenrindenextrakt an 100 ml dieser Rezeptur beträgt 35 ml (WRE, wässrig-ethanolisch 30/70) [11].

Zusammenfassung der toxikologischen Daten

Die akute Toxizität von Weidenrindenextrakt liegt für einen ethanolisch-wässrigen Extrakt (30%) bei 28 ml/kg bei der Maus, für den Trockenextrakt konnte eine letale Dosis nicht ermittelt werden [8]. Für eine Einschätzung der Langzeittoxizität, der Reproduktionstoxizität und der Teratogenität stehen nur indirekte Erkenntnisse aus Studien zu einer Kombination mit Primelwurzelextrakt zur Verfügung, aus denen allerdings kein Hinweis auf ein entsprechendes Risiko abzuleiten ist. Bemerkenswert sind die Befunde von Glinko [8], dass die hohe Dosis des WR-Extraktes (120 mg/kg) geringere Reizerscheinungen an der Magenschleimhaut hervorrief als die niedrige Dosis (100 mg/kg) von ASS, die nur wenig antiinflammatorische Effekte zeigte, während die in der Wirkung äquipotente Dosis von ASS ausgeprägt ulzerogene Effekte an der Magenschleimhaut aufwies.

Klinische Pharmakologie

Zur Pharmakokinetik des Weidenrindenextraktes bzw. seiner wirksamkeits(mit)bestimmenden Inhaltsstoffe

Im Rahmen der klinischen Studie von Schmid [18–20] wurden pharmakokinetische Untersuchungen mit dem eingesetzten Prüfpräparat (1 Filmtablette enthielt 340 mg WR-Extrakt (z. B. in Assalix®) entsprechend 61,8 mg Gesamtsalizin) durchgeführt. Die Tagesdosis von 2×2 Filmtabletten wurde in *zwei Dosen* im Abstand von 3 Stunden gegeben. Abbildung 1 zeigt die Kinetik der Stoffwechselprodukte Salizylsäure, Salizylursäure und Gentisinsäure, getrennt sowie als „Gesamtsalizylate" ausgewertet. Jeweils 1 Stunde nach Einnahme ist ein maximaler Blutspiegel der Gesamtsalizylate zu beobachten. Die einzelnen gemessenen Substanzen verhalten sich sehr ähnlich.

Einfluss auf die Blutgerinnung

Bedingt durch die häufig formulierten historischen Beziehungen des Aspirin® zum Weidenrindenextrakt wird mehr oder weniger automatisch auch der Einfluss der ASS auf die Thrombozytenaggregation auf Weidenrindenzubereitungen übertragen, obwohl dieser zunächst sehr spezifisch für die ASS ist, da er eben durch die

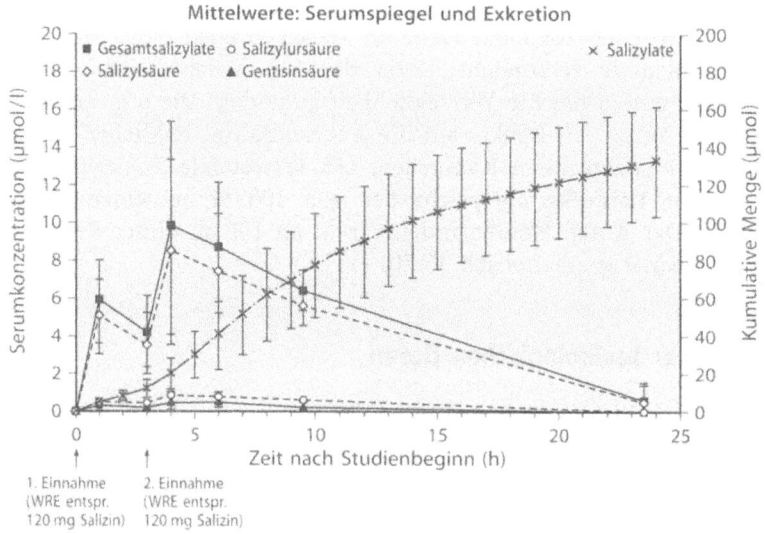

Abb. 1. Serumspiegel von Gesamtsalizylat bzw. Salizylsäuremetaboliten aus der Studie von Schmid [18]. Mit freundlicher Genehmigung des Autors

Tabelle 2. Aggregabilität der Thrombozyten nach einer 28-tägigen Behandlung mit Placebo (n = 16) bzw. Assalix® 2×2 Dragees (n = 19) bzw. 100 mg Aspirin® (n = 16). Nach [9]

Stimuliert mit:	Placebo	Assalix®	Aspirin®
Arachidonsäure (500 µg/ml)	78%	61%	13%
Adenosindiphosphat (2×10^{-5} mol)	89%	68%	76%
Collagen (0,18 µg/ml)	82%	68%	75%

Tabelle 3. Studie wie Tabelle 2. Mittlere Dauer in Minuten (Mittelwert, Standardabweichung) bis zur maximalen Plättchenaggregation unter Assalix® 2×2 Dragees bzw. Placebo bzw. 100 mg Aspirin®. Nach [9]

Stimuliert mit:	Placebo	Assalix®	Aspirin®
Arachidonsäure (500 µg/ml)	3,14 (0,74)	3,61 (1,8)	4,37 (2,26)
Adenosindiphosphat (2×10^{-5} mol)	2,60 (0,9)	3,03 (0,75)	4,06 (1,34)
Collagen (0,18 µg/ml)	2,54 (0,82)	2,47 (0,92)	4,64 (1,2)

Azetylgruppe bedingt ist und nicht durch die Salizylsäure. Niedrige Dosen der ASS (100 mg–300 mg) weisen eine ausgeprägte Wirkung auf die Blutgerinnung auf, da die Azetylgruppe nach Abspaltung der Salizylsäure irreversibel hemmend auf die Zyklooxygenase des Thrombozyten wirkt, wodurch es zu einer Funktionsstörung des Thrombozyten kommt, die ebenfalls irreversibel ist. Eine klinisch relevante Thrombozytenaggregationshemmung besteht deshalb einige Tage fort, bis die Thrombozytenpopulation des Körpers ausreichend erneuert ist.

Hinsichtlich der Wirkungen von Weidenrindenextrakt auf die Thrombozytenfunktion hat Krivoy im Rahmen einer klinischen Studie untersucht, inwieweit einschlägige Effekte nachweisbar sind [9]. Bei insgesamt 51 Patienten wurde die Wirkung einer Therapie mit Assalix® (N = 19; 2×2 Dragees/Tag) bzw. entsprechendem Placebo (N = 16; 2×2 Dragees/Tag) bzw. Aspirin® (N = 16; 100 mg/Tag) auf die Plättchenaggregation nach Stimulation mit Arachidonsäure, Adenosindiphosphat und Collagen untersucht (Tabelle 2 und 3).

Ein Einfluss der WRE-Einnahme (2×2 Dragees/Tag, entsprechend 240 mg Gesamtsalizin/Tag) auf die Blutgerinnung ist demnach erkennbar, er ist jedoch unter Arachidonsäurestimulation deutlich geringer als der Einfluss von 100 mg Aspirin®/Tag. Unter Adenosindiphosphat- und Collagenstimulation ist der Einfluss deutlicher ausgeprägt als von 100 mg Aspirin®/Tag. Aus den vorliegenden Daten kann man ableiten, dass die maximal mögliche Aggregation durch WRE reduziert wird, der Einfluss auf den Zeitverlauf aber vergleichsweise gering ist.

Wirksamkeitsstudien mit Weidenrindenextrakten

Pilotstudie: Behandlung des Wirbelsäulensyndroms mit einem Extrakt aus Weidenrinde und Passionsblume

Schaffner berichtete über eine placebokontrollierte doppelblinde Pilotstudie mit 21 Patienten mit Zervikal-, Lumbal- oder degenerativem Wirbelsäulensyndrom, die über einen Zeitraum von 2 Wochen täglich mit einer Kombination von Extrakten aus Weidenrinde und Passionsblumenkraut behandelt wurden [17]. Die Tagesdosis von 2160 mg Weidenrindenextrakt (2×2 Dragees) in dieser Studie enthielt u.a. 240 mg Salizin. Auf der visuellen Analogskala, als Standardverfahren zur Schmerzintensitätsbestimmung durch den Patienten, wurde eine deutliche und signifikante (relative) Schmerzreduktion beobachtet (Verum: –40%; Placebo: –18%). Ebenfalls zeigte sich eine tendenzielle Verminderung der Druckschmerzempfindlichkeit (Test mittels Dolorimeter).

Wirksamkeit und Verträglichkeit der Behandlung von Cox- und Gonarthrosen mit einem standardisierten Weidenrindenextraktpräparat

In der Dissertation von Schmid wurden 78 Patienten im Rahmen einer placebokontrollierten Studie mit Cox- oder Gonarthrose mit einem WRE (entsprechend WRE in Assalix®), in der Tagesdosis 240 mg Salizin enthaltend, über eine Zeit von 2 Wochen therapiert [18–20]. Hauptzielkriterium war hier die Verbesserung der Schmerzvariable eines validierten Scores, des „Western Ontario and McMaster Universities Osteoarthritis Index" (WOMAC); als Begleitvariablen wurden der Verlauf visueller Analogskalen in einem Patiententagebuch zu Schmerz- und Bewegungseinschränkung, die zeitliche Veränderung aller WOMAC-Teilscores zu Schmerz, Steifigkeit und Funktionsfähigkeit sowie des Gesamtscores, die globalen Abschlussbeurteilungen sowie die Sicherheitsbewertung dokumentiert. Sowohl in der Intention-to-treat- (78 von 86 Patienten traten in die Studienphase ein) als auch in der Per-protocol-Auswertung (n=68) zeigte sich die signifikante, mit der Therapiedauer an Stärke zunehmende Überlegenheit der WRE-Therapie (WRE entsprechend 240 mg Salizin/Tag) gegenüber Placebo bzgl. des Schmerzscores; in der Größenordnung wurden diese Ergebnisse mit Ergebnissen zu chemisch definierten Antirheumatika, als dem Tenoxicam vergleichbar und dem Diclofenac leicht unterlegen, beurteilt.

Parallel durchgeführte Bioverfügbarkeitsuntersuchungen an 10 gesunden Probanden mit der gleichen Tagesdosis WRE ergaben Serumspiegel der Salizylsäure, wie sie bei der Einnahme von ca. 40–50 mg Azetylsalizylsäure zu erwarten gewesen wäre. Daraus wird gefolgert, dass außer Salizin noch weitere wirksamkeitsrelevante Stoffe enthalten sein müssen.

Offene Vergleichsstudie von Assalix® vs. Standardtherapie bei akuten Rückenschmerzen

In dieser offenen, randomisierten, kontrollierten Vergleichsstudie mit einem dritten Therapiearm, der eine schulmedizinische Standardarzneimitteltherapie i.d.R. mit nichtsteroidalen Antirheumatika erhielt, wurde die Wirksamkeit von

Assalix® in Dosierungen entsprechend 120 mg (Gruppenbezeichnung W120) und 240 mg (Gruppenbezeichnung W240) Salizin/Tag untersucht [4]. Nur Patienten mit akuten Rückenschmerzen und einer Schmerzhistorie von >6 Monaten wurden eingeschlossen. Nach 4 Wochen Therapie war der Anteil der Patienten ohne Schmerzen (an 5 Tagen in der letzten Behandlungswoche) in der Gruppe W240 n=42 (eingeschlossen: n=115), in der Gruppe W120 n=26 (eingeschlossen: n=112) und in der Gruppe C (Kontrolle mit normaler Medikation (nichtsteroidale Antirheumatika + Begleitmaßnahmen)) n=40 (eingeschlossen: n=224; Gruppenunterschied: $p<0{,}001$). Ebenfalls zeigten sich signifikante Unterschiede im Arhus-Score sowie in den einzelnen Bereichen dieses Scores (Gruppenunterschied $p><0{,}001$).

Patienten der beiden Gruppen W120 und W240 hatten die Möglichkeit, eine Zusatzmedikation zu bekommen. In Gruppe W240 erhielten 31 Patienten eine analgetische Zusatzmedikation, in Gruppe W120 48 Patienten. Die Responderrate (Anzahl schmerzfreier Patienten) war in der W240-Gruppe ohne Zusatzmedikation mit 41% genauso hoch wie im gesamten W240-Kollektiv. In der W120-Gruppe ohne weitere Schmerzmedikation lag die Responderrate nur bei 8%, im Vergleich zu 19% des gesamten W120-Kollektivs. Zum Vergleich: die Responderrate in der Gruppe C war 18%.

Wirksamkeit von verschiedenen Dosierungen von Assalix® bei Exazerbationen von chronischen Rückenschmerzen

In dieser kontrollierten, doppelblinden, randomisierten Studie von Eisenberg wurde die Wirksamkeit von Assalix® in Dosierungen entsprechend 120 mg (Gruppenbezeichnung W120) und 240 mg (Gruppenbezeichnung W240) Salizin/Tag gegenüber Placebo untersucht [2].

Eingeschlossen waren 210 Patienten (je 70 Patienten in 3 Gruppen) mit Exazerbationen chronischer Rückenschmerzen. Bereits nach 2 Wochen waren in der Gruppe W240 wesentlich mehr Patienten schmerzfrei als in der Gruppe P (Placebo). Nach 4 Wochen Therapie betrug der Anteil der in den letzten 5 Tagen Schmerzfreien in der Gruppe W240 n=27, in der Gruppe W120 n=15 und in der Gruppe P n=4 (Gruppenunterschied $p<0{,}001$). Die Intent-to-treat-Analyse des Hauptzielkriteriums Schmerzfreiheit zeigte eine signifikante Abhängigkeit der Wirksamkeit von der Dosis des Verums ($p<0{,}001$). Die mediane relative Änderung des Arhus-Index war signifikant höher in der Gruppe W240 (Score 54) als in der Gruppe W120 (Score 44) und als in der Gruppe Placebo (Score 0) in der Intention-to-treat-Auswertung ($p<0{,}001$). Ebenfalls waren die 3 Einzelscores des Arhus-Index signifikant ($p<0{,}001$) dosisabhängig verbessert. Die mediane relative Änderung des Subscores „Schmerz" war signifikant höher in der Gruppe W240 als in der Gruppe W120 ($p<0{,}001$), die Subscores zu Invalidität und Bewegungseinschränkung zeigten eine deutlich dosisabhängige Verbesserung.

Behandlung von akuten Rückenschmerzen mit Assalix® im Vergleich mit dem COX-2-Hemmer Rofecoxib®

In dieser offenen, randomisierten Studie von Chrubasik wurde über 4 Wochen die Wirksamkeit und Verträglichkeit von Assalix® versus Vioxx®, einem selektiven Cox-2-Hemmer, bei Patienten mit akuten Rückenschmerzen untersucht [3].

Hierbei zeigte sich, dass die Tagesdosis von 2×2 Dragees Assalix® (WRE entsprechend 240 mg/kg Salizin) genauso wirksam war wie Vioxx® (12,5 mg). Nach 4 Wochen hatten sich die Rückenschmerzparameter, wie der Schmerzindex, Arhus-Index und der globale Schmerzindex, in beiden Gruppen vergleichbar gebessert. Diese Übereinstimmung in der Wirksamkeit von Assalix® und Vioxx® sollte jedoch noch in einer Äquivalenzstudie überprüft werden. Die multivariate Analyse des Rückenschmerzindex gab keinen Hinweis auf unterschiedliche Wirkprofile. Lediglich die Größe des Ausgangsschmerzes korrelierte positiv mit der Größe des Rückgangs.

Verträglichkeit

Aus den publizierten klinischen Studien liegen mittlerweile Verträglichkeitsdaten zu 320 mit Weidenrindenextrakt behandelten Patienten vor. 309 dieser Patienten wurden mit dem gleichen Wirkstoff (Extrakt) behandelt, von denen 42 ein für die Prüfung formuliertes Präparat erhalten haben, 267 mit einer Formulierung, die mit dem im Handel befindlichen Assalix® identisch ist, davon wiederum 182 eine Dosierung von lediglich 2×1 Dragee am Tag. Die Prävalenz angegebener Nebenwirkungen der Studien im klinisch-pharmakologischen Kontext beträgt 35,8%, siehe Tabelle 4, bei jeweils vergleichbarer Prävalenz unter Placebo (35,2%). Studien im klinisch-pharmakologischen Bereich weisen regelmäßig höhere Nebenwirkungsraten auf als herkömmliche Therapiestudien mit Patienten. Derartige Studien weisen hier Prävalenzen um 3–5% auf (Tabelle 5). Die Kontrollgruppe mit aktiver Medikation (typische Therapie des niedergelassenen Orthopäden) ist die Nebenwirkungsprävalenz mit 6,7% höher als in den zugehörigen Weidenrindenvergleichsgruppen (3,8% (2×1 Assalix®) bzw. 4,8% (2×2 Assalix®)), siehe Ta-

Tabelle 4. Unerwünschte Arzneimittelwirkungen in Studien mit klinisch-pharmakologischen Fragestellungen

Studie und Gruppengröße	WRE entsprechend einer Salizindosis von 240 mg/Tag		Vergleichsgruppe Placebo (einschl. eventueller Komedikation)	
Schaffner 1997 [17] n = 21 (V: n = 11; P: n = 10)	Magenbeschwerden Müdigkeit Kopfschmerzen	1 1 1	Magenbeschwerden Müdigkeit	2 1
	Gesamt	3	Gesamt	3
Schmid 2000 [19] n = 86 (V: n = 42; P: 44)	Allerg. Reaktion Magenbeschwerden Sonstige	6 3 8	Allerg. Reaktion Magenbeschwerden Sonstige	5 7 16
	Gesamtzahl UAW Patienten mit UAW	17 16	Gesamtzahl UAW Patienten mit UAW	28 16
Zahl Patienten mit UAW		19		19
Fallzahl (Total)		53		54
Rel. Häufigkeit		35,8%		35,2%

Tabelle 5. Unerwünschte Arzneimittelwirkungen in Studien aus klinischen Therapiestudien

Studie und Gruppengröße	WRE entsprechend einer Salizindosis von 120 mg/Tag		WRE entsprechend einer Salizindosis von 240 mg/Tag		Vergleichsgruppe: Aktive Medikation (Varia)		Vergleichsgruppe: Placebo (einschließlich eventueller Komedikation)	
Chrubasik, Künzel et al. 2001 [4] n = 451 (W120: n = 112; W240: n = 115; C: n = 224)	Magenbeschwerden	4	Magenbeschwerden	2	Magenbeschwerden	9		
	allergische Reaktion	1	allergische Reaktion	2				
	Interaktion Marcumar	1	sonstige	3	sonstige	6		
	Gesamt	6	Gesamt	7	Gesamt	15		
Chrubasik, Eisenberg et al. 2000 [2] n = 210 (W120 n = 70; W240: n = 70; P: n = 70)	allergische Reaktion	1	Schwindel u. a.	2			Magenbeschwerden	3
							trockener Mund	1
						Schwindel u. a.	2
	Gesamt	1	Gesamt	2			Gesamt	6
Gesamtfallzahl mit UE	7		9		15		6	
Fallzahl (total)	182		185		224		210	
Rel. Häufigkeit	3,8%		4,8%		6,7%		2,8%	

belle 5. Keine der Nebenwirkungen war „schwerwiegend", es handelte sich um Magen- oder Verdauungsbeschwerden vorübergehender Natur und um allergische Reaktionen. Aufmerksam sollte auf einen Fall gemacht werden, bei dem von einer Interaktion mit Marcumar® berichtet wurde. Noch erscheinen die Fallzahlen zu klein, um ein präzises Verträglichkeitsprofil darstellen zu können.

Zusammenfassung

Zum Zeitpunkt der Aktualisierung dieser Übersicht liegen eine kontrollierte, doppelblinde Pilotstudie und 4 kontrollierte klinische Studien vor, 2 davon doppelblind gegen Placebo durchgeführt. Drei dieser Studien wurden mit dem gleichen Fertigarzneimittel (Assalix®) durchgeführt. Der Extrakt des Prüfpräparates der Studie von Schmid ist ebenfalls der in Assalix® verwendete Extrakt, auch die Formulierung unterscheidet sich nur marginal. Die Pilotstudie mit dem Kombinationspräparat Passiflora/Weidenrinde) von Schaffner hat sicher den Anstoß zu den weiteren Studien gegeben. Sie wurde mit einem Kombinationsprodukt durchgeführt, das ebenfalls Weidenrindenextrakt entsprechend einer Gesamtdosis von 240 mg Salizin enthielt.

Neben der Pilotstudie zeigen zwei placebokontrollierte Studien übereinstimmend eine signifikante Wirksamkeit von WRE im Vergleich zu Placebo, eine davon bei Gonarthrose und Coxarthrose, die andere bei exazerbierten chronischen Rückenschmerzen. Eine offene Vergleichsstudie bei exazerbierten Rückenschmerzen zeigt einen den orthopädischen Standardmaßnahmen offensichtlich überlegenen Effekt, und eine randomisierte Vergleichsstudie einen der Neuentwicklung Rofecoxib, einem COX-2-Hemmer, gleichwertigen Effekt in der gleichen Indikation (2×2 Dragees, entsprechend 240 mg Salizin/Tag). Auch für die 2×1-Dosierung wurde eine signifikante Wirksamkeit gegenüber Placebo gezeigt. Es gibt aus den vorliegenden klinischen Daten keinen Hinweis darauf, dass mit der Erhöhung der Dosierung die Häufigkeit und/oder die Schwere von Nebenwirkungen zunimmt.

Die pharmakokinetischen Daten, die zur Tagesdosis von Weidenrindenextrakt entsprechend 240 mg Salizin vorliegen, entsprechen hinsichtlich der im Serum gemessenen Salizylatkonzentrationen etwa denen nach 87 mg Azetylsalizylsäure. Da diese Dosis keine schmerzhemmenden oder entzündungshemmenden Wirkungen aufweist, folgt, dass weitere Inhaltsstoffe vorhanden sein müssen, die ebenfalls für die Wirksamkeit relevant sind. Aus den bisher vorliegenden pharmakologischen Daten aus zwei In-vivo-Modellen ist ähnliches abzuleiten, da für ein vergleichbares Ausmaß der Wirkung im Hot-plate-Test und im Rattenpfotenödemtest ein mehrfaches von ASS erforderlich war. Die in den pharmakologischen Untersuchungen eingesetzte maximale Dosierung von Weidenrindenextrakt (120 mg/kg) zeigte in Bezug auf die Magenschleimhaut kein erkennbares Schädigungspotenzial, geringer als das einer ASS-Dosierung von 100 mg/kg, die nur geringfügig antinozizeptive und antiphlogistische Effekte aufwies. Stoffgruppen, die in Frage kommen, sind in relevanter Konzentration nachweisbar.

Für die für Weidenrinde z.B. in den Monographien der ESCOP oder der Kommission E vorgeschlagenen Indikationen „Rheumatische Erkrankungen, Behandlung von Schmerzzuständen (z.B. Kopfschmerzen weniger schwerer Ausprägung)" liegen nun auch klinische Wirksamkeitsnachweise vor, die auf GCP-Niveau durchgeführt sind. Für die Behandlung fieberhafter Erkrankungen existieren noch keine klinischen Studien, jedoch pharmakologische Daten, die eindeutige Wirkungen zeigen. Sehr bemerkenswert sind die im Rahmen der Dissertation von A. Glinko beobachteten Wirkungen auf die Magenschleimhaut, wonach der WRE auch in hohen Dosierungen keine erkennbaren Läsionen hervorzurufen vermag.

Was die Dosierung von Weidenrindenextrakt in Assalix® betrifft, zeichnet sich eine deutlich bessere Wirksamkeit für eine Extraktdosis entsprechend 240 mg Salizin am Tag ab, was für Assalix® eine Dosierungsempfehlung von 1–2×2 Dragees bedeuten würde. Dies entspräche auch einer konsequenten Auslegung der Kommission-E-Monographie, die die *mittlere Tagesdosis* auf eine Extraktmenge entsprechend 120 mg Salizin bezieht. Hinweise auf eine durch die Dosiserhöhung veränderte Verträglichkeit gibt es aus den klinischen Studien nicht. Was die Formulierung von Gegenanzeigen betrifft, erscheint die Grundhaltung, den Weidenrindenextrakt prinzipiell als „Salizylsäurevariante" aufzufassen (aus 240 mg Salizin können theoretisch maximal 115 mg Salizylsäure entstehen), als sehr vorsichtig, doch kann man aus größer angelegten klinischen Studien zur Verträglichkeit sowie ergänzenden toxikologischen Untersuchungen Korrekturen dieser Grundhaltung erwarten.

Literatur

1. Bonnycastle DD (1964) Evaluation of Drug Actvities. Academic Press, London New York
2. Chrubasik S, Eisenberg E, Balan E, Weinberger T, Luzzati R, Conradt C (2000) Treatment of low back pain exacerbations with willow bark extract: a randomized double-blind study. American Journal of Medicine 109:9–14
3. Chrubasik S (2001) Treatment of low back pain with a herbal or synthetic antirheumatic: A randomized controlled study. Rheumatol 40:1388–1393
4. Chrubasik S, Künzel O, Black A, Conradt C, Kerschbaumer F (2001) Potential economic impact of using a proprietary willow bark extract in outpatient treatment of low back pain: an open non-randomised study. Phytomedicine 8:241–251
5. ESCOP (Anonymous) (1997) Monograph Salicis cortex – Willow bark. In: European Scientific Cooperative on Phytotherapy (ed) ESCOP Monographs on the Medical Uses of Plant Drugs, vol Fascicule 4, pp 1–7
6. Fiebich BL (2000) In-vitro-Untersuchung von WRE (Assalix®) auf antiinflammatorische Effekte (persönliche Mitteilung)
7. Fröhner E (1890) Lehrbuch der Arzneimittellehre für Thierärzte, 2. Aufl. Verlag von Ferdinand Enke, Stuttgart
8. Glinko A (1998) Pharmacological properties of a standardized extract from Willow Bark (Cortex salicis). Chair of Pharmacology and Toxicology. Pomeranian Academy of Medicine, Szczecin
9. Krivoy N, Pavlotzky E, Chrubasik S, Eisenberg E, Brook G (2001) Effect of salicis cortex extract on human platelet aggregation. Planta Medica 67:209–212
10. Leslie G (1978) A pharmacometric evaluation of nine bio-strath herbal remedies. Medica 10:31–47
11. Leslie G, Salmon G (1979) Repeated dose toxicity studies and reproductive studies on nine bio-strath herbal remedies. Swiss Medicale 1:43–45
12. MacLagan T (1876) The treatment of acute rheumatism by salicin (part 1). The Lancet 342–343
13. MacLagan T (1876) The treatment of acute rheumatism by salicin (part 2). The Lancet 601–604
14. Madaus G (1938) Lehrbuch der biologischen Heilmittel. Thieme, Leipzig
15. Mayer R, Mayer M (1948) Biologische Salizylattherapie mit Cortex salicis (Weidenrinde) Pharmazie 4:77–81
16. Meier B (1988) Analytik, chromatographisches Verhalten und potenzielle Wirksamkeit der Inhaltsstoffe salicylathaltiger Arzneipflanzen Mitteleuropas, Abtlg. V. Eidgenössische Technische Hochschule, Zürich
17. Schaffner W (1997) Weidenrinde – Ein Antirheumatikum der modernen Phytotherapie. In: Chrubasik S, Wink M (eds) Rheumatherapie mit Phytopharmaka. Hippokrates, Stuttgart, S 125–127
18. Schmid B (1998) Behandlung von Cox- und Gonarthrosen mit einem Trockenextrakt aus Salix purpurea x daphnoides. Plazebokontrollierte Doppelblindstudie zur Kinetik, Wirksamkeit und Verträglichkeit von Weidenrinde. Dissertation Eberhard-Karls-Universität, Tübingen
19. Schmid B, Lüdtke R, Selbmann HK, Koetter I, Tschirdewahn B, Schaffner W (2000) Wirksamkeit und Verträglichkeit eines standardisierten Weidenrindenextraktes bei Arthrose-Patienten: Randomisierte, placebo-kontrollierte Doppelblindstudie. Z Rheumatologie 59:314–320
20. Schmid B, Kötter I, Heide L (2001) Pharmacokinetics of salicin after oral administration of a standardised willow bark extract. Eur J Clin Pharmacol 57:387–391

Therapiestudien bei Herz-Kreislauf-Erkrankungen

Wirksamkeit und Verträglichkeit eines Weißdornbeerenextraktes (ROB 10) bei Patienten mit Herzinsuffizienz im Stadium NYHA II

B. Hempel[1], N. Rietbrock[2]

[1] Robugen GmbH Esslingen, [2] Lemgo

Einleitung

Gemäß der Monographie der Kommission E aus dem Jahre 1994 ist die klinische Wirksamkeit von Crataegus bei Herzinsuffizienz NYHA II nur mit zwei bestimmten Extrakten aus Crataegusblätter bzw. -blüten nachgewiesen. Diese Extrakte werden hergestellt durch Extraktion von Crataegusblättern mit Blüten mittels Ethanol 45 Vol.-% oder Methanol 70 Vol.-% bei einem Droge-Extrakt-Verhältnis von 4–7:1. Zahlreiche klinische Studien (u.a. 1–6) sind mit diesen Extrakten durchgeführt worden, die bei Herzinsuffizienz NYHA II eine Erhöhung der Belastungstoleranz [7], eine Zunahme der linksventrikulären Funktion [8] sowie eine Verbesserung subjektiver Beschwerden bei gleichzeitiger Senkung des Druck-Frequenz-Produktes zeigen [9].

Für Crataegusbeeren führt die Monographie der Kommission E aus: „Aufgrund der Inhaltsstoffe, die sich quantitativ (Flavonoide) als auch qualitativ (oligomere Procyanidine) nur wenig von denen der Droge Weißdornblätter mit Blüten unterscheiden, könnten für die Droge ähnliche pharmakodynamische Wirkungen angenommen werden, wie sie für Weißdornblätter mit Blüten nachgewiesen wurden. ... Die Wirksamkeit ... ist durch klinische Studien jedoch nicht belegt."

Ein Extrakt aus frischen Weißdornbeeren (ROB 10) wird als Bestandteil eines Kombinationspräparates[1]) seit Jahrzehnten verwendet. Für diesen Extrakt war es erforderlich, neben bereits durchgeführten klinisch-pharmakologischen Arbeiten [10] auch eine klinische Studie bei Herzinsuffizienz NYHA II durchzuführen.

Spezifikation des Prüfpräparates

Der Weißdornbeerenextrakt (ROB 10) wird hergestellt durch Mazeration frischer oder eingefrorener Weißdornbeeren mit Ethanol 96 Vol.-% im Verhältnis 1:1.

Droge-Extrakt-Verhältnis (DEV):   1:1,4 (1,3–1,5)
Ethanolgehalt: 60 Vol.-% (57–63 Vol.-%)
Trockenrückstand: 8% (7–9%)
Procyanidingehalt (berechnet als Cyanidin HCl):   mind. 0,3%

---

[1]) Korodin® Herz-Kreislauf-Tropfen, Hersteller: Robugen GmbH, Esslingen

Tabelle 1. Gehalt an Leitsubstanzen

Leitsubstanz	Methode	ROB 10	Blätter/blütenextrakt
Procyanidine	Porter et al. [17]	0,52%	18,2%
Flavonoide	DAB 1999	0,02%	1,01%
Hyperosid	HPLC	0,02%	1,46%

Die dünnschichtchromatographische Untersuchung auf Flavonoide im Vergleich zum monographiekonformem Extrakt aus Crataegusblätter mit Blüten sowie den Referenzsubstanzen Rutosid, Chlorogensäure und Hyperosid nach der Methode des Europäischen Arzneibuches (Ph.Eur. 2000) zeigt eine große Ähnlichkeit der Banden der beiden Extrakte. Bei der Untersuchung auf Procyanidine sind Catechine und Epicatechine in beiden Extrakten enthalten. Im Gehalt dieser Leitsubstanzen gibt es jedoch beträchtliche Unterschiede (Tabelle 1).

Studiendesign und Patienten

Die Studie wurde als randomisierte, prospektive, doppelblinde, placebokontrollierte Parallelgruppenstudie in den Praxen zweier niedergelassener Ärzte gemäß den Richtlinien der Good Clinical Practice durchgeführt. Als Placebo diente eine wie das Verum gefärbte 60%ige Ethanollösung. Alle Patienten wurden vor Beginn der klinischen Prüfung ausführlich aufgeklärt und ihr schriftliches Einverständnis eingeholt. Der Prüfplan wurde von der zuständigen Ethikkommission begutachtet und genehmigt.

Die Patienten wurden in die Studie aufgenommen beim Vorliegen einer Herzinsuffizienz im Stadium NYHA II unterschiedlicher Ätiologie mit einer Ejektionsfraktion >45%. Neben den in klinischen Prüfungen üblichen Ausschlusskriterien wurden Patienten nicht aufgenommen beim Vorliegen klinisch-relevanter Begleiterkrankungen sowie beim Auftreten einer Dyspnoe bei pulmonaler Erkrankung. Die Mehrzahl der Patienten erhielt eine Begleitmedikation. An herzwirksamen Medikamenten erhielten in der Placebogruppe 1 Patient einen ACE-Hemmer, 6 einen Ca-Antagonisten und 2 ein Diuretikum, in der Verumgruppe 1 Patient ein Antiarrhythmikum, 7 einen Ca-Antagonisten und 4 ein Diuretikum. Diese Therapie sollte vier Wochen vor Behandlungsbeginn nicht verändert worden sein und durfte auch während der Studie nicht geändert werden. Patienten ohne kardial wirksame Medikamente zu Beginn der Studie erhielten keine zusätzliche Medikation.

Studienablauf

Nach zweiwöchiger Vorbehandlung mit 3-mal täglich 25 Tropfen Placebolösung wurden die Patienten randomisiert und erhielten danach für zwölf Wochen 3-mal täglich 25 Tropfen ROB 10 oder weiterhin Placebolösung. Untersuchungszeitpunkte waren der Beginn der Studie, nach 6 Wochen und nach 12 Wochen. Hauptzielparameter war die Gesamtbelastungszeit auf dem Fahrradergometer bei Randomisierung und nach 12-wöchiger Behandlung. Als Nebenzielgrößen wurden eine Verbesserung der Symptome, der Lebensqualität (Minnesota-Fragebogen) und der Dyspnoe anhand einer visuellen analogen Skala beurteilt. Zusätzlich wurde der Dyspnoe-Müdigkeitsindex vor und nach der zwölfwöchigen Behandlung ermittelt. Der Prüfplan wurde entsprechend den Anforderungen der „Note for guidance on the clinical investigation of medicinal products in the treatment of cardiac failure (CPMP/EWP/235/95)" erstellt.

Ergometrie. Die Untersuchung wurde auf einem Fahrradergometer in sitzender Position durchgeführt. Die Belastung wurde mit 20 Watt begonnen und danach jede Minute um Stufen von 20 Watt gesteigert. Es wurde symptomlimitiert belastet, d.h. bis zum Auftreten einer deutlichen Belastungsdyspnoe und/oder Ermüdung.

Minnesota-Score. Die Lebensqualität wurde anhand des standardisierten Fragebogens *Minnesota Living with Heart Failure Questionnaire* [11] überprüft. Der Fragebogen besteht aus 21 Fragen, die den physischen und emotionalen Bereich des Patienten betreffen. Die Fragen müssen vom Patienten jeweils auf einer Skala von 0, d.h. „nicht zutreffend", bis hin zu 5, d.h. „sehr starke Beschwerden", angekreuzt werden. Anschließend wird ein Summenscore errechnet.

Dyspnoe-Müdigkeits-Index. Als weiterer Nebenzielparameter wurde der Dyspnoe-Müdigkeits-Index [12] untersucht. Er besteht aus 3 Teilen, anhand derer der Arzt die allgemeine Leistungsfähigkeit sowie das Auftreten von Dyspnoe und/oder Ermüdung in Abhängigkeit von Schweregrad und Geschwindigkeit der Arbeit beurteilt. Anschließend wurden die Ergebnisse dieser 3 Teilbereiche zu einem Gesamtindex addiert.

Dyspnoe – visuelle analoge Skala. Der Patient wurde nach jeder Fahrradergometrie gebeten, auf einer 100-mm-Skala das Ausmaß der Atemnot zu markieren. Diese Skala beginnt mit „keine Atemnot" (0 mm) und endet mit „schwerer Atemnot" (100 mm). Aus dieser Skala wurde der Wert in Millimeterangabe ermittelt.

Statistik

Die ITT (intent to treat-)Auswertung der Zielvariablen „Gesamtbelastungszeit" stützte sich auf ein kovarianzanalytisches Modell mit den zu eliminierenden Einflussgrößen Ausgangsniveau, Zentrum und die Wechselwirkung Zentrum/Behandlung. Die Bestimmung der Stärke des Effekts der Behandlung stützt sich dementsprechend auf die um diese Einflüsse adjustierten Differenzen der Mittelwerte der Beobachtungen am Ende der Studie bzw. bei vorzeitigem Abbruch auf den letztverfügbaren Wert zwischen den beiden Behandlungen.

Stichprobenumfänge waren geplant worden auf der Basis eines einseitigen Signifikanzniveaus von $\alpha = 0{,}025$, eines minimalen relevanten Unterschiedes von 1 Minute bei einer Standardabweichung von 1,4 Minuten [14]. β wurde auf höchstens 0,1 festgesetzt und Neudefinition anhand einer geplanten adaptiven Interimsanalyse [13] nach 21 Patienten je Gruppe durchgeführt.

Ergebnisse

Patienten. An der Studie nahmen insgesamt 88 Patienten teil, von denen 86 nach Ende der Run-in-Phase aufgenommen wurden. 85 Patienten wurden zumindest einmal behandelt. Von der Auswertung ausgeschlossen wurden 2 Patienten. Bei einem dieser Patienten wurde ein Muskelfaserriss festgestellt, ein zweiter Patient lag oberhalb der festgesetzten Altersgrenze von 85 Jahren. Nach der Entblindung stellte sich heraus, dass dieser Patient Verum mit guter Wirksamkeit erhalten hatte. Bei einem Patienten entwickelte sich eine Krebsmetastase. Dieser Fall konnte mit „last value carried forward" ausgewertet werden. In die Auswertung wurden mithin 83 Patienten einbezogen. Die demographischen Daten zeigt Tabelle 2.

Belastungstoleranz. Die Belastungszeit stieg unter ROB 10 um 67 s (17%) von im Mittel 397,4 auf 464,4 s an. Demgegenüber betrug der Anstieg unter Placebo nur 23,9 s (6%) von im Mittel 411,4 auf 435,3 s (Tabelle 3). Daraus ergibt sich für die Differenz der kardial begrenzten Leistungsfähigkeit nach ROB 10 bzw. Placebo ein Anstieg von im Mittel 38,9 s zugunsten von ROB 10 (95% Konfidenzintervall 5,7–72,1 s).

Tabelle 2. Patienten (absolute Häufigkeiten bzw. Mittelwerte)

Patienten	ROB 10	Placebo
Patientenzahl	44	44
Männlich	13	24
Weiblich	31	20
Alter (J)	66,5 ± 7,8	63 ± 7,6
Größe (cm)	164,2	166,7
Gewicht (kg)	78,1	74,6

Tabelle 3. Wirkung der Medikation auf Belastungszeit, Minnesota-Score, visuelle analoge Skala für Dyspnoe (Dyspnoe-VAS), Dyspnoe-Müdigkeits-Index

Woche			Ausgangswerte		Nach 6 Wochen		Nach 12 Wochen	
Parameter	Medikation	n	MW	Std.	MW	Std.	MW	Std.
Belastungszeit (s)	Placebo	42	**411,4**	167,8	**422,6**	169,3	**435,3**	172,6
	ROB 10	41	**397,4**	149,6	**439,1**	179,4	**464,4**	184,3
Minnesota-Score	Placebo	42	**42,4**	14,1	**37,9**	12,1	**34,6**	12,7
(Punktzahl)	ROB 10	39	**44,1**	12,6	**36,6**	12,6	**30,6**	14,4
Dyspnoe-VAS (mm)	Placebo	42	**57,3**	11,4	**57,9**	10,4	**54,8**	12,5
	ROB 10	41	**56,6**	9,9	**54,2**	11,9	**50,5**	14,0
Dyspnoe-Müdigkeits-	Placebo	42	**8,3**	0,9	–	–	**8,9**	0,5
Index	ROB 10	41	**8,4**	0,8	–	–	**9,4**	1,3

MW = arithmetischer Mittelwert; *Std.* = Standardabweichung

Klinik und Lebensqualität. Parallel zur Zunahme der Belastungstoleranz unter ROB 10 zeigte sich ein Trend zur Verbesserung der klinischen Symptomatik und Lebensqualität.

Im standardisierten Minnesota-Fragebogen zur Lebensqualität nimmt unter ROB 10 die Punktzahl (Reduktion der Punktzahl = Verbesserung) im Gesamtscore von 44,1 auf 30,6 ab (31%). Auch unter Placebo nimmt diese Punktzahl ab, die Differenz vor und nach Behandlung beträgt jedoch nur 18% (34,6 vs. 42,4; Tabelle 3).

Auch hinsichtlich der für Patienten mit Herzinsuffizienz (NYHA II) typischen Beschwerden Dyspnoe und Müdigkeit ist unter ROB 10 ein Trend zur Besserung zu beobachten. So zeigt sich am Ende der Behandlung im Dyspnoe-Müdigkeits-Index eine Zunahme des Gesamtindex um 12% (9,41 vs. 8,37). Der Anstieg unter Placebo beträgt 8% (8,92 vs. 8,26) und ist damit geringer (Tabelle 3).

Schließlich zeigt sich auch noch bei der Auswertung der visuellen analogen Skala für Dyspnoe unter ROB 10 im Vergleich zu Placebo eine tendenzielle Besserung. Auf dieser Skala, auf welcher der Patient nach der Belastungsuntersuchung das Ausmaß seiner Atemnot selbst markiert, ist unter ROB 10 eine Abnahme um 6,1 mm (11%) von im Mittel 56,6 auf 50,5 mm festzustellen. Nach Placebo beträgt die Abnahme hingegen nur 2,5 mm (4%; 54,8 vs. 57,3 mm; Tabelle 3).

Verträglichkeit. Während der Behandlungszeit sind insgesamt ein schweres unerwünschtes Ereignis (SAE) und 48 unerwünschte Ereignisse (AE) aufgetreten. Bei dem SAE handelte es sich um ein akut aufgetretenes Ekzem in der Placebogruppe, das einer Behandlung in einer Klinik bedurfte. Bei den weiteren AEs traten 26 unter Placebo und 22 unter ROB 10 auf. Bei einem Patienten in der ROB-10-Gruppe trat eine leichte Übelkeit auf, für die der behandelnde Arzt einen Zusammenhang zur Studienmedikation vermutete. Für alle anderen AEs sah man keinen Zusammenhang zur Studienmedikation. Auch der Vergleich von breitangelegten Laborwertkontrollen vor und nach der Studie ergaben keinerlei Hinweis auf klinisch bedeutsame Veränderungen im Untersuchungszeitraum.

Diskussion

Die positive Beeinflussung der Belastungstoleranz durch ROB 10 ist mit der eines monographiekonformen Extraktes aus Crataegusblättern/blüten vergleichbar. Bei letzteren war neben einer Zunahme der Belastungstoleranz auch eine Verbesserung der Hämodynamik, nachgewiesen durch Echokardiographie und Radionuklidventrikulographie, zu verzeichnen [2, 8].

Die Belastungstoleranz ist ein relevantes Kriterium bei Patienten mit leichter Herzinsuffizienz im Stadium NYHA II [14–16]. Offensichtlich besteht ein linearer Zusammenhang zwischen Belastungszeit und dem Risiko von Letalität und anderen kardialen Ereignissen [16].

Parallel zur Steigerung der Belastungstoleranz unter ROB 10 zeigte sich ein Trend zur Verbesserung der Sekundärparameter Minnesota-Score, Dyspnoe-Müdigkeits-Index und visuelle analoge Skala für Dyspnoe. Auch diese Befunde stehen im Einklang mit Untersuchungen monographiekonformer Extrakte aus Crataegusblättern/blüten. Die Verbesserung der hämodynamischen Situation führte zu einer Steigerung der Leistungsfähigkeit und zu einem Rückgang von Kurzatmigkeit und Knöchelödemen [15].

Neben der klinischen Wirksamkeit ist eine gute Verträglichkeit von ROB 10 festzustellen. In der Verum- wie in der Placebogruppe gab es keine mit der Behandlung assoziierende Nebenwirkung. Auch dieser Aspekt unterstreicht den Vorteil der Behandlung mit klinisch geprüften Crataegusextrakten bei Patienten mit Herzinsuffizienz im Stadium NYHA II im Gegensatz zur herkömmlichen Therapie, welche gerade bei älteren Patienten risikobelastend sein kann.

Zusammenfassung

Ein Crataegusfrischbeerenextrakt (ROB 10: Droge-Extrakt-Verhältnis = 1:1,4 (1,3–1,5); Ethanolkonzentration 60 Vol.-%) wurde in einer randomisierten, doppelblinden, prospektiven, placebokontrollierten Parallelgruppenstudie auf Wirksamkeit und Verträglichkeit bei 88 Patienten mit Herzinsuffizienz im Stadium NYHA II geprüft.

Nach einer zweiwöchigen Run-in-Phase erhielten die Patienten 3-mal täglich 25 Tropfen ROB 10 oder Placebo über 12 Wochen. Eine bestehende Therapie der Herzinsuffizienz wurde nicht geändert.

Der Hauptzielparameter Belastungstoleranz, gemessen auf dem Fahrradergometer, verbesserte sich um 38,9 s durch ROB 10 (Konfidenzintervall 95%: 5,2–72,1) gegenüber Placebo.

Die Nebenzielparameter-Lebensqualität (Minnesota-Fragebogen), Dyspnoe-Müdigkeits-Index und Dyspnoe-VAS zeigten eine tendenzielle Verbesserung durch ROB 10 gegenüber Placebo.

Die Verträglichkeit wurde als sehr gut beurteilt.

ROB 10 zeigt damit eine mit monographiekonformen Crataegusblätter/blüten-Extrakt vergleichbare klinische Wirksamkeit in Bezug auf die gemessenen Parameter.

Literatur

1. Brixius K, Frank K, Münch G et al (1988) WS 1442 (Crataegus-Extrakt) wirkt am insuffizienten menschlichen Myokard kontraktionssteigernd. Herz/Kreislauf 30:28–33
2. Eichstädt H, Bäder M, Danne O et al (1988) Crataegus-Extrakt hilft dem Pat. mit NYHA II-Herzinsuffizienz. Therapiewoche 39:3288–3296
3. Ernst FD, Reuler G, Walper A (1994) Hämodynamische und hämorheologische Wirkungen von Crataegus-Extrakt. Münch med Wochenschr 136 (Suppl):57–59
4. Förster A, Förster K, Bühring M, Wolfstädter KD (1994) Crataegus bei mäßiger reduzierter linksventrikulärer Auswurffraktion – Ergospirometrische Verlaufsuntersuchungen bei 72 Patienten in doppelblindem Vergleich mit Plazebo. Münch med Wochenschr 138 (Suppl 136/I):21–26
5. Iwamoto M, Ishizaki T, Sato T (1981) Klinische Wirkung von Crataegutt bei Herzerkrankungen ischämischer und/oder hypertensiver Genese. Planta Medica 42:1–16
6. Leuchtgens H (1993) Crataegus-Spezialextrakt WS 1442 bei Herzinsuffizienz NYHA II. Fortschr Med 111:352–354
7. Tauchert M, Ploch M, Hübner WD (1994) Wirksamkeit des Weißdorn-Extraktes LI 132 im Vergleich mit Captopril. Münch med Wochenschr 136 (Suppl 1):27–33

8. Weikl A, Noh HS (1992) Der Einfluß von Crataegus bei globaler Herzinsuffizienz. Herz und Gefäße 12:516–522
9. Weikl A, Assmus KD, Neukum-Schmidt A, Zapfe G, Noh HS, Siegrist J (1996) Crataegus Special Extract WS 1442. Assessment of objective effectiveness in patients with heart failure (NYHA II). Fortschritte der Medizin 114(24):291–296
10. Mang C, Herrmann V, Butzer R, Roll S, Wolff GK, Belz GG (1997) Crataegus fructi extract: a placebo-controlled study on haemodynamic effects of single and repetitive doses in normal volunteers. Eur J Clin Pharm Ther 52 (suppl):A 59
11. Rector TS, Cohn JN (1992) Assessment of patient outcome with the Minnesota Living with Heart Failure questionnaire: Reliability and validity during a randomized, double-blind, placebo-controlled trial of pimobendan. Am Heart J 124:1017–1025
12. Stoller JK, Ferranti R, Feinstein AR (1986) Further specification and evaluation of a new clinical index for dyspnea. Am Rev Respir Dis 134:1129–1134
13. Bauer P, Köhne K (1994) Evaluation of experiments with adaptive interim analyses. Biometrics 50:1029–1041. Correction in Biometrics 52:380 (1996)
14. Frishman WH, Glasser S, Stone P, Deedwania PC, Johnson M, Fakouhi TD (1999) Comparison of controlled-onset, extended-release Verapamil with Amlodipin and Amlodipin plus Atenolol on exercise performance and ambulatory ischemia in patients with chronic stable angina pectoris. Am J Cardiol 83:507–514
15. Guyatt GH, Sullivan MJ, Thompson PH, Fallen EL, Pugsley SO, Taylor DW, Berman LB (1985) The 6-minute walk: a new measure of exercise capacity in patients with chronic heart failure. Canadian Medical Association Journal 132(8):919–923
16. Roger VL, Jakobsen SJ, Pellikka POA, Miller TD, Bailey KR, Gersh BJ (1998) Prognostic value of treadmill exercise testing: a population-based study in Olmsted County, Minnesota. Circulation 98 (25):2836–2841
17. Porter LJ, Hrstich LN, Chan BG (1986) The conversion of procyanidins and prodelphinidins to cyanidin and delphinidin. Phytochemistry 25:225

Wirksamkeit und Verträglichkeit des Crataegus-Extraktes WS®1442 bei Patienten mit Herzinsuffizienz im Stadium NYHA III im Vergleich zu Placebo

M. Tauchert

Klinikum Leverkusen GmbH, Leverkusen

Ziel der vorliegenden randomisierten, multizentrischen, placebokontrollierten Doppelblindstudie war es, die Wirksamkeit einer Langzeittherapie mit dem Crataegus-Extrakt WS®1442 (900 mg bzw. 1800 mg) als Add-on-Therapie zu 50 mg Triamteren und 25 mg Hydrochlorothiazid bei Patienten mit fortgeschrittener Herzinsuffizienz (NYHA-Stadium III) zu untersuchen. Gleichzeitig wurden mögliche Dosis-Wirkungs-Beziehungen, Verträglichkeit und Sicherheit des Präparates untersucht.

Insgesamt wurden 209 Patienten nach einer vierwöchigen Auswaschphase randomisiert und entweder mit WS®1442 1800 mg/Tag (n=69), WS®1442 900 mg/Tag (n=70) oder Placebo (n=70) 16 Wochen lang behandelt. Der konfirmatorische Prüfparameter war die Belastungstoleranz in der sitzend in den Wochen 0, 8 und 16 durchgeführten Fahrradergometrie. Wesentliche Nebenzielgrößen der Prüfung waren typische Beschwerden der Herzinsuffizienz (Leistungsminderung, Abgeschlagenheit, Ermüdbarkeit und Belastungsdyspnoe) und das Ausmaß der subjektiven Beeinträchtigung durch körperliche und Allgemeinbeschwerden (Beschwerdenliste nach von Zerssen). Die Befragung der Patienten fand bei Beginn sowie nach 8 und 16 Wochen Therapie statt. Die Wirksamkeit und die Verträglichkeit von WS®1442 wurden sowohl durch die Patienten als auch durch die Prüfärzte beurteilt, wobei die Sicherheit des Präparates zusätzlich an Hand der Dokumentation von unerwünschten Ereignissen und des Sicherheitslabors überwacht wurde.

Wichtige Ausschlusskriterien waren:
- NYHA-Stadium I, II oder IV,
- Behandlung mit Digitalisglykosiden während der letzten 6 Monate,
- Arbeitstoleranz in der Fahrradergometrie >75 W für 2 min in der Auswaschphase,
- Instabile Angina pectoris oder Myokardinfarkt innerhalb der letzten 6 Monate,
- Vorhofflimmern oder Kammer-Arrhythmien ≥Lown III,
- Herzklappenerkrankungen oder hypertrophe Kardiomyopathie,
- Signifikante Hyper- oder Hypotonie (<60 mmHg oder ≥105 mmHg diastolisch, <90 mmHg oder >175 mmHg systolisch),
- Schwangerschaft, unsichere Kontrazeption oder stillende Mütter.

Die 16-wöchige Add-on-Therapie mit dem Crataegus-Extrakt WS®1442 in der Dosierung 1800 mg/Tag führte zu einem statistisch signifikanten Anstieg der

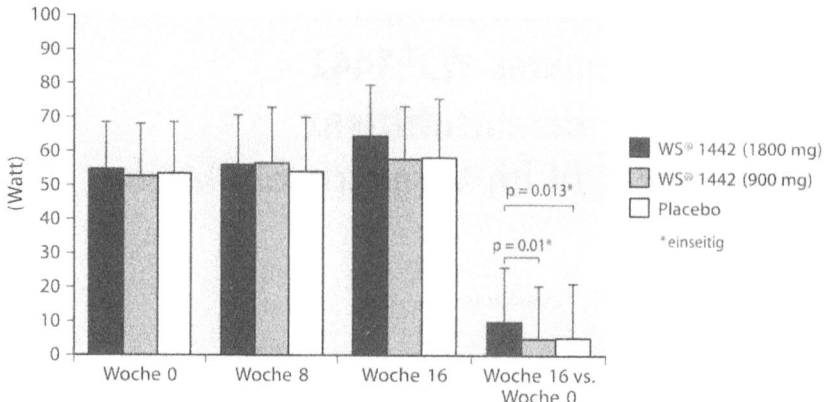

Abb. 1. Belastungstoleranz am Fahrradergometer; 1800 mg/Tag führten zu einem statistisch signifikanten Anstieg im Vergleich zu der 900-mg- bzw. der Placebogruppe

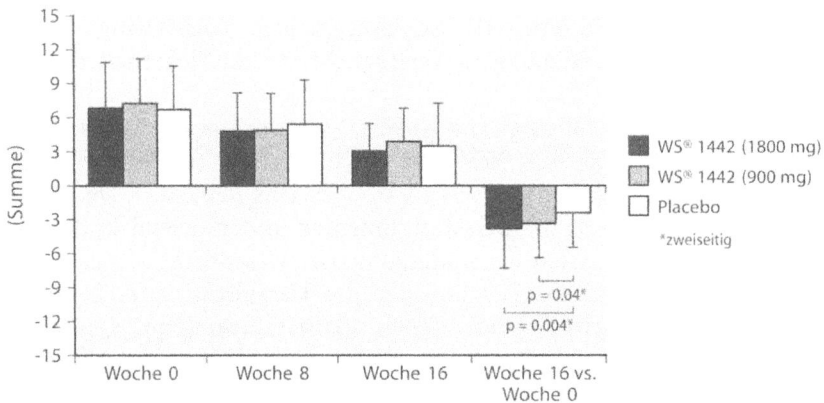

Abb. 2. Bewertung der Häufigkeit von vier typischen Symptomen der Herzinsuffizienz. In beiden WS®-1442-Gruppen signifikante Verringerung der subjektiven Symptome und Beschwerden im Vergleich mit Placebo

maximalen Belastungstoleranz am Fahrradergometer im Vergleich zu den Patienten der 900-mg-Gruppe bzw. der Placebogruppe (Abb. 1). Die Bewertung der Häufigkeit von vier typischen Herzinsuffizienzsymptomen zeigte in den beiden WS®-1442-Gruppen verglichen mit der Placebogruppe eine signifikante Verringerung der subjektiven Symptome und Beschwerden (Abb. 2). Ein ähnlicher Therapievorteil konnte bei der Bewertung der Beschwerdenliste nach von Zerssen in den beiden Verumgruppen gefunden werden. Die Wirksamkeit von WS®1442 wurde sowohl von den Patienten als auch von den Prüfärzten in der 1800-mg-Verumgruppe häufiger mit sehr gut bewertet als in den beiden anderen Gruppen. Die beste Verträglichkeit des zu prüfenden Präparates wurde in dieser Doppelblindstudie von den Patienten der 1800-mg-Gruppe angegeben.

Insgesamt verringerte sich die Zahl der unerwünschten Ereignisse in den beiden WS®-1442-Gruppen im Vergleich zur Placebogruppe. Während in der

1800-mg-Gruppe 23 und in der 900-mg-Gruppe 30 unerwünschte Ereignisse zu verzeichnen waren, lag deren Zahl in der Placebogruppe bei 54 Fällen signifikant höher. Bemerkenswert war die Auftrittshäufigkeit von Schwindelanfällen und Benommenheit bei den Patienten. Während 10% der Patienten der Placebogruppe diese Symptome angaben, wurden sie in der 900-mg-Gruppe bei 4,3% und in der 1800-mg-Gruppe bei 1,4% der Patienten dokumentiert.

Die Ergebnisse dieser Studie zeigen, dass die Add-on-Therapie mit dem Crataegus-Extrakt WS®1442 bei Patienten mit schwerergradiger Herzinsuffizienz (NYHA-Stadium III) im Vergleich zu Placebo zu einer Verbesserung der maximalen Belastungstoleranz sowie der subjektiven Beschwerden führt. Der Effekt ist dosisabhängig.

Meta-analyses of garlic for hypercholesterolemia*

E. Ernst MD, PhD, FRCP (Edin), C. Stevinson BSc, MSc, M.H. Pittler MD

Department of Complementary Medicine, School of Sport and Health Sciences, University of Exeter

Introduction

The efficacy of garlic (*Allium sativum*) in lowering cholesterol in humans has long been the subject of clinical trials. An earlier meta-analysis of all randomised clinical trials (RCTs) concluded that there was a significant reduction in total cholesterol levels of 0.59 mmol/L (22.78 mg/dL) relating to a decrease of approximately 9% compared with placebo [1]. This figure was based on four studies including 324 participants. A subsequent meta-analysis [2] assessing 16 trials including 952 participants reached a similar conclusion: a reduction of 0.77 mmol/L (29.73 mg/dL) was noted corresponding to a 12% decrease. These authors later re-analysed the data including the results of their own negative trial with 115 participants. The overall reduction had then diminished to 0.65 mmol/L (25.10 mg/dL), but remained significantly greater than placebo [3]. Following the publication of several further trials, more recent meta-analyses [4, 5] have shown only modest treatment effects that cast doubt on the value of garlic supplements as an intervention for hypercholesterolemia. The body of evidence on this subject continues to grow with further clinical trials published. Hence an updated review is required in the attempt to determine the specific effect of garlic supplements on total cholesterol in individuals with hypercholesterolemia.

Method

For this update, systematic searches were conducted on the databases Medline, Embase and AMED from November 1998 to October 2001. The search terms used were garlic, *Allium sativum* and Knoblauch. Hand-searches were performed in complementary and mainstream medicine journals, which were available in our departmental library. The bibliographies of all papers thus retrieved were searched for further studies. There were no restrictions regarding the language of publication. The inclusion/exclusion criteria and statistical procedures applied in this updated meta-analysis were the same as in our previous meta-analysis on the subject [4].

In this previous study [4] the following databases were searched from its inception to November 1998: Medline, Embase, Biosis, AMED (Allied and Alternative Medicine), The Cochrane Library and CISCOM (Centralized Information Service for Complementary Medicine). The search terms employed were garlic,

---

* An update of a previously published article

Allium sativum and Knoblauch. Manufacturers of garlic preparations and experts in the field were approached and asked to contribute published and unpublished trials. Our own files and the bibliographies of all papers were searched for further studies. There were no language restrictions. Selected studies had to be randomised, double-blind and placebo-controlled, use garlic monopreparations, include patients with total cholesterol levels of at least 5.17 mmol/L (200 mg/dL) and report total cholesterol as an endpoint.

In that study, two independent reviewers were blinded to the authors, institutions, addresses and publication details of each paper. They extracted data in a systematic manner according to pre-defined criteria. Authors and manufacturers were approached when data were incomplete. Methodological quality was assessed by the Jadad scale [6].

The mean change in total cholesterol compared with baseline was used to assess the differences between the garlic and the placebo groups. Weighted means and 95% confidence intervals were calculated using standard meta-analysis software (RevMan 3.01, Update Software Ltd., Oxford, England). Summary estimates of the treatment effect were calculated using a random effects model. The chi-square test for homogeneity was performed to determine whether the distribution of the results was compatible with the assumption that inter-trial differences were attributable to chance variation alone.

Results

Our searches conducted up to November 1998 revealed 39 trials. Thirteen trials met our inclusion criteria [3, 7–18] and provided data suitable for statistical pooling. Twenty-one trials were excluded for the following reasons: not placebo-controlled [19–27]; not randomised [28, 29]; not double-blind [30–32]; not testing a monopreparation [33, 34]; total cholesterol not reported [35–37]; mean baseline total cholesterol less than 5.17 mmol/L (200 mg/dL) [38, 39]. Five other trials reported in four papers [40–43] met the inclusion criteria, but data necessary for statistical pooling could not be obtained.

The meta-analysis (Fig. 1) of all trials indicated a significant difference ($p < 0.01$) in the reduction of total cholesterol from baseline in favour of garlic compared with placebo (weighted mean difference: –0.41 mmol/L, 95% confidence interval: –0.66 to –0.15 mmol/L [–15.7 mg/dL 95% CI: –25.6 to –5.7 mg/dL]). This is equivalent to a 5.8% reduction in total cholesterol levels from baseline due to garlic.

The chi-square test for homogeneity indicated a degree of heterogeneity ($\chi^2 = 36.76$). One outlier was identified [9], and if removed homogeneity could be demonstrated across the remaining trials ($\chi^2 = 16.33$). Pooling the data of the 12 homogenous trials resulted in a smaller effect (weighted mean difference: –0.30 mmol/L, 95% confidence interval: –0.48 to –0.11 mmol/L [–11.4 mg/dL, 95% CI: –18.6 to –4.2 mg/dL]), representing a 4.3% improvement.

A sensitivity analysis was conducted involving only similar trials. They all used the same garlic preparation (Kwai®, Lichtwer Pharma) at the same dose of 900 mg over treatment periods of 3–6 months, and all were controlled for dietary factors [3, 12, 13, 15, 17]. Meta-analysis of these data (Fig. 1) revealed a weighted mean difference of –0.19 mmol/L, 95% confidence interval: –0.39 to

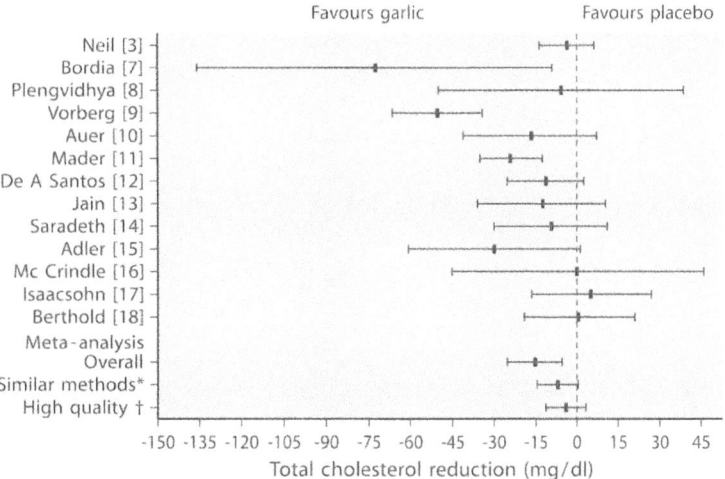

Fig. 1. Mean differences and 95% confidence intervals of randomised, double-blind, placebo-controlled trials of garlic for total cholesterol reduction (initial analysis). * Trials using same garlic preparation and dose (900 mg per day Kwai® for 3–6 months), † Diet-controlled trials scoring 4 or 5 on Jadad scale

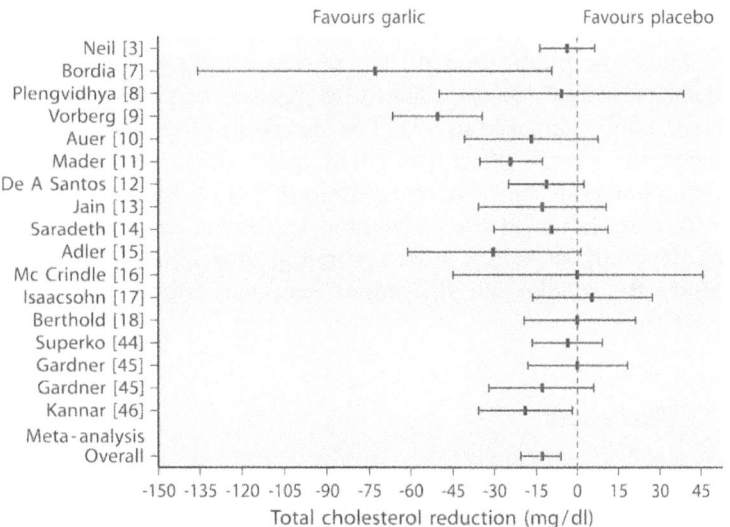

Fig. 2. Mean differences and 95% confidence intervals of randomised, double-blind, placebo-controlled trials of garlic for total cholesterol reduction (re-analysis including the most recent data)

0.01 mmol/L [−7.34 mg/dL, 95% CI: −15.0 to 0.3 mg/dL] indicating no significant difference.

Another sensitivity analysis involved the 6 diet-controlled trials with the highest methodological quality (4 or 5 points on the Jadad scale) [3, 14–18]. Meta-analysis (Fig. 1) revealed no significant difference between garlic and placebo (weighted mean difference: −0.11 mmol/L, 95% confidence interval: −0.30 to 0.08 mmol/L [−4.32 mg/dL, 95% CI: −11.7 to 3.1 mg/dL]).

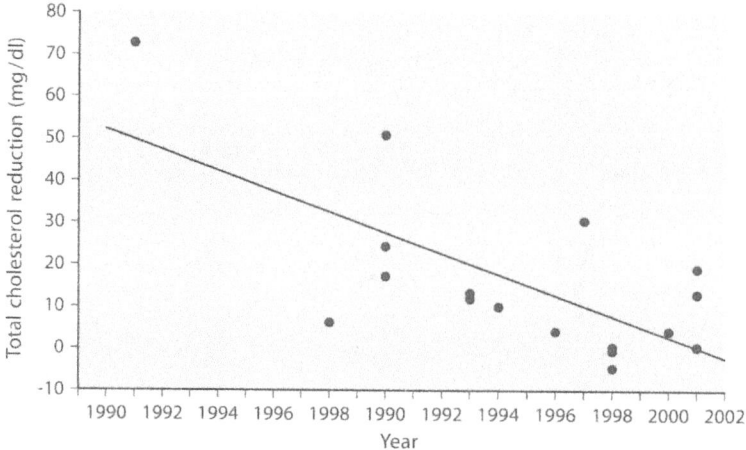

Fig. 3. Differential treatment effect in placebo-controlled trials of garlic extract for total cholesterol reduction correlated to the year of publication

Five trials [3, 7, 12, 13, 15] also included lipid data on high-density lipoprotein (HDL) and low-density lipoprotein (LDL) cholesterol. The analysis of these data indicated no significant effect on LDL and HDL cholesterol.

Since the publication of our previous meta-analysis [4], 3 new papers have been published [44-46]. The total number of participants involved in the analysed trials increased to 971. The inclusion of these data (Fig. 2) further diminished the overall effect (weighted mean difference: -0.35 mmol/L, 95% confidence interval: -0.55 to -0.16 mmol/L [-13.6 mg/dl, 95% CI -21.2 to -6.1 mg/dl]). Correlation of the differential treatment effect with the year of publication of the study showed a most surprising association (Fig. 3). The more recent the study, the smaller the differential treatment effect (correlation coefficient: -0.69, $p = 0.002$).

Discussion

The result of our meta-analysis [4] suggested that, compared with placebo, garlic lowers total cholesterol in individuals with elevated total cholesterol levels. The magnitude of the effect was considerably smaller than previously reported [1-3]. The results of our re-analysis including the most recent data yielded an even smaller treatment effect, which is statistically significant but seems of debatable clinical relevance. Moreover, a striking reduction of the differential treatment effect as a function of year of publication emerged (Fig. 3). This correlation requires an explanation.

According to one expert [47] inefficiency and inconsistency in the *in vivo* production of allicin from the alliin contained in Kwai® tablets may explain recent negative findings in clinical trials with this preparation. Effective allicin yields for different lots of Kwai® tablets indicated incomplete allicin formation in lots manufactured from 1995-1997 compared with 1989-1992. To what extent these data can account for negative results in clinical trials is uncertain. Other preparations have also yielded negative findings and the relevance of allicin for the lipid lowering properties of garlic is not clear. The sulphur-containing compound, alliin – the main ingredient of garlic – is broken down by the enzyme alliinase and converted to allicin when the bulb is crushed. This in turn is degraded into ajoene and several polysulfides, which are responsible for the distinctive smell of garlic. Commercial preparations of garlic are usually standardised to alliin content, but the active ingredients and mechanism of action remain unknown.

The question arises as to the relative importance of garlic as a lipid-lowering treatment. Compared with conventional methods of lowering lipids, the reduction with garlic estimated here is considerably less. The decrease in total cholesterol following dietary interventions of at least six months compared with no-treatment amounts to 5.3% [48]. Systematic reviews of randomised clinical trials of statin drugs [49, 50] have reported reductions in total cholesterol from baseline between 17 and 32% compared with 0.6% for placebo. A randomised clinical trial comparing garlic with a conventional lipid-lowering agent reported no significant difference in the reduction of lipid values between garlic (25.3%) and bezafibrate (27.2%) after twelve weeks of treatment in 98 patients [27].

Changes in HDL and LDL cholesterol as well as total cholesterol should be investigated in clinical trials of garlic. Our meta-analyses concentrated on total cholesterol, but an additional analysis of lipid data from a small number of trials revealed a slight reduction in LDL and slight increase in HDL cholesterol in the garlic group neither of which was significantly different to placebo. The lack of statistical power in these analyses prevents interpretation of these results.

A further meta-analysis was recently conducted independently from ours [5]. Because these authors used different entry criteria they included 45 RCTs. Compared with placebo, small reductions in the total cholesterol level were verified at one month (range of average pooled reductions: 0.03 to 0.45 mmol/L) [1.2 to 17.3 mg/dL] and at three months (range of average pooled reductions: 0.32 to 0.66 mmol/L [12.4 to 25.4 mg/dL]), but not at 6 months. Changes in LDL and triglyceride levels paralleled those for total cholesterol, while no statistically significant changes in HDL levels were observed. Trials also reported significant reductions in platelet aggregation and mixed effects on blood pressure outcomes. No effects on glycemic-related outcomes were found. Adverse effects included malodorous breath and body odour, flatulence, esophageal and abdominal pain, allergic reactions, and bleeding.

Collectively these data strongly imply that garlic does not have a clinically relevant effect on total cholesterol. The effect is too small and probably too transient. This, however, does not mean that garlic has no beneficial effects for cardiovascular health. Other cardiovascular effects of garlic may range from a reduction in blood pressure to an increase in vascular compliance and from an inhibition of platelet aggregation to a stimulation of fibrinolytic activity [51]. It is possible that, even though each of these single effects is small, they clinically operate in concert to achieve a relevant change in mortality or morbidity. This notion amounts to a hypothesis which requires testing in adequately designed investigations.

In conclusion, several recent meta-analyses have confirmed a statistically significant reduction on total cholesterol by garlic. However, the effect seems too small and too transient to be of clinical relevance.

References

1. Warshafsky S, Kamer RS, Sivak SL (1993) Effect of garlic on total serum cholesterol: a meta-analysis. Ann Intern Med 119:599–605
2. Silagy C, Neil A (1994) Garlic as a lipid lowering agent – a meta-analysis. J Roy Coll Phys Lon 28:39–45
3. Neil HAW, Silagy CA, Lancaster T, Hodgeman J, Vos K, Moore JW et al (1996) Garlic powder in the treatment of moderate hyperlipidaemia: a controlled trial and meta-analysis. J Roy Coll Phys Lon 30:329–334
4. Stevinson C, Pittler MH, Ernst E (2000) Garlic for treating hypercholesterolemia. A meta-analysis of randomized clinical trials. Ann Intern Med 133:420–429
5. Ackermann RT, Mulrow CD, Ramirez G, Gardner CD, Morbidoni L, Lawrence VA (2001) Garlic shows promise for some cardiovascular risk factors. Arch Intern Med 161:813–824
6. Jadad AR, Moore RA, Carroll D, Jenkinson C, Reynolds JM, Gavaghan DJ et al (1996) Assessing the quality of reports of randomised clinical trials: Is blinding necessary? Controlled Clin Trials 17:1–12
7. Bordia A, Bansal HC, Arora SK, Singh SV (1981) Effect of garlic on blood lipids in patients with heart disease. Am J Clin Nutr 34:2100–2103
8. Plengvidhya C, Sitprija S Chinayon S, Pasatrat S, Tankeyoon M (1988) Effects of spray dried garlic preparation on primary hyperlipoproteinemia. J Med Assoc Thai 71:248–252
9. Vorberg G, Schneider B (1990) Therapy with garlic: results of a placebo-controlled, double-blind study. Br J Clin Pract 69 (suppl):7–11
10. Auer W, Eiber A, Hertkorn E, Hoehfeld E, Koehrie U, Lorenz A et al (1990) Hypertension and hyperlipidaemia: garlic helps in mild cases. Br J Clin Pract 69 (suppl):3–6
11. Mader FH (1990) Treatment of hyperlipidaemia with garlic-powder tablets. Evidence from the German Association of General Practitioners' multi-centric placebo-controlled double-blind study. Arzneimittelforschung 40:1111–1116
12. De A Santos OS, Grünwald J (1993) Effect of garlic powder tablets on blood lipids and blood pressure – a six month placebo controlled, double blind study. Br J Clin Res 4:27–44
13. Jain AK, Vargas R, Gotzkowsky S, McMahon FG (1993) Can garlic reduce levels of serum lipids: a controlled clinical study. Am J Med 94:632–635
14. Saradeth T, Seidl S, Resch KL, Ernst E (1994) Does garlic alter the lipid pattern in normal volunteers? Phytomedicine 1:183–185
15. Adler AJ, Holub BJ (1997) Effect of garlic and fish oil supplementation on serum lipid and lipoprotein concentrations in hypercholesterolemic men. Am J Clin Nutr 65:445–450
16. McCrindle BW, Helden E, Conner WT (1998) Garlic extract therapy in children with hypercholesterolemia. Arch Pediatr Adolesc Med 152:1089–1094
17. Isaacsohn JL, Moser M, Stein EA, Dudley K, Davey JA, Liskov E et al (1998) Garlic powder and plasma lipids and lipoproteins. Arch Intern Med 158:1189–1194
18. Berthold HK, Sudhop T, von Bergmann K (1998) Effect of a garlic oil preparation on serum lipoproteins and cholesterol metabolism: a randomised controlled trial. JAMA 279:1900–1902
19. Bordia A, Bansal HC, Arora SK, Singh SV (1975) Effect of the essential oils of garlic and onion on alimentary hyperlipemia. Atherosclerosis 21:15–19
20. Buhshan S, Sharma SP, Singh SP, Agrawal S, Indrayan A, Seth P (1979) Effect of garlic on normal blood cholesterol level. Indian J Physiol Pharmacol 23:211–214
21. Bordia A, Sharma KD, Parmar YK, Verma SK (1982) Protective effect of garlic oil on the changes produced by 3 weeks of fatty diet on serum cholesterol, serum triglycerides, fibrinolytic activity and platelet adhesiveness in man. Indian Heart J 34:86–88
22. Ernst E, Weihmayr TH, Matrai A, Le Mignon D (1986) Traitement de l'hyperlipoproteinemie par l'ail. Comptes Rendus de Thérapeutique IV (41):4–5

23. Ernst E, Weihmayr TH, Matrai A (1986) Knoblauch plus Diät senkt Serumlipide. Ärztliche Praxis 51:3–7
24. Kandziora J (1988) Antihypertensive effectiveness and tolerance of a garlic medication. Arzneimittelforschung 35 (3):1–8
25. Zimmermann W, Zimmermann B (1990) Reduction in elevated blood lipids in hospitalised patients by a standardised garlic preparation. Br J Clin Practice 69 (suppl):20–23
26. Gadkari JV, Joshi VD (1991) Effect of ingestion of raw garlic on serum cholesterol level, clotting time and fibrinolytic activity in normal subjects. J Postgrad Med 37:128–131
27. Holzgartner H, Schmidt U, Kuhn U (1992) Comparison of the efficacy and tolerance of a garlic preparation vs. bezafibrate. Arzneimittelforschung 42 (12):3–7
28. Bimmermann A, Weingart K, Schwartzkopff W (1988) Allium sativum: Studie zur Wirksamkeit bei Hyperlipoproteinämie. Therapiewoche 38:3885–3890
29. Bordia A, Verma SK, Srivastava KC (1998) Effect of garlic on blood lipids, blood sugar, fibrinogen and fibrinolytic activity in patients with coronary heart disease. Prostaglandins Leukot Essent Fatty Acids 58:257–263
30. Sucur M (1980) Effect of garlic on serum lipids and lipoproteins in patients suffering from hyperlipoproteinamia. Diabetoliogia Croatica 9:323–328
31. Lau BH, Lam F, Wang-Cheng R (1987) Effect of an odour modified garlic preparation on blood lipids. Nutr Res 7:139–149
32. Lash JP, Cardoso LR, Mesler PM, Walczak DA, Pollak R (1998) The effect of garlic on hypercholesterolemia in renal transplant patients. Transplant Proc 30:189–191
33. Lutomski J (1984) Klinische Untersuchungen zur therapeutischen Wirksamkeit von Ilja Rogoff Knoblauchpillen mit Rutin. Z Phytother 5:938–942
34. Kandziora J (1988) The blood pressure lowering and lipid lowering effect of a garlic preparation in combination with a diuretic. Arzneimittelforschung 35 (1):1–8
35. Kieswetter H, Jung F, Mrowietz C, Pindur G, Heiden M, Wenzel E, Gu LD (1990) Effects of garlic on blood fluidity and fibrinolytic activity: a randomised placebo-controlled double blind study. Br J Clin Pract 69 (suppl):24–29
36. Rotzsch W, Richter V, Rassoul F, Walper A (1992) Reduction in postprandial lipaemia caused by Allium sativum. Arzneimittelforschung 42:1223–1227
37. Steiner M, Lin RS (1998) Changes in platelet function and susceptibility of lipoproteins to oxidation associated with administration of aged garlic extract. J Cardiovasc Pharmacol 31:904–908
38. Barrie SA, Wright JV, Pizzarno JE (1987) Effects of garlic oil on platelet aggregation, serum lipids and blood pressure in humans. J Orthomol Med 2:15–21
39. Phelps S, Harris WS (1993) Garlic supplementation and lipoprotein oxidation susceptibility. Lipids 28:475–477
40. Luley C, Lehmann-Leo W, Moller B, Martin T, Schwartzkopff W (1986) Lack of efficacy of dried garlic in patients with hyperlipoproteinemia. Arzneimittelforschung 36:766–768
41. Kiesewetter H, Jung F, Pindur G, Jung EM, Mrowietz C, Wenzel E (1991) Effect of garlic on thrombocyte aggregation, microcirculation and other risk factors. Int J Clin Pharmacol Ther Toxicol 29:151–155
42. Simons LA, Balasubramaniam S, von Konigsmark M, Parfitt A, Simons J, Peters W (1995) On the effect of garlic on plasma lipids and lipoproteins in mild hypercholesterolaemia. Atherosclerosis 113:219–225
43. Steiner M, Khan AH, Holbert D, San Lin RI (1996) A double-blind crossover study in moderately hypercholesterolemic men that compared the effect of aged garlic extract and placebo administration on blood lipids. Am J Clin Nutr 64:866–870
44. Superko R, Krauss RM (2000) Garlic powder, effect on plasma lipids, postprandial lipemia, low-density lipoprotein particle size, high-density lipoprotein subclass distribution and lipoprotein(a). J Am Coll Cardiol 35:321–326

45. Gardner CD, Chatterjee LM, Carlson JJ (2001) The effect of a garlic preparation on plasma lipid levels in moderately hypercholesterolemic adults. Atherosclerosis 154: 213–220
46. Kannar D, Wattanapenpaiboon N, Savige GS, Wahlqvist ML (2001) Hypocholesterolemic effect of an enteric-coated garlic supplement. J Am Coll Nutr 20 (3):225–231
47. Lawson L (1998) Garlic powder for hyperlipidemia – an analysis of recent negative results. Q Rev Natural Med; Fall:187–189
48. Tang JL, Armitage JM, Lancaster T, Silagy CA, Fowler GH, Neil HAW (1998) Systematic review of dietary intervention trials to lower blood cholesterol in free-living subjects. Br Med J 316:1213–1220
49. Herbert PR, Gaziano JM, Chan KS, Hennekens CH (1997) Cholesterol lowering with statin drugs, risk of stroke and total mortality. JAMA 278:313–321
50. Ross SD, Allen E, Connelly JE, Korenblat BM, Smith ME, Bishop D et al (1999) Clinical outcomes in statin treatment trials. Arch Intern Med 159:1793–1802
51. Ernst E, Pittler MH, Stevinson C, White AR, Eisenberg D (2001) The desktop guide to complementary and alternative medicine. Mosby, Edinburgh

Therapiestudien mit Hypericum

Zur Wirksamkeit von Hypericum-Extrakt WS® 5570 bei Patienten mit depressiven Störungen

A. Dienel

Dr. Willmar Schwabe GmbH & Co., Karlsruhe

Einführung

Präparate auf der Basis von Hypericum-Extrakt gehören in Europa seit Jahren zu den am häufigsten verschriebenen Medikamenten bei Depressionen und gewinnen in dieser Indikation neuerdings auch in den USA zunehmend an Therapiebedeutung. Die Wirksamkeit von Hypericum-Extrakt-Präparaten bei leichten bis mittelschweren depressiven Episoden wurde in randomisierten Doppelblindstudien gegen Placebo und gegen synthetische Antidepressiva (z. B. Imipramin, Fluoxetin) belegt [13, 15, 21]. In aktiv-kontrollierten Studien wurde dabei neben der vergleichbaren Wirksamkeit auf die bessere Verträglichkeit von Hypericum-Präparaten hingewiesen [3–5, 13].

Trotz zahlreicher publizierter Untersuchungen zur Wirksamkeit von Hypericum-Extrakt beklagen Kritiker immer wieder Methodenprobleme wie unklare oder uneinheitliche Einschlussdiagnosen, zu geringe Fallzahlen oder die Verwendung nicht hinreichend validierter Messinstrumente [1, 13]. Auch bei der Verwendung „klassischer" Skalen wie der Hamilton-Depressions-Skala (HAM-D [9]) wird die klinische Relevanz der gefundenen Effekte bisweilen angezweifelt. Weitere Belege der Wirksamkeit von Hypericum-Extrakt im Rahmen hinreichend großer, methodisch einwandfreier Studien scheinen daher erforderlich. Dabei ist neben der Replikation der Wirksamkeitsergebnisse vorangegangener Untersuchungen auch eine weitere Differenzierung der Befunde anzustreben – beispielsweise hinsichtlich des Schweregrads der Depression oder in Bezug auf die Art der Veränderung der Symptomatik unter Behandlung – um so zu verlässlicheren Aussagen zum Wirkprofil des Pflanzenpräparats zu gelangen.

Faktorenanalytische Untersuchungen zur HAM-D, dem „Quasi-Standard" zur Beurteilung der Wirksamkeit von Antidepressiva, haben gezeigt, dass die Skala nicht eindimensional ist – eine Einschätzung, die im Übrigen auch schon von Hamilton selbst vertreten wurde [10]. Unter den zahlreichen durchgeführten Analysen wies dabei eine Lösung mit zwei Faktoren die höchste Stabilität und Akzeptanz auf, von denen der eine primär die Kernsymptome der Depression umfasst, während der andere die Aspekte Ängstlichkeit und Somatisierung betont [7, 11]. Bei der Beurteilung der Wirksamkeit eines zur Behandlung von Depressionen bestimmten Medikaments erscheint die Unterscheidung zwischen einer antidepressiven und einer anxiolytischen Wirkung der Behandlung besonders relevant. Solcherart differenzierte Beurteilungen wurden jedoch bislang nur selten publiziert.

Eine weitere Fragestellung von klinischer Bedeutung betrifft den Zusammenhang zwischen der initialen Schwere der Depression und dem Behandlungserfolg. Laakmann und Kollegen [14] behandelten Patienten mit leichten bis mittelschweren depressiven Episoden (HAM-D-Gesamtscore ≥17 für die 17-Item-Version der Skala) mit 3×300 mg/Tag Hypericum-Extrakt und konnten dabei zeigen, dass die antidepressive Wirksamkeit des Präparats bei initial schwerer erkrankten Personen (HAM-D ≥22) stärker ausgeprägt war.

Im Rahmen der hier vorgestellten Studie wurde die Wirksamkeit des Hypericum-Extrakts WS® 5570 im Vergleich zu Placebo an einer großen Stichprobe von Patienten mit leichten bis mittelschweren depressiven Episoden nach den Kriterien des DSM-IV untersucht. Dabei wurden der Beschreibung des klinischen Wirkprofils des Extrakts sowie der Untersuchung von Einflussfaktoren auf Response- und Remissionsraten besondere Beachtung geschenkt.

Methodik

Die hier vorgestellte prospektive, doppelblinde, randomisierte, placebokontrollierte Studie wurde zwischen Juli 1997 und Juni 2000 in 26 klinischen Zentren (psychiatrische Klinik-Ambulanzen und Praxen) in Frankreich durchgeführt. Planung und Durchführung des Projekts erfolgten unter Beachtung der europäischen Good-Clinical-Practice-Richtlinie, der Deklaration von Helsinki und nationaler Rechtsvorschriften. Die Zustimmung einer unabhängigen Ethikkommission sowie die schriftliche Einwilligung aller teilnehmenden Patienten wurden eingeholt. Die Diagnosestellung bei Studieneinschluss, die Anwendung der psychiatrischen Skalen sowie die klinische Verlaufsbeurteilung wurden ausschließlich von Psychiatern vorgenommen, die zuvor an einem Rater-Training teilgenommen hatten, das auch die Einstufung auf Video aufgenommener Patienten einschloss.

In die Studie aufgenommen werden sollten männliche und weibliche ambulante Patienten im Alter zwischen 18 und 65 Jahren, die an einer depressiven Episode von mindestens zweiwöchiger Dauer (DSM-IV Codes 296.21, 296.22, 296.31 oder 296.32 – leichte oder mittelschwere Depression, einzelne oder rekurrente Episode) litten. In der HAM-D (17-Item Version) war sowohl bei der Aufnahmeuntersuchung als auch bei Randomisierung ein Gesamtscore zwischen 18 und 25 Punkten erforderlich. Daneben mussten bei Aufnahme und Randomisierung im HAM-D Item 1 („depressive Stimmung") mindestens 2 Punkte erreicht werden. Von der Studienteilnahme ausgeschlossen waren Patienten mit nicht den Einschlusskriterien entsprechender Depression oder anderen relevanten psychiatrischen Erkrankungen, Suchterkrankungen, Hinweisen auf Suizidalität (HAM-D Item 3, „Suizidalität", >2 Punkte), Personen mit schwerwiegenden, mit einer Studienteilnahme interferierenden Vor- oder Begleiterkrankungen sowie Placebo-Responder (Abnahme des HAM-D-Gesamtscores ≥25% zwischen Aufnahmeuntersuchung und Randomisierung).

Bei WS® 5570 (Hersteller: Dr. Willmar Schwabe Arzneimittel, Karlsruhe) handelte es sich um einen hydroalkoholischen Hypericum-Extrakt (Droge-Extrakt-Verhältnis 4–7:1), standardisiert auf 3–6% Hyperforin und 0,12–0,28% Hypericin, der als Filmtabletten à 300 mg Extrakt zur Verfügung stand. Die Placebomedikation war von den WS® 5570 Filmtabletten äußerlich nicht unterscheidbar.

Nach Einwilligung in die Studienteilnahme durchliefen die Patienten eine Aufnahmeuntersuchung, bei der die Erfüllung der Ein- und Ausschlusskriterien überprüft wurde. Nach einer einfachblinden Qualifikationsphase mit einer Dauer von drei (bei Patienten ohne abzusetzende Vormedikation) oder sieben Tagen (bei Patienten mit abzusetzender Vormedikation) wurden die Selektionskriterien im Rahmen einer Baseline-Untersuchung (Tag 0) erneut geprüft und die Basiswerte für die Wirksamkeitsbeurteilung bestimmt. Patienten, die die Aufnahmekriterien erfüllten, wurden sodann in Viererblöcken im Verhältnis 1:1 zur Behandlung mit WS® 5570 oder Placebo randomisiert und durchliefen eine sechswöchige doppelblinde Behandlungsphase, während der sie täglich 3×300 mg der Studienmedikation einnahmen.

Die Erfassung der Daten zur Wirksamkeit und Verträglichkeit erfolgte nach 7, 14, 28 und 42 Tagen doppelblinder Behandlung. Das primäre Wirksamkeitsmaß war die Veränderung im HAM-D-Gesamtscore im Intention-to-Treat-Kollektiv (ITT) zwischen der Baseline (Tag 0) und den nachfolgenden Visiten. Daneben wurden für die Behandlungsgruppen auch die Responderraten (Anteil der Patienten mit HAM-D-Gesamtscore-Abnahme ≥50% des Baseline-Werts) und Remissionsraten (Anteil der Patienten mit HAM-D-Gesamtscore-Endwert <10 Punkte) bestimmt.

Zusätzlich zur Analyse des HAM-D-Gesamtscores erfolgte eine Subskalenanalyse nach den einleitend beschriebenen Faktoren: Bech und Kollegen [2] analysierten die Items des HAM-D im Hinblick auf die Einhaltung formaler psychometrischer Kriterien und bildeten so eine „Valid Subscale", zu der die Fragen 1 („Depressive Stimmung"), 2 („Schuldgefühle"), 7 („Arbeit und sonstige Tätigkeiten"), 8 („Depressive Hemmung"), 10 („Angst – psychisch") sowie 13 („Körperliche Symptome – allgemein") gehören. Diese Items erfassen primär die Kernsymptome der Depression; ein hieraus additiv berechneter Index wird im Folgenden als Faktor „Depressivität" bezeichnet. Der auf die gleiche Weise berechneten Subskala „Ängstlichkeit/Somatisierung" unserer Analyse liegt die Faktorenanalyse von Guy [8] zu Grunde, in der die Items 10 („Angst – psychisch"), 13 („Körperliche Symptome – allgemein"), 15 („Hypochondrie") und 17 („Krankheitseinsicht") auf einem gemeinsamen Faktor die höchsten Ladungen zeigten.

Als weitere sekundäre Wirksamkeitsmaße dienten die Gesamtscores der Montgomery Asberg Depression Rating Scale (MADRS) [17] und der Symptom-Checkliste (58-Item-Version; SCL 58 [6]; Selbstbeurteilungsskala) sowie die Clinical Global Impressions Skala (CGI [18]).

Zur Analyse der Sicherheit wurden die Vitalzeichen der Patienten sowie Veränderungen im körperlichen Zustand und im Laborbefund (Glukose, Natrium, Kalium, SGOT, SGPT, γ-GT, Serumkreatinin, TSH, Hämoglobin, Hämatokrit, Erythrozyten, Leukozyten, Differenzialblutbild, Thrombozyten) zwischen Beginn und Ende der doppelblinden Behandlung ausgewertet. Daneben wurden die Studienteilnehmer an allen Visiten während der Doppelblindphase zum Auftreten unerwünschter Ereignisse befragt.

Wegen der in vorangegangenen Antidepressivastudien sehr unterschiedlichen und damit kaum vorhersehbaren Responderraten unter Placebobehandlung (Linde et al. [15] fanden in 13 placebokontrollierten Studien mit Hypericum-Extrakten Responderraten zwischen 0 und 54% in der Placebogruppe) und der damit zusammenhängenden, ebenfalls schwer vorhersehbaren Intragruppenvariabilität, wurde die Studie mit einer adaptiven Zwischenauswertung [1] geplant, um eine ausreichende statistische Teststärke zu gewährleisten und gleichzeitig die ethisch fragwürdige Placeboexposition einer unangemessen großen Anzahl von Patienten zu vermeiden. Im Rahmen dieses Designs wird die endgültige Fallzahl aufgrund der Varianzschätzungen aus der Zwischenauswertung festgelegt. Bei einem einseitigen Fehlerniveau von $a=0,025$ und einer Teststärke von 90% ergab sich aufgrund der erwarteten Effektgröße von 0,56 s für den ersten Studienteil (bis zur Zwischenauswertung) eine Fallzahl von 2-mal 78 und für den zweiten (nach Neubewertung im Rahmen der Zwischenauswertung) von weiteren 2-mal 100 Patienten.

Konfirmatorisch geprüft wurden die Behandlungsgruppenunterschiede im Hauptzielparameter HAM-D-Gesamtscore-Veränderung gegenüber der Baseline im ITT-Kollektiv an den Visitentagen 42 (Hypothese A), 28 (B), 14 (C) und 7 (D), wobei die Endwerte vorzeitig ausscheidender Patienten bis zum Tag 42 fortgeschrieben wurden (last observation carried forward). Die Prüfung erfolgte mittels t-Test für unverbundene Stichproben (1. Studienteil), bzw. Wilcoxon-Mann-Whitney-U-Test (2. Studienteil) zum globalen, einseitigen Fehlerniveau von $a=0,025$, wobei wegen der hierarchischen A-priori-Anordnung der Hypothesen in der oben angegebenen Reihenfolge und der Anwendung der entsprechenden Abschlusstestprozedur [12] (nachfolgende Nullhypothesen werden nur geprüft, wenn alle vorangegangenen verworfen werden konnten) eine a-Adjustierung für multiples Testen nicht erforderlich war. Die Anordnung der Hypothesen erfolgte unter der Annahme eines über die Behandlungszeit hinweg zunehmenden Effektes von WS® 5570 gegenüber Placebo. Zur Einhaltung des globalen Fehlerniveaus wurden alle Tests bei der Zwischenauswertung mit einem lokalen Niveau von $a_1=0,0153$ (einseitig) durchgeführt, wobei die jeweilige Nullhypothese beim Überschreiten der Schranke $a_0=0,2$ endgültig beizubehalten war. Im Rahmen der nachfolgenden Endauswertung ergab sich daraus eine Signifikanzgrenze von $a_2=0,0038/p_1$, d.h. $p_1 \cdot p_2 \leq 0,0038$ (mit $p_1=$p-Wert der zu prüfenden Hypothese in der Zwischenauswertung und $p_2=$p-Wert der gleichen Hypothese im zweiten Studienteil). Alle übrigen durchgeführten Analysen waren deskriptiv.

Ergebnisse

Insgesamt wurden 186 Patienten zur doppelblinden Behandlung mit WS® 5570 und 189 zur Placebobehandlung randomisiert. In der WS® 5570-Gruppe standen im ITT-Kollektiv bei der Zwischenauswertung 84 und zur Endauswertung weitere 102 Patienten und in der Placebogruppe 84 und 104 Patienten zur Verfügung. Nach Randomisierung wurde die Studienteilnahme von 18 Patienten in der WS® 5570-Gruppe (9,7%) und von 25 in der Placebogruppe (13,2%) vorzeitig abgebrochen. Die häufigsten Gründe hierfür waren mangelnde Wirksamkeit (WS® 5570: 10=5,4%; Placebo: 14=7,4%), Zurücknahme der Einwilligung (WS® 5570: 4=2,2%; Placebo: 7=3,7%) und unerwünschte Ereignisse (WS® 5570: 2=1,1%; Placebo: 2=1,1%). Ein zur Behandlung mit Placebo randomisierter Patient erwies sich wegen pathologischer TSH-Werte und bestehender Dyspepsie bei Studienaufnahme als Fehleinschluss und wurde deshalb von der ITT-Auswertung ausgeschlossen.

Tabelle 1 zeigt die demographischen Charakteristika sowie Angaben zu Art und Schwere der Depression bei Behandlungsbeginn. Zwischen den beiden Behandlungsgruppen bestanden hiernach keine relevanten Unterschiede.

Tabelle 1. Demographische Angaben und andere Baseline-Daten (ITT; absolute und relative Häufigkeiten, oder Mittel ± s und Wertebereich)

	WS® 5570 (N = 186)	Placebo (N = 188)
Geschlecht		
– männlich	44 (23,7%)	44 (23,4%)
– weiblich	142 (76,3%)	144 (76,6%)
Alter (Jahre)	40,2 ± 11,7 (18,9–65,5)	41,3 ± 11,4 (18,6–66,0)
DSM-IV-Diagnose		
– 296.21 – einfache Episode, leicht	23 (12,4%)	21 (11,2%)
– 296.22 – einfache Episode, mittelschwer	61 (32,8%)	69 (36,7%)
– 296.31 – rekurrente Episode, leicht	20 (10,8%)	27 (14,4%)
– 296.32 – rekurrente Episode, mittelschwer	82 (44,1%)	71 (37,8%)
17-Item-HAM-D-Gesamtscore	21,9 ± 1,7 (18–27)	21,9 ± 1,7 (18–25)
MADRS-Gesamtscore	24,2 ± 3,9 (14–34)	24,5 ± 4,2 (8–34)
CGI: Schweregrad der Krankheit		
– leicht krank	25 (13,4%)	21 (11,2%)
– mäßig krank	97 (52,2%)	111 (59,0%)
– deutlich krank	64 (34,4%)	56 (29,8%)
SCL58-Gesamtscore	64,3 ± 25,9 (9–160)	68,6 ± 29,4 (18–186)

Ausgehend von einem Baseline-Median von 22 Punkten in beiden Behandlungsgruppen nahm der HAM-D-Gesamtscore im Studienverlauf monoton ab, wobei am Behandlungsende in der WS® 5570-Gruppe ein Median von 10 (entsprechend 53,3% Abnahme gegenüber dem Ausgangswert) und in der Placebogruppe von 13 Punkten (entsprechend 40% Abnahme) erreicht wurde (Abb. 1). Das Nachlassen der Symptomatik war dabei unter WS® 5570 insbesondere in der zweiten Hälfte des Beobachtungszeitraums deutlicher ausgeprägt als unter Placebo. Für den Behandlungsgruppenvergleich am Tag 42 (Hypothese A) ergab sich bei der Zwischenauswertung ein einseitiger p-Wert von $p_1 = 0,043$ und im zweiten Studienteil $p_2 = 0,045$, sodass mit $0,043 \cdot 0,045 = 0,0019 \leq 0,0038$ die kritische Grenze unterschritten wurde und die entsprechende Nullhypothese zum globalen Fehlerniveau von $\alpha < 0,025$ (einseitig) verworfen werden konnte. Demgegenüber konnten die Behandlungsgruppendifferenzen an den Tagen 28, 14 und 7 nicht als statistisch signifikant nachgewiesen werden ($p > 0,025$, einseitig). Die p-Werte zum Gruppenvergleich der Differenzen gegenüber der Baseline-Visite für die über beide Studienteile gepoolten Patientendaten sind Abbildung 1 zu entnehmen.

Für WS® 5570 ergab sich eine Responderrate von 52,7% (98 von 186 Patienten), gegenüber 42,6% (80 von 188) in der Placebogruppe ($p = 0,05$; zweiseitiger χ^2-Test). Die Remissionsraten betrugen 45,7% (85 von 186) für WS® 5570 und 37,2% (70 von 188) für Placebo ($p = 0,10$; zweiseitiger χ^2-Test).

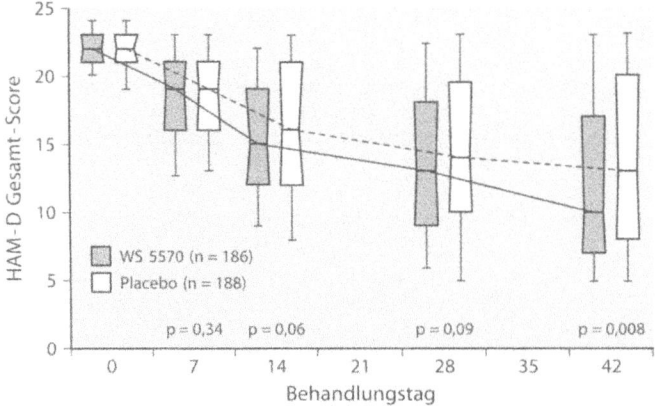

Abb. 1. Verlauf des HAM-D-Gesamtscores während der doppelblinden Behandlung (Mediane, Quartile, 10%- und 90%-Perzentile sowie einseitige U-Test p-Werte zum Gruppenvergleich für die Differenz zur Baseline; ITT; last observation carried forward)

Tabelle 2. HAM-D-Gesamtscore-Veränderung während der Doppelblindphase, stratifiziert nach Baseline-HAM-D-Gesamtscore (ITT; Responder sowie mittlere Gesamtscore-Veränderung ± s)

Baseline-HAM-D-Gesamtscore	WS® 5570	Placebo
18–21	n = 64	n = 66
– Responder	33 (51,6%)	36 (39,4%)
– Gesamtscore-Veränderung	–9,13 ± 6,05	–7,70 ± 6,59
22–23	n = 70	n = 86
– Responder	37 (52,9%)	39 (45,3%)
– Gesamtscore-Veränderung	–9,80 ± 7,22	–8,58 ± 7,48
24–27	n = 52	n = 36
– Responder	28 (53,8%)	15 (41,7%)
– Gesamtscore-Veränderung	–10,90 ± 6,97	–7,81 ± 7,22
ITT-Kollektiv insgesamt	n = 186	n = 188
– Responder	98 (52,7%)	80 (42,6%)
– Gesamtscore-Veränderung	–9,88 ± 6,67	–8,12 ± 7,10

Tabelle 2 veranschaulicht den Zusammenhang zwischen der initialen Schwere der Depression und der Wirksamkeit der Behandlung: Während in der WS® 5570-Gruppe sowohl die Veränderung gegenüber dem Ausgangswert als auch der Responderanteil mit der Schwere der Erkrankung zunahmen, zeigte sich in der Placebogruppe kein vergleichbarer Effekt. Die Mittelwertsdifferenz zwischen den Behandlungsgruppen war bei Patienten mit Baseline-HAM-D ≥24 mit 3,1 Punkten zu Gunsten von WS® 5570 mehr als doppelt so groß, wie bei Patienten mit Baseline-HAM-D ≤21 (1,4 Punkte).

Die Subskalenanalyse des HAM-D zeigt, dass die beobachteten Veränderungen im Gesamtscore in beiden Behandlungsgruppen primär von einer Abnahme der Kernsymptome der Depression bestimmt wurden, wohingegen die Symptomverbesserungen im Bereich Ängstlichkeit / Somatisierung schwächer ausgeprägt wa-

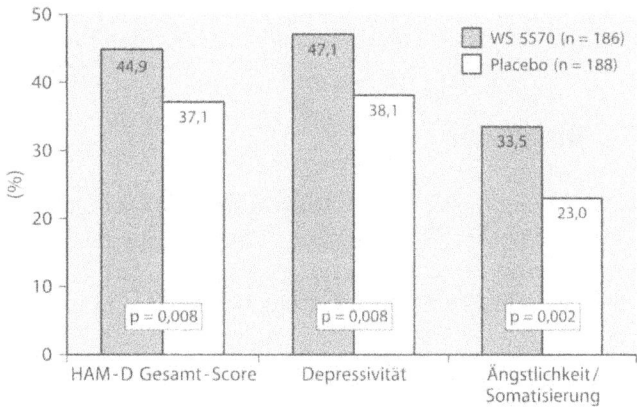

Abb. 2. HAM-D-Gesamtscore und Subskalen – Mittlere relative Abnahme zwischen Baseline und Behandlungsende, mit einseitigen U-Test-Ergebnissen (ITT)

Tabelle 3. Anzahl von Patienten mit unerwünschten Ereignissen, bei denen ein Kausalzusammenhang mit der Studienmedikation nicht ausgeschlossen werden konnte (Basis: alle randomisierten Patienten)

	WS® 5570 (n = 186)	Placebo (n = 189)
Übelkeit	9 (4,8%)	6 (3,2%)
Kopfschmerzen	3 (1,6%)	9 (4,8%)
Benommenheit	4 (2,2%)	4 (2,1%)
abdominale Schmerzen	2 (1,1%)	4 (2,1%)
Schlaflosigkeit	3 (1,6%)	2 (1,1%)

ren (Abb. 2) Dabei waren die Behandlungsgruppenunterschiede zu Gunsten von WS® 5570 in beiden Subskalen vergleichbar.

Ähnliche Veränderungen wie im HAM-D zeigten sich auch in den sekundären Wirksamkeitsmaßen: Im Verlauf der Doppelblindphase nahm der Gesamtscore des MADRS in der WS® 5570-Gruppe um 11,7 ± 9,0 Punkte und in der Placebogruppe um 10,0 ± 9,2 Punkte ab (ITT; Mittel ± s; p = 0,06; zweiseitiger U-Test). Für die Selbstbeurteilungsskala SCL-58 wurden Abnahmen gegenüber der Baseline-Untersuchung um 27,0 ± 28,2 Punkte für WS® 5570 und um 23,5 ± 29,0 Punkte für Placebo berechnet (ITT; p = 0,22; zweiseitiger U-Test).

Im Verlauf der doppelblinden Behandlung wurden bei 57 Patienten der WS® 5570-Gruppe (30,6% von 186) und bei 70 Patienten der Placebogruppe (37,0% von 189) unerwünschte Ereignisse berichtet. Die Inzidenzdichte lag für WS® 5570 bei 0,014 und für Placebo bei 0,015 Ereignissen pro Expositionstag. Tabelle 3 zeigt die Patienten, bei denen im Rahmen der doppelblinden Beurteilung ein Kausalzusammenhang von Ereignissen mit der Studienmedikation nicht ausgeschlossen werden konnte. Diese Betrachtungsweise weist weder nach der Art noch nach der Anzahl der Ereignisse auf kausale Risiken einer Behandlung mit dem Pflanzenextrakt hin. Auffällige Veränderungen von Vitalzeichen oder Laborparametern wurden in beiden Behandlungsgruppen nicht beobachtet. Bei den beiden mit unerwünschten Ereignissen in Zusammenhang stehenden Behandlungsabbrüchen in der WS® 5570-Gruppe handelte es sich um Hospitalisierungen aufgrund einer Verschlimmerung der Depression.

Diskussion

Die Studie belegt die antidepressive Wirksamkeit von 3×300 mg/Tag Hypericum-Extrakt WS® 5570 bei Patienten mit leichten bis mittelschweren Depressionen und einer Behandlungszeit von sechs Wochen. Im Vergleich zu anderen Studien mit Hypericum-Extrakt [4, 13, 15, 21] erreichte die Differenz zu Placebo zwar nur eine mäßige Ausprägung, war aber statistisch signifikant und damit verallgemeinerbar. Unsere unter wohldefinierten Bedingungen, mit standardisierten Diagnosen und validierten Messinstrumenten an einer großen Patientengruppe erzielten Ergebnisse widersprechen damit den negativen Befunden von Shelton und Kollegen [20] aus den USA, die eine überlegene antidepressive Wirksamkeit von Hypericum-Extrakt gegenüber Placebo nicht konfirmatorisch nachweisen konnten. Dabei ist allerdings zu beachten, dass die von Shelton und Kollegen untersuchten Patienten durchweg aus psychiatrischen Ambulanzen universitärer Kliniken stammten und im Durchschnitt seit über zehn Jahren an Depressionen litten, wobei die aktuelle Episode im Mittel bereits seit mehr als zwei Jahren andauerte. Darüber hinaus befanden sich unter den Patienten von Shelton et al. [20] auch solche mit relevanten psychiatrischen Begleiterkrankungen (z. B. generalisierten Angsterkrankungen oder sozialen Phobien) sowie Personen, die sich gleichzeitig einer psychotherapeutischen Behandlung unterzogen. Diese Daten zeigen, dass es sich zumindest bei einem Teil der Patienten der amerikanischen Studie um behandlungsresistente Langzeitkranke handelt. Die Patienten von Shelton et al. [20] scheinen sich somit grundlegend von dem Kollektiv leicht- bis mittelgradig depressiver Patienten im niedergelassenen Bereich zu unterscheiden, für das die Behandlung mit Hypericum-Extrakt indiziert ist. Darüber hinaus wird von Winterhoff [22] zu Recht hinterfragt, weshalb der Sponsor der von Shelton et al. [20] durchgeführten Studie diese überhaupt initiierte, obwohl die Firma kein Hypericum-Präparat, wohl aber einen Serotonin-Wiederaufnahmehemmer vermarktet.

Bei der Beurteilung der Größe des Behandlungseffekts in unserer Studie ist darüber hinaus der mit knapp 43% hohe Anteil von Placeborespondern zu beachten, der im Vergleich zu den von Linde et al. [15] bearbeiteten 13 Studien im oberen Bereich lag (die durchschnittliche Placeboresponse über alle Studien wurde von Linde et al. mit 22% angegeben). Hohe Raten von Placeborespondern werden in neuerer Zeit zunehmend häufiger aus klinischen Prüfungen mit psychiatrischen Indikationen berichtet – nicht nur aus Studien mit Hypericum-Extrakt [16, 19]. Sie sind möglicherweise die Folge eines immer weiter gehenden Bemühens um die Schaffung kontrollierter und standardisierter Untersuchungsbedingungen sowie von zunehmender Reglementierung seitens der Arzneimittelzulassungsbehörden. Diese Faktoren führen u. a. zu einer weitaus engmaschigeren Betreuung der Patienten, als dies unter den üblichen Therapiebedingungen der ambulanten Medizin der Fall wäre. Der solcherart betreute Patient zieht offenbar bereits aus der ihm dadurch entgegen gebrachten Zuwendung einen therapeutischen Nutzen, der den pharmakologischen Effekt einer Behandlung überlagert und so die unter Alltagsbedingungen zu erwartende medikamentöse

Wirksamkeit maskiert. Dass eine placeboüberlegene Wirksamkeit von WS® 5570 hier dennoch nachgewiesen wurde, erhöht die Aussagekraft der Untersuchung ebenso wie der Umstand, dass gleichsinnige Veränderungen in allen eingesetzten Messinstrumenten und auch in der klinischen Beurteilung zu beobachten waren.

In der hier vorliegenden Untersuchung profitierten Patienten mit depressiven Episoden mittleren Schweregrads am stärksten von der Behandlung mit WS® 5570, was die gleichlautenden Ergebnisse von Laakmann und Kollegen [14] bestätigt. Der Umstand, dass der Responderanteil in der WS® 5570-Gruppe (im Gegensatz zu Placebo) mit zunehmender Schwere der Erkrankung ebenfalls zunahm, unterstreicht dabei die Relevanz der dargestellten Behandlungseffekte von Hypericum-Extrakt.

Die Subskalenanalyse verdeutlicht, dass WS® 5570 vorrangig zu einer Besserung der Kernsymptome der Depression geführt hat und erst in zweiter Linie auch eine anxiolytische Wirkung entfaltete. Der Extrakt zeigt damit ein eindeutig antidepressives Wirkprofil.

Die Verträglichkeit des Hypericum-Präparats war sehr gut; die Behandlung war nicht mit höheren Risiken verbunden als diejenige mit Placebo. Es wurden keine unerwünschten Arzneimittelwirkungen beobachtet, die das günstige Risikoprofil von WS® 5570 verändern.

Zusammenfassung

In die doppelblinde Behandlung wurden 375 ambulante, männliche und weibliche Patienten im Alter zwischen 18 und 66 Jahren aufgenommen, die an einer leichten bis mittelschweren, einzelnen oder rekurrenten Episode von Major Depression (DSM-IV 296.21, 296.22, 296.31 oder 296.32) von mindestens zweiwöchiger Dauer litten. Bei Studieneinschluss und Randomisierung war ein Gesamtscore in der Hamilton-Depressions-Skala (HAM-D; 17-Item-Version) zwischen 18 und 25 Punkten erforderlich; im Item „Depressive Verstimmung" mussten die Teilnehmer mindestens 2 Punkte aufweisen.

Nach einer einwöchigen, einfachblinden Placebo-Run-In-Phase wurden 186 Patienten zur Behandlung mit 3×300 mg/Tag WS® 5570 und 189 in die Placebogruppe randomisiert und durchliefen eine sechswöchige, doppelblinde Behandlungsphase, in deren Verlauf nach 1, 2, 4 und 6 Wochen Kontrolluntersuchungen vorgenommen wurden. Als primäres Wirksamkeitsmaß wurde die Veränderung im HAM-D-Gesamtscore zwischen Beginn und Ende der doppelblinden Behandlung erfasst.

In der Baseline wiesen beide Behandlungsgruppen einen mittleren HAM-D-Gesamtscore von 22 Punkten auf. Dieser ging im Verlauf der sechswöchigen doppelblinden Behandlung in der WS® 5570-Gruppe auf ein arithmetisches Mittel von 10 und in der Placebogruppe auf 13 Punkte zurück (p=0,015). Das Responderkriterium erfüllten 53% der Patienten in der WS® 5570-Gruppe und 43% in der Placebogruppe (p=0,05). Die Remissionsraten waren 46% für WS® 5570 und 37% für Placebo (p=0,10). Die Wirksamkeitsüberlegenheit von WS® 5570 war be Patienten mit HAM-D-Baseline-Gesamtwerten ≥22 Punkten deutlicher ausgeprägt als unterhalb dieser Grenze. Hinsichtlich der Verträglichkeit ergaben sich zwischen WS® 5570 und Placebo keine interpretierbaren Unterschiede.

Literatur

1. Bauer P, Köhne K (1994) Evaluation of experiments with adaptive interim analyses. Biometrics 50:1029–1041
2. Bech P, Gram LF, Dein E, Jacobsen O, Vitger J, Bowling TG (1975) Quantitative rating of depressive states. Acta Psychiatr Scand 51:161–170
3. De Smet PAGM, Nolen WA (1996) St. John's wort as an antidepressant. BMJ 313: 241–242
4. Ernst E (1995) St. John's wort, an anti-depressant? A systematic, criteria-based review. Phytomedicine 2:67–71
5. Ernst E, Rand JI, Barnes J, Stevinson C (1998) Adverse effects profile of the herbal antidepressant St. John's wort (Hypericum perforatum L.). Eur J Clin Pharmacol 54:589–594
6. Guelfi JD, Barthelet G, Lancrenon S, Fermanian J (1984) Structure factorielle de la H.S.C.L. sur un échantillon de patients anxio-dépressifs français. Ann Med Psychol 142:889–896
7. Guelfi JD, Dreyfus JF, Ruschel S, Blanchard C, Pichot P (1981) Structure factorielle de l'échelle de dépression de Hamilton. Ann Med Psychol 139:199–214
8. Guy W (1976) ECDEU Assessment Manual. Washington, D.C., Department of Health, Education and Welfare (DHEW Publication No. (ADM) 76-338
9. Hamilton M (1960) A rating scale for depression. J Neurol Neurosurg Psychiatry 23:62–66
10. Hamilton M (1967) Development of a rating scale for primary depressive illness. Brit J Soc Clin Psychol 6:278–296
11. Hedlund JL, Vieweg BW (1979) The Hamilton rating scale for depression: a comprehensive review. J Operational Psychiat 10:149–165
12. Kieser M, Bauer P, Lehmacher W (1999) Inference on multiple endpoints in clinical trials with adaptive interim analyses. Biometr J 41:261–277
13. Kim HL, Streltzer J, Goebert D (1999) St. John's wort for depression – a meta-analysis of well-defined clinical trials. J Nerv Ment Dis 187:532–539
14. Laakmann G, Schüle C, Baghai T, Dienel A, Kieser M (1998) Clinical significance of hyperforin for the efficacy of Hypericum extracts on depressive disorders of different severities. Phytomedicine 5:435–442
15. Linde K, Ramirez G, Mulrow CD, Pauls A, Weidenhammer W, Melchart D (1996) St. John's wort for depression – an overview and meta-analysis of randomized clinical trials. BMJ 313:253–258
16. Montgomery SA (1999) The failure of placebo-controlled studies. Eur Neuropsychopharmacol 9:271–276
17. Montgomery SA, Asberg M (1979) A new depression rating scale designed to be sensitive to change. Brit J Psychiat 134:382–389
18. National Institute of Mental Health: Clinical Global Impressions (CGI) (1970) In: Guy W (ed) EDCEU assessment in psychopharmacology, rev. ed. Rockville, Md: US Department of Health, Education and Welfare, p 217–222
19. Schweizer E, Rickels K (1997) Placebo response in generalized anxiety: its effect on the outcome of clinical trials. J Clin Psychiatry 58(suppl 11):30–38
20. Shelton RC, Keller MB, Gelenberg A, Dunner DL, Hirschfeld R, Thase ME, Russell J, Lydiard RB, Crits-Cristoph P, Gallop R, Todd L, Hellerstein D, Goodnick P, Keitner G, Stahl SM, Halbreich U (2001) Effectiveness of St. John's wort in major depression. A randomized controlled trial. JAMA 285:1978–1986
21. Volz HP (1997) Controlled clinical trials of Hypericum extracts in depressed patients – an overview. Pharmacopsychiat 30(suppl):102–107
22. Winterhoff H (2001) Flagge zeigen! Editorial. Zeitschrift für Phytotherapie 4:163

Übersicht zu Interaktionsstudien mit Johanniskrautextrakten

A. Johne, I. Mai, S. Bauer, H. Krüger, G. Arold, E. Störmer, T. Gerloff, I. Roots

Institut für Klinische Pharmakologie, Universitätsklinikum Charité, Humboldt-Universität zu Berlin

Einleitung

Obwohl Johanniskrautpräparate weltweit über viele Jahre und in großer Häufigkeit eingenommen wurden, liegen Berichte zu Arzneimittelwechselwirkungen erst seit kurzem vor [24, 30, 38, 51]. Die zum Teil deutlichen Effekte einer Johanniskrautgabe auf komedizierte Arzneimittel mündeten in eine Vielzahl von Studien, die sich mit der klinischen Relevanz und den zugrundeliegenden Mechanismen der Interaktionen beschäftigten. Der vorliegende Beitrag möchte diese neuen Erkenntnisse und Studienergebnisse zusammenfassen und sowohl über das Spektrum als auch über mögliche Mechanismen der Interaktionen mit Johanniskraut Auskunft geben.

Fallberichte zu pharmakodynamischen Interaktionen

Eine Übersicht der Fallberichte zu Interaktionen mit Johanniskraut zeigt Tabelle 1. Pharmakodynamische Interaktionen wurden dabei zumeist in der Kombination von Hypericum mit antidepressiv wirksamen Arzneimitteln, insbesondere Serotonin-Wiederaufnahmehemmern, beobachtet. So werden allein 20 Patienten mit Symptomen eines Serotoninsyndroms beschrieben, die Johanniskraut mit verschiedenen Serotonin-beeinflussenden Arzneimitteln kombiniert eingenommen hatten. Diese hohe Zahl an Berichten über ein vergleichsweise selten auftretendes Syndrom [60], mag auf die zentralnervöse Wiederaufnahmehemmung von Serotonin und die Regulation von Serotoninrezeptoren durch Johanniskraut zurückzuführen sein [25, 49]. Dies wird auch dadurch unterstützt, dass 3 Patienten Symptome eines Serotoninsyndroms unter alleiniger Therapie mit Johanniskraut entwickelten [14, 56, 73]. Auch eine weitere, häufig bei der antidepressiven Therapie auftretende unerwünschte Symptomatik, die Entwicklung einer Manie, wurde bei einem Patienten in der Kombination von Johanniskraut mit Sertralin beschrieben [3]. Hypomanische und manische Zustände waren zuvor schon bei 8 Patienten beobachtet worden, die nur Johanniskrautextrakt eingenommen hatten [47, 52, 54, 66]. Inwieweit die Manie durch Johanniskrautgabe verursacht oder als erstmaliger Ausbruch im Rahmen einer bipolaren Depression der Patienten in Erscheinung trat, lässt sich jedoch nicht zweifelsfrei unterscheiden. Auch über weitere zentralerregende Wirkungen einer Johanniskrautkomedikation wurde berichtet. Bei einer Patientin entwickelte sich ein akutes Delir in der

Tabelle 1. Fallberichte zu Arzneimittelinteraktionen mit Johanniskrautextrakt

Fälle	Medikament	Resultat der Interaktion	Referenz
Pharmakodynamische Interaktionen			
20	Sertralin, Paroxetin, Venlafaxin, Nefazodon, Trazodon, Fenfluramin	Symptome eines Serotoninsyndroms	[4, 6, 14, 38, 59, 72, 73]
1	Sertralin, Testosteron	Manie	[3]
1	Loperamid, Baldrian	akutes Delir	[35]
1	Paroxetin	Sedierung, Lethargie	[24]
1	Fentanyl, d-Tubocurarin, Propofol, Succinylcholin, Isofluran	Hypotension, kardiovaskulärer Kollaps	[29]
1	delta-Aminolävulinsäure	phototoxische Reaktion an lichtexponierten Hautpartien	[37]
Pharmakokinetische Interaktionen			
68	Ciclosporin	Ciclosporin-Blutkonzentration ↓ Rejektionsreaktionen bei 5 Patienten	[8, 9, 41, 42, 46, 62, 65, 67]
41	orale Kontrazeptiva	Blutungsunregelmäßigkeiten,	[1, 4, 8, 61, 67,
31	Antikoagulanzien vom Cumarin-Typ (Phenprocoumon, Warfarin)	Thromboplastinzeit (Quick) ↑ INR ↓ (in 2 Fällen ↑)	[4, 8, 61, 67, 77]
5	Nevirapin	Nevirapin-Clearance ↑	[8]
2	Theophyllin	Theophyllin-Plasmakonzentration ↓	[4, 51]
1	Indinavir, Lamivudin, Stavudin	HIV-Last erhöht	[4]
1	Tacrolimus	Unwirksamkeit	[4]

[73] Walter et al. 2000 macht keine spezifischen Angaben zur Komedikation
[73] Walter et al. 2000 macht keine spezifischen Angaben zur Komedikation

Kombination von Johanniskrautextrakt mit Loperamid und Baldrian [35]. Zudem wurde ein agitierter Zustand bei 7 Patienten beobachtet, hierbei jedoch die Komedikation neben Johanniskraut nicht näher spezifiziert [73]. Im Gegensatz zu dieser erregenden Wirkung steht eine Beschreibung von Lethargie und Sedierung bei einem Patienten mit Johanniskrautextrakt und Paroxetin [24].

Ebenfalls als einzelne Beobachtung existiert ein Bericht zu einer Patientin, die einen kardiovaskulären Kollaps intra operationem bei Komedikation von Johanniskraut mit einer Reihe verschiedener Narkotika erlitt [29]. Da der Patientin bei einer zwei Jahre zuvor durchgeführten Operation die gleichen Arzneistoffe zur Narkose ohne unerwünschte klinische Symptomatik verabreicht wurden, schlossen die Autoren auf eine mögliche Beteiligung des Johanniskrauts.

Auch eine Interaktion bezüglich einer phototoxischen Reaktion ist erstmals als Fallbericht beschrieben [37]. In einer klinischen Studie wurde der Einsatz von delta-Aminolävulinsäure als Photodiagnostikum von Tumorzellen bei 20 Patientinnen mit Brusttumoren überprüft. Eine Patientin, die zusätzlich Hypericum eingenommen hatte, entwickelte phototoxische Reaktionen an lichtexponierten Hautstellen.

Ohne genaue Spezifizierung der klinischen Symptomatik sind noch für weitere Arzneimittel Interaktionen mit Johanniskraut in der Literatur genannt [4, 73]. Dazu gehören, geordnet nach der Anzahl der Nennungen: Serotonin-Wiederaufnahmehemmer (33), Moclobemid (6), trizyklische Antidepressiva (5), irreversible MAO-Inhibitoren (2), Lithium (2) sowie je ein Fall mit Mianserin, Venlafaxin, Valproinsäure, Zuclopenthixol, Amphetamin, Kava, Atorvastatin, Verapamil und Thyroxin.

Fallberichte und klinische Studien zu pharmakokinetischen Interaktionen

Im zahlenmäßigen Vergleich überwiegen Beobachtungen zu pharmakokinetischen Wechselwirkungen mit Johanniskrautextrakten (s. Tabelle 1). Sowohl in Fallberichten als auch in klinischen Studien (Tabelle 2) zeigt sich dabei, dass die multiple Gabe von Hypericum zu einer Reduktion der Plasmakonzentrationen komedizierter Arzneimittel führen kann. Eine besondere klinische Bedeutung

Tabelle 2. Klinische Studien zur Auswirkung einer multiplen Gabe von Johanniskrautextrakt auf die Steady-state-Kinetik komedizierter Arzneimittel

Hypericum-Präparat	Dosis (Extrakt/Tag)	Dauer (Tage)	Probanden n	Komedikation	Effekt	Referenz
LI160	900 mg	10	25	Digoxin	AUC, 25% ↓	[30]
LI160	900 mg	14	5–10*	Digoxin	AUC, 25% ↓	[48]
Droge (Pulver)	4 g				AUC, 27% ↓	
	2 g				AUC, 18% ↓	
	1 g				AUC ⇔	
	0,5 g				AUC ⇔	
Rotöl	–				AUC ⇔	
Tee	–				AUC ⇔	
Esbericum®	320 mg	10	28	Digoxin	AUC ⇔	[2]
LI160	900 mg	10	10	Phenprocoumon	AUC, freier Anteil 17% ↓	[44]
Hypericum Buyers Club	900 mg	14	8	Indinavir	AUC, 57% ↓	[58]
Ze 117	500 mg	14	16	Ethinylestradiol + Desogestrel	AUC ⇔	[32]
LI160	900 mg	14	12	Amitriptylin	AUC, 22% ↓	[31]
Hypericum Buyers Club	900 mg	10	16	Carbamazepin	AUC ⇔	[11]
Jarsin®	600 mg	11	13	Ciclosporin	AUC, 40% ↓	[40]
Jarsin®	600 mg	10	13	Tacrolimus	AUC, 54% ↓	[39]
Jarsin®	600 mg	9	13	Mycophenolat Mofetil	AUC ⇔	[39]

* Gruppenvergleiche der verschiedenen Johanniskraut-Präparationen wurden jeweils mit 5–10 Probanden durchgeführt

Extrakte der folgenden Firmen sind aufgeführt: LI160, Jarsin®, Lichtwer Pharma AG, Berlin; Esbericum®, Schaper & Brümmer GmbH, Salzgitter; Ze 117, Zeller AG, Romanshorn, Schweiz; Solaray® USA, Hypericum Buyers Club, Los Angeles, USA besitzt diese Form der Interaktion für Patienten, die Medikamente mit geringer therapeutischer Breite einnehmen müssen. So wurde ein Absinken der Blutkonzentration von Ciclosporin und eine damit verbundene Rejektionsreaktion auf das Transplantat bei 5 Patienten ursächlich mit der begleitenden Johanniskrautextraktgabe in Zusammenhang gebracht [5, 9, 65]. Klinische Studien an nierentransplantierten Patienten bestätigten den konzentrationssenkenden Einfluss der Johanniskrautmedikation für Ciclosporin [40] und Tacrolimus [39], der bei beiden Immunsuppressiva schon nach zwei Tagen der Komedikation einsetzte. Da die Patienten erst 2 bis 3 Wochen nach Absetzen des pflanzlichen Arzneistoffes die ursprüngliche Dosis ihres Immunsuppressivums vor Komedikation wieder einnehmen konnten, muss zudem von einem protrahierten Effekt einer Johanniskrautmedikation ausgegangen werden. Im Gegensatz dazu wirkte sich die multiple Gabe von Hypericum nicht auf die Plasmakonzentration des ebenfalls immunsuppressiv wirkenden Mycofenolat Mofetils aus [39].

Eine weitere mögliche Einwirkung von Johanniskraut auf eine Therapie mit Cumarinen, wie Phenprocoumon und Warfarin, ist bei 31 Patienten beschrieben worden. Hierbei war eine reduzierte Wirksamkeit der oralen Antikoagulation anhand der Gerinnungsparameter (Erniedrigung der „international normalized ratio" (INR), Quick-Wert-Erhöhung) zu sehen. INR-Erhöhungen, wie sie bei 2 Patienten beobachtet werden konnten, wiesen andererseits auf eine mögliche verstärkte Wirkung der Cumarintherapie nach Absetzen der Johanniskrautkomedikation hin. Dieser Einfluss bestätigte sich in einer klinischen Studie, die den Abfall der nichtplasmaproteingebundenen und damit pharmakologisch wirksamen Konzentration von Phenprocoumon nach Johanniskrautgabe belegen konnte [44].

Eine Schwächung der virustatischen Therapie bei einer HIV-Infektion war sowohl in einer Verminderung der Plasmakonzentration von Nevirapin bei 5 Patienten [13], als auch in einer erhöhten Viruslast bei einem Patienten mit Tripeltherapie [4] durch die zusätzliche Gabe von Johanniskrautextrakt zu beobachten. Eine klinische Studie zeigte zudem eine deutlich reduzierte Plasmakonzentration des HIV-Proteaseinhibitors Indinavir bei gesunden Probanden unter Johanniskrautkomedikation [58].

Unter der Komedikation von Johanniskrautpräparaten mit oralen Kontrazeptiva wurden Metrorrhagien bei 34 Frauen und ungewollte Schwangerschaften bei 7 Frauen beobachtet [1, 4, 68]. Allerdings kommt es unter der Einnahme der „Minipille" statistisch gesehen bei mindestens jeder 10. Frau zu Zwischenblutungen, die Versagerquote bezüglich des Konzeptionsschutzes beträgt 0,5%. Interaktionen, die zur Senkung der Estrogen- und/oder Gestagenkonzentrationen im Plasma führten, wären denkbar. Eine klinische Studie, die die Auswirkung einer 14-tägigen Komedikation mit dem Extrakt Ze 117 auf ein orales Kontrazeptivum testete, konnte im Mittel keinen statistisch signifikanten Einfluss auf Ethinylestradiol und Desogestrelspiegel nachweisen [32].

Auch Interaktionsstudien mit Antidepressiva wurden durchgeführt. Hierbei fand sich eine Reduktion der Konzentration von Amitriptylin um 22% und seines Metaboliten Nortriptylin um 41% nach 14-tägiger Gabe von Hypericum [31], während sich die Konzentration für das u.a. bei bipolarer Depression eingesetzte Carbamazepin nicht veränderte [11]. Unterschiedlich starke Einflüsse einer begleitenden Johanniskrautextraktgabe mit verschiedenen Präparationen waren auch für das Herzglykosid Digoxin in klinischen Studien zu beobachten.

Ebenso wurde eine Reduktion der Plasmakonzentrationen von Theophyllin durch Hypericum in zwei Fallbeobachtungen beschrieben, jedoch noch nicht durch eine klinische Studie verifiziert.

Klinische Studien mit Modellsubstraten des Arzneimittelmetabolismus und -transports

Eine Vielzahl klinischer Studien setzte spezifische Modellsubstrate ein, um die Auswirkung einer Johanniskrautextraktgabe auf fremdstoffmetabolisierende Enzyme und Transportproteine (Tabelle 3 und 4) zu untersuchen. Solche Modellsubstrate sind spezifische Substrate für bestimmte Enzyme, wobei anhand der Veränderung ihrer Pharmakokinetik oder durch Beeinflussung der Bildung spezifischer Metaboliten auf die In-vivo-Aktivität der betreffenden Enzyme unter Komedikation geschlossen werden kann. So wurden Vergleiche zwischen den Einmalgaben des jeweiligen Modellsubstrats vor und nach einer meist ein- bis zweiwöchigen begleitenden Hypericumgabe gezogen.

Wie Tabelle 3 zeigt, ergaben sich keine Hinweise auf eine Beeinflussung der Phase-I-Enzyme Cytochrom P450 (CYP) 1A2 und CYP2C9 sowie des Phase-II-Enzyms N-Acetyltransferase 2 (NAT2) durch Johanniskraut. Eine Studie beschrieb eine Aktivitätserhöhung von CYP2D6 anhand des Modellsubstrats Debrisoquin nach Johanniskrautkomedikation [27], die sich jedoch in 4 weiteren Studien nicht bestätigte. Ein anderes Bild ergibt sich im Vergleich der Studien, die Modellsubstrate für CYP3A4 untersuchten. Dieses Enzym ist von besonderer Bedeutung, da es an der Metabolisierung von etwa 50% aller heute verwendeten Arzneistoffe beteiligt ist [26]. Untersuchungen anhand des körpereigenen Substrats Cortisol gaben erste Hinweise auf einen möglichen enzyminduzierenden Effekt einer Johanniskrautmedikation [33, 63]. Auch die überwiegende Zahl der in Tabelle 3 genannten Studien weist auf einen solchen induktiven Effekt der Johanniskrautmedikation auf das CYP3A4 hin. Dabei ist sowohl das darm- als auch das leberständige CYP3A4 an den Interaktionen mit Johanniskrautextrakt beteiligt [16, 18, 74]. Lediglich eine Studie, die Dextromethorphan als Modellsubstrat benützte [20], sowie zwei Studien, die Alprazolam verwendeten [2, 43], konnten keine Veränderung der Kinetik im Sinne einer Aktivitätssteigerung des CYP3A4 erkennen, wobei eine Reduktion der AUC von Alprazolam um 43% in einer Studie [43] sich möglicherweise doch als Effekt auf das CYP3A4 interpretieren lässt.

Neben der Beeinflussung arzneimittelmetabolisierender Enzyme wurden auch Effekte auf das Produkt des „multidrug resistance gene 1" (MDR1), das P-Glykoprotein (P-gp), gefunden (Tabelle 4). Dieses membranär gelegene Protein bewirkt einen energieabhängigen Auswärtstransport von Fremdstoffen und besitzt aufgrund seiner Lokalisation im Intestinum, in der Blut-Hirn-Schranke, Leber und Niere Einfluss auf Absorption, Verteilung und Elimination zahlreicher Arzneimittel [21]. Eine Mehrfachgabe von Johanniskraut führte zu einer zum Teil deutlichen Steigerung der Transportaktivität und senkte dadurch die Plasmakonzentrationen von Digoxin und Fexofenadin [16, 18]. Eine weitere Studie konnte dieses Ergebnis einer Induktion von MDR1 nach Mehrfachgabe von Johanniskraut nicht bestätigen, wies andererseits jedoch auf eine mögliche Hemmwirkung von Johanniskraut auf das Transportprotein nach Einmalgabe hin [28].

Tabelle 3. Klinische Studien mit spezifischen Modellsubstanzen für Enzyme des Arzneistoffmetabolismus

Hypericum-Präparat	Dosis (Extrakt/Tag)	Dauer (Tage)	Anzahl n	Modellsubstanz	Effekt	Referenz
CYP 1A2						
nicht spezifiziert	900 mg	8	16	17DMX/Koffein	Verhältnis ⇔	[23]
Esbericum®	320 mg	10	28	17DMX/Koffein	Verhältnis ⇔	[2]
nicht spezifiziert	900 mg	14	5	Koffein	Clearance ⇔	[74]
nicht spezifiziert	?	28	12	Debrisoquin	Aktivitätserhöhung	[27]
Hypericum Buyers Club	900 mg	14	13	DM/DX	Verhältnis ⇔	[64]
CYP 3A4						
LI160	900 mg	14	50	6β-OH-Cortisol/Cortisol	Verhältnis ↑	[33]
nicht spezifiziert	900 mg	8	16	3-ME/DM	Verhältnis ⇔	[20]
Solaray®	900 mg	3	7	Alprazolam	AUC (41% ↓)	[43]
Hypericum Buyers Club	900 mg	14	13	6β-OH-Cortisol/Cortisol	Verhältnis ↑	[63]
LI160	900 mg	8	16	^{14}C-Erythromycin Atemtest		[18]
Esbericum®	320 mg	10	28	Alprazolam	AUC ⇔	[2]
nicht spezifiziert	900 mg	18	22	Nifedipin	C_{max} (53% ↓)	[69]
nicht spezifiziert	900 mg	12	3 + 3	Midazolam i.v. + p.o.	AUC (i.v. 24% ↓, p.o. 56% ↓)	[16]
nicht spezifiziert	900 mg	14	5 + 5	Midazolam i.v. + p.o.	Clearance (i.v. 28% ↑; p.o. 2fach ↑)	[74]
NAT2						
nicht spezifiziert	900 mg	8	16	AAMU/(1MU + 1MX + AAMU)	Verhältnis ⇔	[23]

Hersteller siehe Legende Tabelle 2. Dextromethorphan(DM)-Metabolit: DX = Dextrorphan, 3-ME = 3-Methoxymorphinan. Koffein-Metaboliten: 17DMX = Paraxanthin, AAMU = 5-Acetylamino-6-amino-3-methyluracil, 1MX = 1-Methylxanthin, 1MU = 1-Methyluracil

Tabelle 4. Klinische Studien mit Modellsubstanzen für den Arzneistofftransporter P-Glykoprotein

Hypericum-Präparat	Dosis (Extrakt/Tag)	Dauer (Tage)	Probanden n	Modellsubstanz	Effekt	Referenz
LI160	900 mg	8	16	Digoxin	AUC (18% ↓)	[18]
nicht spezifiziert	900 mg	14	10	Fexofenadin	Einmalgabe: C_{max} (58% ↑) multiple Gabe: C_{max} ⇔	[28]
nicht spezifiziert	900 mg	12	6	Fexofenadin	AUC (49% ↓)	[16]

Eine Erhöhung der Plasmakonzentration war zuvor auch schon in einer klinischen Studie für Digoxin nach Einmalgabe von Hypericumextrakt beobachtet worden und ebenfalls mit einer möglichen Inhibition von P-gp durch Johanniskraut erklärt worden [30].

Einfluss von Johanniskrautextrakt auf die Expression fremdstoffmetabolisierender Enzyme und Transportproteine

Erste orientierende Untersuchungen über den Einfluss von Johanniskrautextrakt auf die Synthese fremdstoffmetabolisierender Enzyme und Transportproteine in der Leber und im Darm wurden an Ratten durchgeführt (Tabelle 5). Nach Johanniskrautgabe fand sich eine spezifische Synthesesteigerung für CYP3A2 in der Leber und für P-Glykoprotein im Darm [18]. Dieser Effekt dürfte dosisabhängig sein. So wurde weder die Synthese von CYP-Enzymen in der Leber, noch von P-gp im Darm in zwei Studien stimuliert, deren Ratten mit einer geringeren Dosis und über eine kürzere Zeitdauer behandelt wurden [22, 53].

Tabelle 5. Einfluss von Johanniskrautextrakt auf die Proteinexpression von fremdstoffmetabolisierenden Enzymen und Transportproteinen bei männlichen Sprague-Dawley-Ratten

Dosis	Anzahl	Effekt	Referenz
1000 mg/kg, 14 Tage	8	P-gp: Intestinum (3,8fach ↑) Leber ⇔ CYP 3A2: Intestinum ⇔ Leber (2,5fach ↑)	[18]
300 mg/kg, 7 Tage	8	P-gp: Intestinum ⇔	[22]
1000 mg/kg, 14 Tage	8	Oatp2: Leber (4fach ↑)	[19]
300 mg/kg, 10 Tage	10	Leber CYP-Enzymaktivität ⇔	[53]

Oatp = organic anion transporting polypeptide

Inzwischen liegen auch klinische Studien vor, die die Auswirkung einer Mehrfachgabe von Johanniskrautextrakt auf die Transkription und Translation von P-gp und CYP3A4 in menschlichen Darmbiopsien untersuchten. Dabei führte sowohl die Gabe eines ethanolischen als auch eines methanolischen Johanniskrautextrakts zu einer erhöhten mRNA-Expression [17] beziehungsweise Proteinexpression [18] des MDR1/P-gp und des CYP3A4. In der menschlichen Hepatomazelllinie HepG2 induziert Hypericumextrakt spezifisch nur CYP3A4, nicht die übrigen CYP3A-Enzyme [36]. Möglicherweise sind noch andere Mechanismen an den Johanniskrautinteraktionen beteiligt. Interessant erscheinen tierexperimentelle Ergebnisse, die den Einfluss auf ein weiteres Transportprotein (Oatp2) zeigten [19].

In-vitro-Studien zu Inhaltsstoffen des Johanniskrauts und deren Bedeutung für die Arzneimittelinteraktionen

Bei einem Vergleich der klinischen Studien fällt auf, dass verschiedene Extrakte und Darreichungsformen des Johanniskrauts sich in der Stärke des Einflusses auf komedizierte Arzneimittel sehr wohl unterscheiden können. So wurden die Plasmakonzentrationen des Herzglykosids Digoxin durch die Komedikation mit verschiedenen Hypericumextrakten einerseits nicht beeinflusst [2], andererseits um bis zu 33% reduziert [30]. Da sich die Johanniskrautpräparate in ihrem Herstellungsprozess voneinander unterscheiden, dürften auch bezüglich der Extraktinhaltsstoffe sowohl qualitative als auch quantitative Unterschiede bestehen [15, 50, 71, 76]. Dies lässt die Frage aufkommen, welche Komponenten des Johanniskrauts für die Interaktionen verantwortlich zeichnen. Nur wenige In-vitro-Studien widmeten sich bislang dieser Fragestellung. Zwei Studien untersuchten die Auswirkung von Gesamtextrakten und verschiedenen isolierten Johanniskrautinhaltsstoffen auf den Pregnan-X-Rezeptor (PXR) [45, 75]. PXR vermittelt Induktionsprozesse für verschiedene fremdstoffmetabolisierende Enzyme wie CYP2C8 und CYP3A4 sowie für den Arzneistofftransporter P-gp [70]. Neben den Gesamtextrakten wurde insbesondere Hyperforin als sehr starker Aktivator des PXR identifiziert, während ein entsprechender Effekt weder für Hypericin [45, 75], noch für bestimmte im Johanniskraut enthaltene Flavonoide nachzuweisen war [45]. Im Gegensatz dazu fanden Perloff et al. [57] einen dosisabhängigen, synthesesteigernden Effekt auf P-gp in humanen Adenokarzinomzellen des Kolons (LS-180) nach 3-tägiger Exposition der Zellen mit Hypericin.

In weiteren Studien wurden Substratspezifitäten einzelner Johanniskrautinhaltsstoffe für verschiedene fremdstoffmetabolisierende Enzyme anhand der Bestimmung halbmaximaler Hemmstoffkonzentrationen (IC_{50}) abgeschätzt. Hierbei waren inhibierende Effekte auf CYP3A4 sowohl für Hypericin [10, 12, 55] als auch für Hyperforin [55] zu identifizieren. Auch bestimmte Flavonoide hatten zum Teil ausgeprägte hemmende Effekte auf fremdstoffmetabolisierende Enzyme, wie CYP1A2, CYP2C9 und CYP3A4 [55] sowie auf die CYP-Reduktase [12]. Da Studien zur Bioverfügbarkeit nur für Hypericin, Pseudohypericin und Hyperforin vorliegen [7, 34], ist noch unbekannt, ob die anderen Komponenten des Johanniskrauts im systemischen Kreislauf beim Menschen erscheinen. Eine eindeutige Zuordnung einzelner Inhaltsstoffe als Auslöser der Arzneimittelwechselwirkungen ist daher nach heutigem Wissen noch nicht möglich.

Schlussfolgerung

Aufgrund klinischer Daten ist die Medikation mit Johanniskrautextrakt bei Patienten abzulehnen, die Arzneimittel mit geringer therapeutischer Breite, wie die Immunsuppressiva Ciclosporin und Tacrolimus, Antikoagulanzien vom Cumarintyp und Virustatika wie Proteasehemmer und Nichtkompetitive-Reverse-Transkriptase-Hemmer, zu sich nehmen müssen. Die Kombination mit Antidepressiva, insbesondere mit Serotonin-Wiederaufnahmehemmern, sollte ebenfalls unterbleiben. Eine Interaktion mit oralen Kontrazeptiva konnte bisher im pharmakokinetischen Sinne nicht bestätigt werden, bedarf aber einer weiteren Prüfung.

Zahlreiche Studien lassen als Mechanismus der pharmakokinetischen Interaktionen mit Johanniskrautextrakt auf eine Beteiligung des fremdstoffmetabolisierenden Enzyms CYP3A4 und des Transportproteins P-Glykoprotein schließen. Möglicherweise sind jedoch auch noch weitere Mechanismen an den Wechselwirkungen beteiligt. Es ist bisher nicht gelungen, die Interaktionen auf einen bestimmten Johanniskrautinhaltsstoff zurückzuführen.

Literatur

1. Anonymus (2001) Vorsicht: „Pillen"-Versager durch Johanniskraut. Arznei-Telegramm 32:35
2. Arold G, Donath F, Maurer A, Diefenbach K, Bauer S, Henneike-v. Zepelin HH, Friede M, Roots I (2001) The influence of St. John's wort extract (SJW, Esbericum capsules) on the pharmacokinetics of alprazolam, caffeine, tolbutamide and digoxin in human. 5th Congress of the European Association for Clinical Pharmacology and Therapeutics, Odense, Denmark. Pharmacol Toxicol 89(Suppl 1):74–75
3. Barbenel DM, Yusufi B, O'Shea D, Bench CJ (2000) Mania in a patient receiving testosterone replacement postorchidectomy taking St. John's wort and sertraline. J Psychopharmacol 14:84–86
4. Barnes J, Anderson LA, Phillipson JD (2001) St. John's wort (Hypericum perforatum L.): a review of its chemistry, pharmacology and clinical properties. J Pharm Pharmacol 53:583–600
5. Barone GW, Gurley BJ, Ketel BL, Abul-Ezz SR (2001) Herbal supplements: a potential for drug interactions in transplant recipients. Transplantation 71:239–241
6. Beckman SE, Sommi RW, Switzer J (2000) Consumer use of St. John's wort: a survey on effectiveness, safety, and tolerability. Pharmacotherapy 20:568–574
7. Biber A, Fischer H, Römer A, Chatterjee SS (1998) Oral bioavailability of hyperforin from hypericum extracts in rats and human volunteers. Pharmacopsychiatry 31(Suppl 1):36–43
8. Bon H, Hartmann K, Kuhn M (1999) Johanniskraut: Ein Enzyminduktor? Schweizer Apothekerzeitschrift 16:535–536
9. Breidenbach T, Hoffmann MW, Becker T, Schlitt H, Klempnauer J (2000) Drug interaction of St. John's wort with cyclosporin. Lancet 355:1912
10. Budzinski JW, Foster BC, Vandenhoek S, Arnason JT (2000) An in vitro evaluation of human cytochrome P450 3A4 inhibition by selected commercial herbal extracts and tinctures. Phytomedicine 7:273–282
11. Burstein AH, Horton RL, Dunn T, Alfaro RM, Piscitelli SC, Theodore W (2000) Lack of effect of St. John's Wort on carbamazepine pharmacokinetics in healthy volunteers. Clin Pharmacol Ther 68:605–612
12. Carson SW, Hill-Zabala CE, Blalock SB, Hoyler SL, Clarke MJ (2001) Constituents of St. John's wort inhibit cytochrome P450 3A4 and P450 reductase activity in human liver microsomes. Clin Pharmacol Ther 69:P8

13. de Maat MM, Hoetelmans RM, Mathot RA, van Gorp EC, Meenhorst PL, Mulder JW, Beijnen JH (2001) Drug interaction between St. John's wort and nevirapine. Aids 15:420-421
14. Demott K (1998) St. John's wort tied to serotonine syndrome. Clin Psychiatry News 26:28
15. Denke A, Schempp H, Mann E, Schneider W, Elstner EF (1999) Biochemical activities of extracts from Hypericum perforatum L. 4th Communication: influence of different cultivation methods. Arzneimittelforschung 49:120-125
16. Dresser GK, Schwarz UI, Wilkinson GR, Kim RB (2001) St. John's wort induces intestinal and hepatic CYP3A4 and P-glycoprotein in healthy volunteers. Clin Pharmacol Ther 69:P23
17. Drewe J, Gutmann H, Török M, Eschenmoser M, Käufeler R, Schaffner W, Beglinger C (2000) Mechanismen der Interaktionen mit Johanniskrautextrakten. In: Rietbrock N (Hrsg) Phytopharmaka VI – Forschung und klinische Anwendung. Steinkopff, Darmstadt, S 75-81
18. Dürr D, Stieger B, Kullak-Ublick GA, Rentsch KM, Steinert HC, Meier PJ, Fattinger K (2000) St. John's Wort induces intestinal P-glycoprotein/MDR1 and intestinal and hepatic CYP3A4. Clin Pharmacol Ther 68:598-604
19. Dürr D, Stieger B, Meier PJ, Fattinger K (2001) St. John's wort (SJW) and dexamethasone (DEX) selectively induce hepatic Oatp2 expression in rats. 5th Congress of the European Association for Clinical Pharmacology and Therapeutics, Odense, Denmark, Pharmacol toxicol 89(Suppl)1:73
20. Ereshewsky B, Gewertz N, Lam YWF, Vega LM, Ereshewsky L (1999) Determination of SJW differential metabolism at CYP2D6 and CYP3A4, using dextromethorphan probe methodology. 39th annual meeting of the New Clinical Drug Evaluation Unit, Boca Raton, Florida, USA, poster 130
21. Fromm MF (2000) P-glycoprotein: a defense mechanism limiting oral bioavailability and CNS accumulation of drugs. Int J Clin Pharmacol Ther 38:69-74
22. Gerloff T, Störmer E, Mrozikiewicz PM, Mrozikiewicz A, Roots I (2000) Hypericum perforatum (St. John's wort) has no effect on protein expression of intestinal p-glycoprotein (MDR1) in the rat. VII World Conference on Clinical Pharmacology and Therapeutics IUPHAR & 4th Congress of the European Association for Clinical Pharmacology and Therapeutics (EACPT), Florence, Italy 194
23. Gewertz N, Ereshewsky B, Lam YWF, Benavides R, Ereshewsky L (1999) Determination of the differential effects of St. John's wort on the CYP 1A2 and NAT2 metabolic pathways useing caffeine probe methodology. 39th annual meeting, New Clinical Drug Evaluation Unit, Boca Raton, Florida, USA, poster 131
24. Gordon JB (1998) SSRIs and St. John's Wort: possible toxicity? Am Fam Physician 57:950
25. Greeson JM, Sanford B, Monti DA (2001) St. John's wort (Hypericum perforatum): a review of the current pharmacological, toxicological, and clinical literature. Psychopharmacology (Berl) 153:402-414
26. Guengerich FP (1999) Cytochrome P-450 3A4: regulation and role in drug metabolism. Annu Rev Pharmacol Toxicol 39:1-17
27. Gurley BJ, Gardner SF, Hubbard MA (2000) Clinical assessment of potential cytochrome P450-mediated herb-drug interactions. American Association of Pharmaceutical Scientists Annual Meeting, Indianapolis, USA. http://www.aapspharmaceutica.com/scientificjournals/pharmsci/am_abstracts/2000/1817.html
28. Hamman MA, Wang Z, Honig P, Collins J, Lesko L, Huang SM, Hall SD (2001) Effects of acute and chronic Saint John's wort (SJW) administration on fexofenadine (FEX) disposition. Clin Pharmacol Ther 69:P53
29. Irefin S, Sprung J (2000) A possible cause of cardiovascular collapse during anesthesia: long-term use of St. John's Wort. J Clin Anesth 12:498-499
30. Johne A, Brockmöller J, Bauer S, Maurer A, Langheinrich M, Roots I (1999) Pharmacokinetic interaction of digoxin with an herbal extract from St. John's wort (Hypericum perforatum). Clin Pharmacol Ther 66:338-345

31. Johne A, Schmider J, Brockmöller J, Stadelmann AM, Störmer E, Bauer S, Scholler G, Langheinrich M, Roots I (2002) Decreased plasma levels of amitriptyline and its metabolites on comedication with an extract from St. John's wort (Hypericum perforatum). J Clin Psychopharmacol 22:46–54
32. Käufeler R, Meier B, Brattström A (2000) Johanniskrautextrakt Ze 117 – Klinische Wirksamkeit und Verträglichkeit. In: Rietbrock N (Hrsg) Phytopharmaka VI – Forschung und klinische Anwendung. Steinkopff, Darmstadt, S 84–89
33. Kerb R, Bauer S, Brockmöller J, Roots I (1997) Urinary 6β-hydroxycortisol excretion rate is affected by treatment with hypericum extract. Eur J Clin Pharmacol 52(Suppl 1):A186
34. Kerb R, Brockmöller J, Staffeldt B, Ploch M, Roots I (1996) Single-dose and steady-state pharmacokinetics of hypericin and pseudohypericin. Antimicrob Agents Chemother 40:2087–2093
35. Khawaja IS, Marotta RF, Lippmann S (1999) Herbal medicines as a factor in delirium. Psychiatr Serv 50:969–970
36. Krusekopf S, Roots I, Kleeberg U (2002) Differential drug-induced mRNA expression of human CYP3A4 compared to CYP3A5, CYP3A7, and CYP3A43, eingereicht
37. Ladner DP, Klein SD, Steiner RA, Walt H (2001) Synergistic toxicity of delta-aminolaevulinic acid-induced protoporphyrin IX used for photodiagnosis and hypericum extract, a herbal antidepressant. Br J Dermatol 144:916–918
38. Lantz MS, Buchalter E, Giambanco V (1999) St. John's wort and antidepressant drug interactions in the elderly. J Geriatr Psychiatry Neurol 12:7–10
39. Mai I, Bauer S, Krüger H, Einecke G, Neumayer HH, Roots I (2001) Wechselwirkungen von Johanniskraut mit Tacrolimus bei nierentransplantierten Patienten. Phytopharmaka VI, Forschung und Klinische Anwendung, Berlin, Poster 2
40. Mai I, Budde K, Krüger H, Rothermund L, Neumayer HH, Roots I (2001) Harmful interaction of Saint John's wort with the immunosuppressant cyclosporin – a prospective trial. Am J Transplant 1:298
41. Mai I, Krüger H, Budde K, Johne A, Brockmöller J, Neumayer HH, Roots I (2000) Hazardous pharmacokinetic interaction of Saint John's wort (Hypericum perforatum) with the immunosuppressant cyclosporin. Int J Clin Pharm Ther 38:500–502
42. Mandelbaum A, Pertzborn F, Martin-Facklam M, Wiesel M (2000) Unexplained decrease of cyclosporin trough levels in a compliant renal transplant patient. Nephrol Dial Transplant 15:1473–1474
43. Markowitz JS, DeVane CL, Boulton DW, Carson SW, Nahas Z, Risch SC (2000) Effect of St. John's wort (Hypericum perforatum) on cytochrome P-450 2D6 and 3A4 activity in healthy volunteers. Life Sci 66:L133–139
44. Maurer A, Johne A, Bauer S, Brockmöller J, Donath F, Roots I, Langheinrich M, Hübner WD (1999) Interaction of St. John's wort extract with phenprocoumon. Eur J Clin Pharmacol 55(3):A22
45. Moore LB, Goodwin B, Jones SA, Wisely GB, Serabjit-Singh CJ, Willson TM, Collins JL, Kliewer SA (2000) St. John's wort induces hepatic drug metabolism through activation of the pregnane X receptor. Proc Natl Acad Sci USA 97:7500–7502
46. Moschella C, Jaber BL (2001) Interaction between cyclosporine and Hypericum perforatum (St. John's wort) after organ transplantation. Am J Kidney Dis 38:1105–1107
47. Moses EL, Mallinger AG (2000) St. John's wort: three cases of possible mania induction. J Clin Psychopharmacol 20:115–117
48. Müller S, Uehleke B, Wöhling H, Riethling A-K, Drewelow B (2001) Interaction of St. John's wort and digoxin: Influence of formulation and dose of main constituents. 5th Congress of the European Association for Clinical Pharmacology and Therapeutics, Odense, Denmark. Pharmacol Toxicol 89(Suppl 1):78
49. Müller WE, Singer A, Wonnemann M (2000) Zum Wirkungsmechanismus von Johanniskrautextrakt. Schweiz Rundsch Med Prax 89:2111–2121
50. Nahrstedt A, Butterweck V (1997) Biologically active and other chemical constituents of the herb of Hypericum perforatum L. Pharmacopsychiatry 30(Suppl 2):129–134

51. Nebel A, Schneider BJ, Baker RK, Kroll DJ (1999) Potential metabolic interaction between St. John's wort and theophylline. Ann Pharmacother 33:502
52. Nierenberg AA, Burt T, Matthews J, Weiss AP (1999) Mania associated with St. John's wort. Biol Psychiatry 46:1707–1708
53. Nöldner M, Chatterjee S (2001) Effects of two different extracts of St. John's wort and some of their constituents on cytochrome P450 activities in rat liver microsomes. Pharmacopsychiatry 34(Suppl 1):S108–110
54. O'Breasail AM, Argouarch S (1998) Hypomania and St John's wort. Can J Psychiatry 43:746–747
55. Obach RS (2000) Inhibition of human cytochrome P450 enzymes by constituents of St. John's wort, an herbal preparation used in the treatment of depression. J Pharmacol Exp Ther 294:88–95
56. Parker V, Wong AH, Boon HS, Seeman MV (2001) Adverse reactions to St. John's wort. Can J Psychiatry 46:77–79
57. Perloff MD, von Moltke LL, Störmer E, Shader RI, Greenblatt DJ (2001) Saint John's wort: An in vitro analysis of P-glycoprotein induction due to extended exposure. Br J Pharmacol: 134:1601–1608
58. Piscitelli SC, Burstein AH, Chaitt D, Alfaro RM, Falloon J (2000) Indinavir concentrations and St. John's wort. Lancet 355:547–548
59. Prost N, Tichadou L, Rodor F, Nguyen N, David JM, Jean-Pastor MJ (2000) St. John's wort-venlafaxine interaction. Presse Med 29:1285–1286
60. Radomski JW, Dursun SM, Reveley MA, Kutcher SP (2000) An exploratory approach to the serotonin syndrome: an update of clinical phenomenology and revised diagnostic criteria. Med Hypotheses 55:218–224
61. Rätz AE, von Moos M, Drewe J (2001) Johanniskraut: Ein Phytopharmakon mit potenziell gefährlichen Interaktionen. Schweiz Rundsch Med Prax 90:843–849
62. Rey JM, Walter G (1998) Hypericum perforatum (St. John's wort) in depression: pest or blessing? Med J Aust 169:583–586
63. Roby CA, Anderson GD, Kantor E, Dryer DA, Burstein AH (2000) St. John's Wort: effect on CYP3A4 activity. Clin Pharmacol Ther 67:451–457
64. Roby CA, Dryer DA, Burstein AH (2001) St. John's wort: effect on CYP2D6 activity using dextromethorphan-dextrorphan ratios. J Clin Psychopharmacol 21:530–532
65. Ruschitzka F, Meier PJ, Turina M, Luscher TF, Noll G (2000) Acute heart transplant rejection due to Saint John's wort. Lancet 355:548–549
66. Schneck C (1998) St. John's wort and hypomania. J Clin Psychiatry 59:689
67. Schulz V (2001) Incidence and clinical relevance of the interactions and side effects of Hypericum preparations. Phytomedicine 8:152–160
68. Schwarz UI, Büschel B, Kirch W (2001) Failure of oral contraceptives because of St. John's wort. Eur J Clin Pharmacol 57(8):A25
69. Smith M, Lin KM, Zheng YP (2001) An open trial of nifedipine-herb interactions: Nifedipine with St. John's wort, ginseng or ginkgo biloba. Clin Pharmacol Ther 69(2):P86
70. Synold TW, Dussault I, Forman BM (2001) The orphan nuclear receptor SXR coordinately regulates drug metabolism and efflux. Nat Med 7:584–590
71. Wagner H, Bladt S (1994) Pharmaceutical quality of hypericum extracts. J Geriatr Psychiatry Neurol 7(Suppl 1):S65–68
72. Waksman JC, Heard K, Jolliff H, Daly FFS, Bogdan GM, Dart RC (2000) Serotonin syndrome associated with the use of St. John's wort (Hypericum perforatum) and paroxetine. Clin Toxicol 38:521
73. Walter G, Rey JM, Harding A (2000) Psychiatrists' experience and views regarding St. John's wort and 'alternative' treatments. Aust N Z J Psychiatry 34:992–996
74. Wang Z, Gorski JC, Honig P, Collins J, Lesko L, Huang SM, Hall SD (2001) St. John's wort (SJW) alters CYP3A but not CYP1A2 or CYP2C9 activity in vivo. Clin Pharmacol Ther 69(2):P71
75. Wentworth JM, Agostini M, Love J, Schwabe JW, Chatterjee VK (2000) St. John's wort, a herbal antidepressant, activates the steroid X receptor. J Endocrinol 166:R11–16

76. Wurglics M, Westerhoff K, Kaunzinger A, Wilke A, Baumeister A, Dressman J, Schubert-Zsilavecz M (2001) Batch-to-batch reproducibility of St. John's wort preparations. Pharmacopsychiatry 34(Suppl 1):S152–156
77. Yue QY, Bergquist C, Gerden B (2000) Safety of St. John's wort (Hypericum perforatum). Lancet 355:576–577

Klinische Studien mit Hypericum-Extrakten bei Patienten mit Depressionen – Ergebnisse, Vergleiche, Schlussfolgerungen für die antidepressive Pharmakotherapie

V. Schulz

Berlin

Einleitung

Die Monographie „Hyperici herba (Johanniskraut)" der Kommission E nannte als Anwendungsgebiete für Hypericum-Präparate: *„Psychovegetative Störungen, depressive Verstimmungszustände, Angst und/oder nervöse Unruhe"* [2]. Nach heutigem Stand des Wissens werden alkoholische Johanniskrautextrakte in geeigneter Zubereitung und Dosierung eher als Antidepressiva klassifiziert. Psychovegetative Störungen, Angst und/oder nervöse Unruhe können, sofern sie im Rahmen des depressiven Syndroms auftreten, nach mehrwöchiger Therapie gebessert werden. Demgegenüber haben Johanniskrautpräparate, ebenso wie andere Antidepressiva, keine Akutwirkungen. Sie sind in diesem Sinne weder als Tagessedativa noch als Schlafmittel wirksam. Abweichend von den Anwendungsgebieten der Kommission E erteilt daher das Bundesinstitut für Arzneimittel und Medizinprodukte (BfArM) seit 1998 bei Neuzulassungen nur noch die Indikation *leichte (bis mittelschwere) vorübergehende depressive Störung* (Gebrauchsinformation), beziehungsweise *leichte (und mittelschwere) depressive Episode* (Fachinformation). Die letztgenannte Diagnose entspricht in etwa dem Schlüssel nach ICD 10: F32.0 und F32.1. Das bedeutet eine teilweise Gleichstellung von Hypericum mit synthetischen Antidepressiva, was folglich auch für die klinischen Studien zum Nachweis der Wirksamkeit und Unbedenklichkeit zu gelten hat.

Methodik der klinischen Prüfung von Antidepressiva

Die antidepressive Pharmakotherapie, wie sie heute von der Fachwelt als wirksam anerkannt wird, begann 1957 mit der Einführung von Imipramin. Seither sind mehr als 30 neue Wirkstoffe hinzugekommen, zuletzt die *selektiven Serotonin-Wiederaufnahme-Hemmer* (SSRI). Zur therapeutischen Wirksamkeit aller Antidepressiva liegen bisher etwa 1500 kontrollierte klinische Studien vor [7, 10]. Deren Ergebnisse sind untereinander relativ gut vergleichbar, da sich die zugrunde liegende Methodik der Prüfungen über fast 4 Jahrzehnte hinweg nicht grundlegend verändert hat. Die meisten Studien verwenden als konfirmatorische Größe die Hamilton-Depressions-Skala (HAMD). Diese Fremdbeurteilungsskala wurde 1960, wenige Jahre nach der Einführung der ersten trizyklischen Antidepressiva, publiziert [6]. Der Arzt nimmt anhand von 17 oder 21 typischen Merkmalen der Depression eine Einzelscore-Bewertung vor, die zu einem Summenscore zu addieren ist. Dieser Score erlaubt eine Graduierung der Schwere der Erkrankung. Werte bis etwa 12 gelten als normal, bis etwa 20 werden leichten, bis etwa 25 mittelschweren, darüber schweren Depressionen zugeordnet. Der Behandlungserfolg kann am Grad der Rückbildung des Gesamtscores bewertet werden.

Seit etwa 15 Jahren gibt es verbindliche Richtlinien für die klinische Prüfung von Antidepressiva, sowohl der FDA als auch von europäischen Zulassungsbehörden. Ein Entwurf vom April 2001 des *Committee for Proprietary Medical Products (CPMP)* zur Aktualisierung der EG-Richtlinie sieht unter anderem Folgendes vor: Die Patienten müssen gemäß den internationalen Diagnoseschlüsseln DSM VI oder ICD 10 eine depressive Erkrankung (*Major Depressive Disorder*) der Schweregrade leicht, mittel oder schwer (*mild, moderate, severe*) haben. Der Wirksamkeit ist bei akuten depressiven Episoden (vorzugsweise Schweregrad „moderate") mit kontrollierten Studien von 4- bis 6-wöchiger Dauer nachzuweisen. Die prophylaktische Wirkung über längere Zeiträume ist später zu prüfen. Neben der HAMD-Skala (vorzugsweise in der 17-Item-Version) wird für die ärztliche Bewertung der spezifischen Merkmale auch die Montgomery-Asberg-Depressions-Skala (MADRS) empfohlen. Patienten deren Gesamtscores sich um mindestens 50% bessern, gelten bei beiden Skalen als „Responder" [1].

Studien zur Wirksamkeit von Hypericum-Extrakten

Die traditionelle arzneiliche Anwendung von Johanniskraut war der Teeaufguss. Dessen Einzeldosis entspricht dem wässrigen Auszug von 2–3 g getrockneter Droge. Dividiert man diese Menge durch die Droge-Extrakt-Verhältnisse der heute in der Therapie verwendeten alkoholischen Auszüge, so ergeben sich für den Trockenextrakt Mindestdosierungen von etwa 300–1000 mg täglich. Darauf begründet sich die „Dosisfindung" für die nachfolgend berichteten klinischen Studien.

Bis zum Oktober 2001 wurden die Ergebnisse von 34 kontrollierten Therapiestudien mit Hypericum-Extrakten publiziert. Etwa 3000 Patienten, vorwiegend solche mit leichten und mittelschweren Depressionen, waren eingeschlossen. Ausgewählte Studien ab 1990 wurden in den Tabellen 1 und 2 zusammengefasst. Die Prüfpräparate enthielten als arzneilich wirksame Bestandteile alkoholische Extrakte, die mit Ethanol (50 oder 60%, V/V) in Wasser (Tabelle 1) oder solche, die mit Methanol (80%, V/V) in Wasser (Tabelle 2), hergestellt worden sind. Als Vergleichstherapien wurden Placebo, synthetische Antidepressiva oder im Falle einer Studie Licht angewendet. Die konfirmatorischen Prüfkriterien waren neben anderen validierten psychometrischen Skalen bei der Mehrzahl der Studien die Score-Werte bzw. die Response-Quoten der Hamilton-Depressions-Skala (HAMD).

Die Studien der frühen Neunziger Jahre, basierend auf Extrakten, hergestellt mit 50 oder 60% Ethanol in Wasser, waren zum Teil noch mit flüssigen Zubereitungen durchgeführt worden. Die genaue Angabe der eingenommenen Mengen an Trockenextrakten konnten bei diesen Studien aus den publizierten Daten nur abgeschätzt werden. Bei der Auswahl von insgesamt 10 Studien reichten daher die Dosierungen von 300 mg bis 1050 mg Extrakt pro Tag. Bei 5 der 10 Studien

Tabelle 1. Auswahl von 10 kontrollierten klinischen Studien bei depressiven Patienten mit Johanniskrautpräparaten auf der Basis ethanolischer Extrakte. Bei den Flüssigpräparaten wurde für die Berechnung der Dosis in mg ein Feststoffanteil von 10% zugrunde gelegt. Modifiziert nach [14]

Erstautor, Jahr	Fallzahl	Tagesdosis (mg Extrakt)	Dauer (Tage)	Vergleichstherapie	Responder (Hypericum vs. Vergleichstherapie)
Kugler, 1990	80	4,5 ml (450 mg)	28	Bromazepam	nicht angegeben
Harrer, 1991	116	3 ml (300 mg)	42	Placebo	66 vs. 25%
Bergmann, 1993	80	?	42	Amitriptylin	nicht angegeben
Quandt, 1993	88	4,5 ml (450 mg)	28	Placebo	71 vs. 7%
Schrader, 1998	159	500 mg	42	Placebo	56 vs. 15%
Laakmann, 1998	147	900 mg	42	Extr. 0,5% Hf., Placebo	49 vs. 39 vs. 33%
Philipp, 1999	263	1050 mg	56	Imipramin, Placebo	76 vs. 67 vs. 63%
Harrer, 1999	149	800 mg	42	Fluoxetin	71 vs. 72%
Schrader, 2000	240	500 mg	42	Fluoxetin	60 vs. 40%
Woelk, 2000	324	500 mg	42	Imipramin	43 vs. 40%

Tabelle 2. Auswahl von 12 kontrollierten klinischen Studien bei Patienten mit depressiven Erkrankungen mit einem Extrakt, hergestellt mit 80% Methanol in Wasser (V/V). Modifiziert nach [14]

Erstautor, Jahr	Fallzahl	Tagesdosis (Extrakt)	Dauer (Tage)	Vergleichstherapie	Responder (Hypericum vs. Vergleichstherapie)
Lehrl, 1993	50	450–900 mg	28	Placebo	42 vs. 25%
Sommer, 1994	105	450–900 mg	28	Placebo	67 vs. 28%
Harrer, 1994	102	900 mg	28	Maprotilin	61 vs. 67%
Hübner, 1994	39	900 mg	28	Placebo	70 vs. 47%
Martinez, 1993	20	900 mg	35	Lichttherapie	nicht angegeben
Vorbach, 1994	135	900 mg	42	Imipramin	64 vs. 58%
Hänsgen, 1996	102	900 mg	42	Placebo	70 vs. 24%
Wheatley, 1997	165	900 mg	42	Amitriptylin	60 vs. 78%
Vorbach, 1997	209	1800 mg	42	Imipramin	35 vs. 41%
Vorbach, 1997	209	1800 mg	42	Imipramin	35 vs. 41%
Brenner, 2000	30	900 mg	42	Sertralin	47 vs. 40%
Shelton, 2001	200	900–1200 mg	56	Placebo	33 vs. 21%[a]
Dienel, 2001	189	900 mg	42	Placebo	53 vs. 43%

[a] Kollektiv mit leichten und mittelschweren Depressionen

wurde im Vergleich mit Placebo geprüft und in allen 5 Fällen die signifikante Überlegenheit der Hyperiam-Extrakte nachgewiesen. Im Vergleich mit Imipramin oder Fluoxetin waren die Erfolge mit Hypericum gleichwertig oder sogar besser (Tabelle 1). Über eine weitere placebokontrollierte Studie mit 207 Patienten wurde erst kürzlich in vorläufiger Form berichtet. Bei 6-wöchiger Therapie nahm der Gesamtscore der MADRS-Skala unter Placebo von 22 auf 14 und unter Verum von 22 auf 11,5 Punkte ab. Der Gruppenunterschied war statistisch signifikant [5].

Für den Extrakt, hergestellt mit 80% Methanol in Wasser wurden im Zeitraum nach 1990 die Ergebnisse von insgesamt 12 kontrollierten Studien publiziert, davon 6 im Vergleich mit Placebo, 2 gegen Imipramin und je eine im Vergleich mit Maprotilin, Amitriptylin, Sertralin oder Lichttherapie. Die Dosierungen lagen im Bereich von 450–1200 mg Extrakt pro Tag. Die statistische Auswertung der Hamilton-Gesamtscores zeigte bei 4 von 6 placebokontrollierten Studien signifikante Unterschiede zwischen dem Hypericum-Extrakt und Placebo und bei den beiden anderen einen Trend zugunsten der Verumtherapie. Bei 5 Vergleichsstudien gegen insgesamt 4 synthetische Antidepressiva ergaben sich im Falle des Amitriptylins eine signifikante Überlegenheit des Letzteren nach 6 Wochen Therapie und bei 4 anderen Studien keine signifikanten Unterschiede im Behandlungserfolg (Tabelle 2). Eine soeben publizierte placebokontrollierte Studie war mit 189 Patienten mit „Major Depression" (DSM-IV) durchgeführt worden. Bei 6-wöchiger Therapie nahm der Gesamtscore der HAMD-Skala unter Placebo von 22 auf 13 und unter Verum von 22 auf 10 Punkte ab. Das Responderkriterium erfüllten 53% der Patienten unter dem Verum und 43% unter Placebo. Alle Gruppenunterschiede waren auch hier statistisch signifikant [4].

Die Ergebnisse der bisher vorliegenden Studien lassen keine wesentlichen Unterschiede in der Wirksamkeit der beiden alkoholischen Extrakte erkennen. Bei Berücksichtigung aller Studienergebnisse ist somit davon auszugehen, dass die Schwelle der Wirksamkeit für einzelne Symptome und Beschwerden, die im Rahmen der depressiven Erkrankung auftreten, bei etwa 300 mg Extrakt pro Tag liegen könnten. In der Dosierung von etwa 500–1000 mg Extrakt pro Tag waren die Johanniskrautpräparate im Rahmen der ärztlich betreuten Therapie bei leichten bis mittelschweren Depressionen mehrheitlich wirksamer als Placebo.

Wirksamkeit von Hypericum im Vergleich mit synthetischen Präparaten

Die Ergebnisse der insgesamt 10 Untersuchungen mit Hypericum-Extrakten und synthetischen Standardantidepressiva (siehe Tabellen 1 und 2) deuten auf eine vergleichbare Wirksamkeit auch mit diesen Präparaten hin. Bei den Behandlungen mit Hypericum hatte die persönliche Zuwendung des Arztes, wie sie sich bei den der Gesprächen mit den Patienten ergibt, offenbar einen maßgeblichen Anteil am Gesamterfolg der Therapie. Dieser Einfluss des Therapeuten spiegelt sich bei den hier berichteten Studien in bemerkenswert hohen Erfolgsquoten unter Placebo wieder. Daraus könnte der Anschein entstehen, dass diese vom Arzt vermittelten Effekte das tragende Element für die Wirksamkeit im speziellen Falle der antidepressiven Pharmakotherapie mit Johanniskrautpräparaten sind.

Eine zufällig gewählte Stichprobe aus internen Zulassungsunterlagen moderner synthetischer Antidepressiva widerlegt jedoch den Verdacht, dass es sich dabei um ein Charakteristikum der Therapie mit Hypericum-Extrakten handelt. Auf der Grundlage des in den USA gültigen *Freedom of Information Act* wurden bei der FDA die Unterlagen angefordert, die zur Zulassung zweier „selektiver" Antidepressiva geführt haben, nämlich NDA 20-031, betreffend die Zulassung von Paroxetin und NDA 18-936, betreffend die Zulassung von Fluoxetin. Für die Zulassung von Paroxetin durch die FDA, die im Jahre 1992 erfolgte, waren insgesamt 13 placebokontrollierte Studien eingereicht worden. Die mittlere Differenz im Hamilton-Gesamtscore betrug bei diesen 13 Studien z. B. nach 4-wöchiger Therapie unter Paroxetin 10,1 und unter Placebo 6,8. Der kalkulatorische Arzneimitteleffekt betrug also 3,3 Scorepunkte und damit weniger als ein Drittel des therapeutischen Gesamteffektes [12].

Die Unterlagen für Fluoxetin (Zulassung 1988) enthielten 4 placebokontrollierte Studien, darunter eine sehr umfängliche Studie mit 746 ambulanten Patienten. Diese Patienten hatten je etwa zur Hälfte leichte bzw. mittelschwere Depressionen. Die prospektive Prüfung erfolgte außerdem mit 3 Dosierungen, nämlich mit 20, 40 und 60 mg pro Tag. Der optimale Effekt wurde mit 20 mg pro Tag erreicht, bei 60 mg pro Tag waren die Unterschiede gegenüber Placebo dagegen nicht mehr signifikant. Die Reduktion des HAMD-Gesamtscores entfiel nach 6-wöchiger Therapie bei den Patienten mit leichten Depressionen zu etwa 90% und bei den Patienten mit mittelschweren Depressionen zu etwa 60% auf die durch das ärztliche Umfeld induzierten „psychodynamischen" Wirkungen und nur zu etwa 10 bzw. 40% auf die pharmakodynamischen Wirkungen des Arzneistoffes [12].

Die entscheidende Rolle des Arztes am Erfolg jeder antidepressiven Pharmakotherapie, wurde auch bei zahlreichen weiteren Studien deutlich, so zum Beispiel auch bei einer kürzlich durchgeführten Untersuchung in Norwegen. Zur vergleichenden Prüfung der Wirksamkeit von zwei „modernen" Antidepressiva wurde eine randomisierte Doppelblindstudie unter Praxisbedingungen durchgeführt. 61 Allgemeinärzte behandelten 372 depressive Patienten über einen Zeitraum von 24 Wochen. Die Erfolgsquoten im Vergleich mit Placebo sind in der Abbildung 1 wiedergegeben. Die statistische Analyse zeigte 47% Remissionen unter Placebo verglichen mit 61% unter Sertralin und 54% unter Mianserin [8]. Die Differenz der Responder zwischen Placebo und dem hier optimalen Wirkstoff Sertralin betrug somit 14%. Dieser geringe Unterschied ist auch deshalb bemerkenswert, weil der Hersteller von Sertralin zugleich auch der Sponsor der von Shelton et al. [15] publizierten Studie ist. Dort betrug die Differenz der Res-

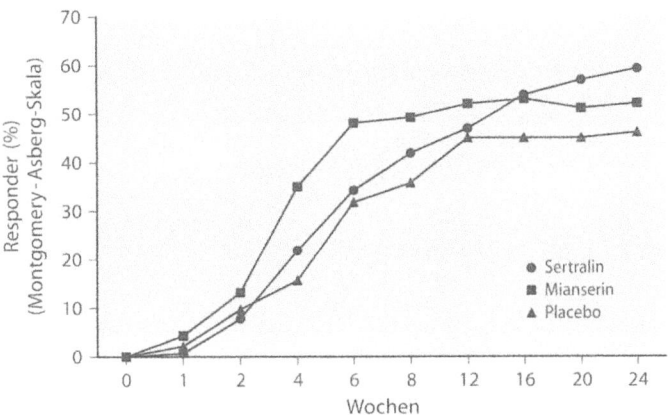

Abb. 1. Ergebnis einer randomisierten Studie mit zwei synthetischen Antidepressiva im Vergleich mit Placebo bei niedergelassenen Allgemeinärzten in Norwegen. Das „therapeutische Umfeld" ist auch hier die maßgebliche Größe für den Erfolg der Behandlung. Nach [8]

ponder zwischen Placebo und Hypericum bei den Patienten mit leichten und mittelschweren Depressionen 12%, also fast ebenso viel, wie bei der NORDEP-Studie im Vergleich zwischen Placebo und Sertralin.

Die Agency for Health Care Policy and Research in den USA kam bei einer Metaanalyse von mehr als 80 Studien mit neueren Antidepressiva zu dem Ergebnis, dass die „Response"-Raten im Mittel unter Placebo 32% und unter den Vera 50% betrugen [9, 10]. Eine entsprechende Berechnung ergab hier bei den 22 neueren Therapiestudien mit Johanniskrautextrakten (Tabellen 1 und 2) korrespondierende „Response"-Raten 30% unter Placebo (Mittelwert aus 11 Kollektiven) und 56% unter Verum (Mittelwert aus 19 Kollektiven). Das heißt aber, dass bei der antidepressiven Pharmakotherapie insgesamt und ungeachtet der Herkunft der Wirkstoffe die Hälfte bis zwei Drittel der erzielbaren Behandlungsergebnisse den Selbstheilungskräften des Patienten bzw. deren Förderung durch den behandelnden Arzt zu verdanken sind, während nur ein kleinerer Teil der Erfolge auf die pharmakodynamischen Wirkungen der Arzneistoffe zurückzuführen sind. Den Therapeuten und ihrem Umfeld kommt somit in dieser Indikation eine größere Bedeutung als den Arzneistoffen selbst zu.

Antidepressiva 1960–2000: Teure Modernisierung

Die Freiheit der Therapie mit Arzneimitteln wird gegenwärtig mehr und mehr zu einer Frage der Ökonomie. In diesem Zusammenhang ist auch zu entscheiden, wohin Forschungsgelder für neue Therapien in Zukunft fließen sollten, und wo man sie besser einsparen würde. Die Abbildung 2 zeigt dazu, auf eine einfache Form gebracht, die Entwicklung der Antidepressiva seit den späten Fünfziger Jahren bis heute. Die Wirksamkeit, gemessen in der Regel als Response-Rate

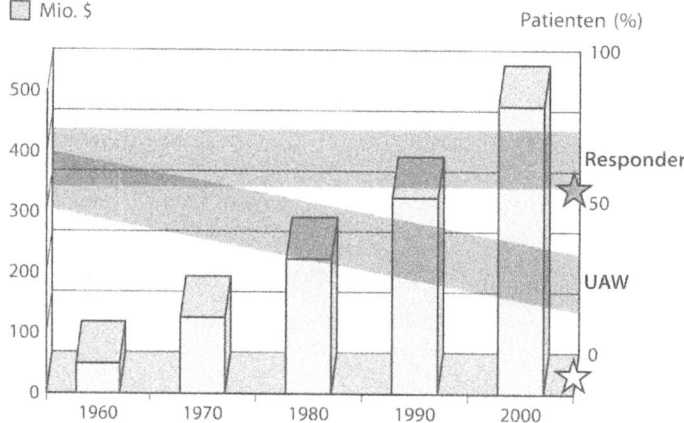

Abb. 2. Seit 1960 wurden weltweit mehr als 30 neue Antidepressiva eingeführt. Die Entwicklungskosten pro Wirkstoff (Säulen) haben sich in diesem Zeitraum verzehnfacht. Die Wirksamkeit (Responder: horizontaler Balken für Synthetika; oberer Stern für Hypericum) blieb unverändert. Die Häufigkeit unerwünschter Arzneimittelwirkungen (UAW: schräger Balken für Synthetika; unterer Stern für Hypericum) ist bei den Synthetika von etwa 50 auf 20% der Patienten gesunken; bei Hypericum liegt die Quote bei etwa 2%

nach Hamilton, blieb im gesamten Zeitraum nahezu konstant und liegt, wie vorangehend berichtet, unabhängig von den Wirkstoffen bei etwa 40–70% der behandelten Patienten. Bei den unerwünschten Wirkungen wurde im Zeitraum der letzten 40 Jahre die Häufigkeit von anfangs etwa 50% der Behandelten bei den Trizyklika auf jetzt etwa 20% bei den SSRI-Präparaten gesenkt. Bei den Johanniskrautpräparaten lag diese Quote allerdings von Anfang an bei 1–3% [13].

Für die insgesamt gesehen relativ bescheidene Verbesserung der Verträglichkeit bei den synthetischen Antidepressiva mussten mehr als 30 neue Wirkstoffe auf den Markt gebracht werden. Der Preis, der weltweit allein für die Entwicklungskosten jedes dieser neuen Wirkstoffe von den Patienten zu bezahlen war und ist, hat sich jedoch von geschätzten 50 Millionen $ zu Beginn der 60er Jahre auf nahezu 500 MIO $ heute verzehnfacht. Die Johanniskrautextrakte sind deshalb auch geeignet, derartige Luxusentwicklungen, die ohne bedeutsamen therapeutischen Fortschritt verlaufen, zu bremsen. Denn die Hypericum-Präparate liegen in Bezug auf die Wirksamkeit zu mindestens dicht auf, bei der Verträglichkeit aber bereits dort, wo die Synthetika nach extrapolierter Rechnung im Jahre 2030 sein könnten und bei den Entwicklungskosten dort, wo jene 1960 waren (siehe Abb. 2)! Die kaum zu erwartenden Unterschiede bei der Wirksamkeit dürften wohl auch der Grund dafür gewesen sein, warum der Hersteller des Antidepressivums Sertralin eine placebokontrollierte Studie mit Hypericum in Auftrag gegeben hat, ohne das eigene Produkt als dritten Arm in diese Studie mit einzubinden [15].

Neue Prüfungsrichtlinien im Widerspruch zur ärztlichen Ethik

Die Bewertung der Wirksamkeit im Rahmen der Arzneimittelzulassung räumt gegenwärtig dem Vergleich mit Placebo den Vorrang vor Äquivalenzstudien gegen Standardtherapien ein. Dieses Vorgehen könnte bei den Antidepressiva teilweise die Folge gehabt haben, dass die Wirkstoffe um so schlechter abschnitten, je verträglicher sie waren [7]. Spezifische Nebenwirkungen, wie Mundtrockenheit, Sehstörungen, Schwindel, lassen erfahrenen Ärzten bei placebo-kontrollierten Studien mit synthetischen Antidepressiva bei etwa 20–50% der damit Behandelten die Zuordnung der Randomisation erkennen. Der Arzt wird aber in aller Regel dem so identifizierten Verum die stärkere Wirksamkeit zutrauen. Der daraus resultierende Einfluss könnte ausreichend sein, um die insgesamt schmalen Differenzen zwischen Verum und Placebo bei Studien mit nebenwirkungsreichen Synthetika zu deren statistischen Gunsten und bei solchen mit verträglicheren Hypericum-Präparaten zu deren Ungunsten zu verändern [11].

Bewertungsfehler dieser Art sollten sich in Zukunft dadurch reduzieren, dass die Anwendung von Placebo im Rahmen solcher Prüfungen nicht mehr erlaubt wird. Die antidepressive Pharmakotherapie gilt als eine erwiesen wirksame Behandlungsmethode. Gemäß der Ziffer 29 der Deklaration von Helsinki in der Revision vom 7. Oktober 2000 ist jedoch im Rahmen von Therapiestudien die Anwendung von Placebo nur noch bei solchen Anwendungsgebieten statthaft, bei denen es noch keine erwiesene therapeutische Methode gibt. Daraus ist zu folgern, dass dem Arzt fortan jede Anwendung von Placebo bei Patienten mit Depressionen aus ethischen Gründen verboten ist. In überraschender Weise hält dennoch der Entwurf für eine aktualisierte CPMP-Richtlinie [1] zur klinischen Prüfung von Antidepressiva auch weiterhin an dem Vergleich mit Placebo fest. Zur Begründung wird unter anderem darauf verwiesen, dass sich heute bei bis zu zwei Dritteln aller Studien, bei denen mit einem dritten Arm eine aktive Kontrolle im Sinne einer Therapie mit einem bereits zugelassenen synthetischen Standardantidepressivum mit geführt wird, keine signifikanten Unterschiede gegenüber dem Placebo mehr reproduzieren ließen [1]. Diese Begründung ist in mancherlei Hinsicht bemerkenswert. Sie könnte auch geeignet sein, um bekannten Zweifeln einzelner Autoren [7] an der pharmakodynamischen Effizienz der Antidepressiva insgesamt neue Nahrung geben. Eine Rechtfertigung für einen Verstoß gegen die revidierte Deklaration von Helsinki lässt sich daraus aber in keinem Falle herleiten.

Zusammenfassung

Die Ergebnisse von 34 kontrollierten Doppelblindstudien zu Hhypericum-Extrakt wurden bis zum Sommer 2001 publiziert. Etwa 3000 Patienten, vorwiegend solche mit leichten und mittelschweren Depressionen, waren eingeschlossen. Die Studien ab 1990 werden zusammenfassend dargestellt. Die konfirmatorischen Prüfkriterien waren bei der Mehrzahl der Studien die Score-Werte bzw. Response-Quoten der Hamilton-Depressions-Skala (HAMD).

Bei 10 Studien, basierend auf Extrakten, hergestellt mit 50 oder 60% Ethanol in Wasser (V/V), reichten die Dosierungen von 300 mg bis 1050 mg Extrakt pro Tag. Bei 5 der 10 Studien wurde im Vergleich mit Placebo geprüft und in allen 5 Fällen die signifikante Überlegenheit der Hyperium-Extrakte nachgewiesen. Im Vergleich mit Imipramin oder Fluoxetin waren die Erfolge mit Hypericum gleichwertig oder sogar besser. Mit einem Extrakt, hergestellt mit 80% Methanol in Wasser (V/V) wurden im Zeitraum nach 1990 die Ergebnisse von insgesamt 12 kontrollierten Studien publiziert, davon 6 im Vergleich mit Placebo, 2 gegen Imipramin und je eine im Vergleich mit Maprotilin, Amitriptylin, Sertralin oder Lichttherapie. Die Dosierungen lagen im Bereich von 450–1200 mg Extrakt pro Tag. Die statistische Auswertung der Hamilton-Gesamtscores zeigte bei 4 von 6 placebokontrollierten Studien signifikante Unterschiede zwischen dem Hypericum-Extrakt und Placebo und bei den beiden anderen einen Trend zugunsten der Verumtherapie. Bei 5 Vergleichsstudien gegen insgesamt 4 synthetische Antidepressiva ergaben sich im Falle des Amitriptylins eine signifikante Überlegenheit des Letzteren nach 6 Wochen Therapie und bei den 4 anderen Studien keine signifikanten Unterschiede im Behandlungserfolg.

Die Ergebnisse der bisher vorliegenden Studien lassen keine wesentlichen Unterschiede in der Wirksamkeit der alkoholischen Extrakte erkennen. Bei Berücksichtigung aller Studienergebnisse ist somit davon auszugehen, dass die Schwelle der Wirksamkeit für einzelne Symptome und Beschwerden, die im Rahmen der depressiven Erkrankung auftreten, bei etwa 300 mg Extrakt pro Tag liegen könnten. In der Dosierung von etwa 500–1000 mg Extrakt pro Tag sind diese Johanniskrautpräparate im Rahmen der ärztlich gestützten Therapie bei leichten bis mittelschweren Depressionen vergleichbar wirksam, wie synthetische Antidepressiva, bei den für die Letzteren in der täglichen Praxis üblichen Dosierungen.

Literatur

1. Anonymus (2001) Note for guidance on clinical investigation of medicinal products in the treatment of depression. The European Agency for the Evaluation of Medicinal Products: CPMP/EWP/518/97 rev 1 draft. EMEA 2001
2. Anonymus (1984) Monographie Hyperici herba (Johanniskraut). Bundesanzeiger Nr. 228 vom 05. 12. 1984
3. Brenner R, Azbel V, Madhusoodanan S, Pawlowska M (2000) Comparison of extract of hypericum (LI 160) and sertraline in the treatment of depression: a double-blind, randomized pilot study. Clin Therap 22:411–419
4. Dienel A (2001) Zur Wirksamkeit von Hypericum-Extrakt WS 5570 bei Patienten mit depressiven Störungen. In: Schulz V, Rietbrock N, Roots I, Loew D (Hrsg) Phytopharmaka VII – Forschung und klinische Anwendung. Steinkopff, Darmstadt, S 139–148
5. Gensthaler BM (2001) Johanniskraut ist Placebo überlegen. Pharm Ztg 146, Nr. 24 (vorläufige Mitteilung vom 24.06.01)
6. Hamilton M (1960) A rating scale for depression. J Neurol Neurosurg Psychiatry 23: 56–61
7. Kirsch I, Sapirstein G (1998) Listening to Prozac but hearing placebo: A meta-analysis of antidepressant medication. Prevention & Treatment, 1, Article 0002a. Available on the World Wide Web: http://journals.apa.org/prevention/volume1/pre0010002a.html
8. Malt UF, Robak OH, Madsbu HP, Bakke O, Loeb M (1999) The Norwegian naturalistic treatment study of depression in general practice (NORDEP)-I: Randomised double blind study. BMJ 318:1180–1184
9. Müller-Oerlinghausen B (1999) Evidence report: Treatment of depression – Newer pharmacotherapies. Pharmacopsychiat 32:230–231
10. Mulrow CD, Williams JW, Trivendi M (1999) Treatment of depression: newer pharmacotherapies. AHCPR publication no. 99-E014. http://www.ahcpr.gov/clinic/deprsumm.htm
11. Schulz V (1999) Stellenwert von Hypericum-Extrakten in der Therapie leichter bis mittelschwerer Depressionen. In: Loew D, Blume H, Dingermann T (Hrsg) Phytopharmaka V – Forschung und klinische Anwendung. Steinkopff, Darmstadt, S 151–156
12. Schulz V (2000) The psychodynamic and pharmacodynamic effects of drugs: A differenciated evaluation of the efficacy of phytotherapy. Phytomed 7:73–81
13. Schulz V (2001) Incidence and clinical relevance of the interactions and side effects of Hypericum preparations. Phytomed 8:152–160
14. Schulz V, Hänsel R, Tyler VE (2001) Rational Phytotherapy, 4th edn. Springer, Berlin Heidelberg New York, pp 64–70
15. Shelton CR, Keller MB, Gelenberg A et al (2001) Effectiveness of St. John's Wort in major depression: a randomized controlled trial. JAMA 285:1978–1985

Weitere Therapiestudien und Ausblick

Vitex agnus castus Ze 440 bei prämenstruellem Syndrom

R. Schellenberg[1], E. Schrader[2], A. Brattström[3]

[1] Institut für Ganzheitliche Medizin u. Wissenschaft, Hüttenberg
[2] Praxis Klinische Arzneimittelforschung, Pohlheim
[3] Zeller AG, Romanshorn, Schweiz

Einleitung

Das prämenstruelle Syndrom ist eine komplexe Kombination aus psychologischen Symptomen wie Reizbarkeit, aggressivem Verhalten, Anspannungen, Angstgefühlen, depressiven Gedanken, aber auch aus körperlichen Beschwerden wie dem Gefühl des Aufgeblähtseins, Anspannungen in den Brüsten und krampfartigen Schmerzen. Diese Beschwerden treten unberücksichtigt eventueller sozioökonomischer Faktoren auf. Die Ursachen des prämenstruellen Syndroms sind noch nicht sicher bekannt [10]. Veränderungen auf der hormonellen Ebene, aber auch auf der Ebene verschiedener Neurotransmitter und des Prostaglandinstoffwechsels werden diskutiert [6].

Die Frucht von Vitex agnus castus (Mönchspfeffer, auch Keuschlammstrauch genannt) diente schon im Mittelalter zur Dämpfung der sexuellen Erregbarkeit, was auch durch die deutschsprachigen Bezeichnungen der Pflanze angedeutet wird [7]. Der Pflanzenextrakt besteht aus einer Mixtur von Iridonoiden und Flavonoiden. Einige Komponenten haben strukturelle Ähnlichkeiten zu Sexualhormonen und werden aus den Blüten der Pflanze isoliert [2]. Die Wirkung des Agnus-castus-Pflanzenextraktes wird vergleichbar dem des Gelbkörperhormons beschrieben [5]. Des Weiteren scheint der Wirkmechanismus mit der dopaminmodulierten stressinduzierten Prolaktinsekretion in Verbindung zu stehen, ohne direkten Einfluss auf luteinisierende und follikelstimulierende Hormone zu haben [11]. Bindungen an Opiatrezeptoren [3], β-Endorphinen [9] und neuroaktiven Flavonoiden [8] werden diskutiert.

In einer großen multizentrischen, prospektiven, randomisierten und placebokontrollierten klinischen Studie wurde die Wirksamkeit des Agnus-castus-Fruchtextraktes (Ze 440) über 3 konsekutive Menstruationszyklen hinweg beurteilt. Die Studie wurde unter Berücksichtigung strenger methodischer und administrativer Aspekte durchgeführt.

Methoden

Rekrutierung und Studienmedikation

Alle Patientinnen wurden ambulant in 6 verschiedenen Arztpraxen in der Zeit zwischen April und Dezember 1998 rekrutiert und behandelt. Alle Prüfärzte waren gleichermaßen in die sachgemäße Anwendung der Befragungsinstrumente zur Beurteilung des Therapieverlaufes eingewiesen.

Die Studienmedikation bestand aus der Verumprüfmedikation (Agnus-castus-Fruchtextrakt Ze 440: 60% Äthanol m/m, Extraktverhältnis 6–12:1; standardisiert auf Casticin; eine 20 mg Tablette/Tag) und Placebo, vergleichbar zu Verum in Aussehen, Farbe, Geruch und Geschmack. Die Randomisierung erfolgte in 4er-Blöcken.

Die Studie wurde entsprechend den europäischen Bestimmungen zur „Guten Klinischen Praxis" (GCP), der Deklaration von Helsinki und entsprechend den internationalen Kriterien der „Internationalen Harmonisierungskonferenz" (ICH) durchgeführt. Das Studienprotokoll wurde von den lokalen Ethikkommissionen der beteiligten Prüfärzte akzeptiert.

Patientinnen

Alle teilnehmenden Frauen waren ≥18 Jahre alt. 178 Frauen wurden unter Berücksichtigung der Ein- und Ausschlusskriterien in die Studie aufgenommen. Das prämenstruelle Syndrom wurde entsprechend den DSM-III-R-Kriterien diagnostiziert. Alle Studienteilnehmer erteilten vor Studienbeginn ihr schriftliches Einverständnis zur Teilnahme an der Studie. Ausschlusskriterien waren die gleichzeitige Teilnahme an weiteren Studien, die Einnahme von Psychopharmaka und begleitende Psychotherapie, Schwangerschaft und Stillzeit, unsichere Verhütungsmethoden, Alkohol- und Drogenabhängigkeit, schwerwiegende Erkrankungen, bekannte Überempfindlichkeiten gegen einen der Inhaltsstoffe der Prüfmedikation, begleitende Einnahme von Sexualhormonen mit Ausnahme von hormonellen Kontrazeptiva.

Zu Beginn des ersten Zyklus wurden die Ausgangsbefunde erhoben (Baseline). Die dazu verwendeten Selbstbeurteilungsskalen beinhalteten folgende 6 Symptome: Reizbarkeit, Stimmungsschwankungen, Anspannungen (Wut), Kopfschmerzen, weitere menstruelle Symptome wie das Aufgeblähtsein und Brustspannungen. Die jeweiligen Beschwerden und deren Schweregrad wurden von den Patientinnen auf einer visuellen Analogskala [4] dokumentiert (0 = keine Beschwerden; 10 = schwerste Beschwerden). Der klinische Gesamteindruck wurde erfragt und anhand des CGI-Scores (Clinical Global Impression, Item-1/Schweregrad) durch den Prüfarzt beurteilt und dokumentiert. Ebenso erfolgte eine klinische Untersuchung und die Bestimmung von Laborparametern (Hämatologie, klinische Chemie, Schwangerschaftstest).

Nach 3-monatiger Therapie wurden zur Beurteilung des Therapieeffektes die gleichen Parameter beurteilt.

Auswertung

Ausgewertet wurde die „Intent-to-treat"-Population mit 170 Patientinnen. Die Hauptzielvariable war die Beurteilung der therapeutischen Wirksamkeit zwischen Baseline und Endpunkt der 3-monatigen Therapie. Dazu wurde ein Summenscore aus den 6 Einzelsymptome der Selbstbeurteilungsskala berechnet. Sekundärzielvariablen waren die Beurteilung anhand des klinischen Gesamteindrucks (CGI) bezüglich des Schweregrades der Beschwerden (Item-1), der Verbesserung unter der Therapie (Item-2) und der Nutzen/Nebenwirkungsbeurteilung (Item-3), sowie die Responderrate, die als eine ≥50%-Reduktion der Beschwerden im Vergleich zur Baseline berechnet wurde. Die Arbeitshypothese bestand aus der Annahme einer Überlegenheit von Verum über Placebo. Als Nullhypothese wurde eine Äquivalenz beider Behandlungsgruppen angenommen.

Ergebnisse

Wirksamkeit

Nahezu alle Parameter der Selbstbeurteilungsskalen und der Beurteilung des klinischen Gesamteindrucks anhand des CGI wiesen bezüglich der Veränderung zwischen Baseline und Endpunkt der 3-monatigen Therapie hochsignifikante Verbesserungen auf. In Tabelle 1 sind die einzelnen Symptome der jeweiligen Ratingskalen für beide Behandlungsgruppen (Verum/Placebo) und deren Scorewert zusammen gefasst. Die Analyse des Hauptzielkriteriums, die Differenz des Scores der Selbstbeurteilungsskala (visuelle Analogskala) zwischen Baseline und Endpunkt der 3-monatigen Therapie erlaubte die Nullhypothese einer Äquivalenz beider Behandlungsgruppen zu verwerfen. Die Patientinnen, die mit Verum (Agnus castus) behandelt wurden zeigten bei 5 der 6 Symptome des Selbstbeurteilungsskala eine signifikante Verbesserung der Beschwerden im Vergleich zu Placebo (p=0,001). Und zwar waren dies: Reizbarkeit, Stimmungsschwankungen, Anspannungen (Wut), Kopfschmerzen und Brustspannungen. Das Gefühl des Aufgeblähtseins wurde durch die Behandlung nicht beeinflusst.

Tabelle 1. Ergebnisse bezüglich der Veränderungen aller Scorewerte von Therapiebeginn (Baseline) bis zum Therapieendpunkt (nach 3 Monaten) für Verum und Placebo

	Veränderung der Scorewerte		p-Wert*
	Verum	Placebo	
Hauptzielvariable:			
Selbstbeurteilungssummenscore**	−128,5	−78,1	0,001
Nebenzielvariablen:			
Reizbarkeit	−28,9	−18,2	0,001
Stimmungsschwankungen	−28,7	−17,6	0,001
Anspannungen (Wut)	−22,1	−11,7	0,001
Kopfschmerzen	−17,8	−5,9	0,001
Aufgeblähtsein	−12,4	−13,7	ns
Brustspannungen	−18,6	−9,4	0,001
Schweregrad des Zustandes (CGI-1)	−1,5	−1,0	0,001
Verbesserung des Zustandes (CGI-2)	2,9	3,9	0,001
Gesamtbeurteilung (Nutzen/Risiko)	2,9	2,2	0,001
Responderrate (%)	52	24	

CGI Clinical Global Impression, * Mann-Whitney-Rangsummen-Test, ** visuelle Analogskala, Summenscore für 6 Symptome, *ns nicht signifikant*

Die durch die Prüfärzte erfolgte Fremdbeurteilung anhand des CGI ergab für alle 3 Items signifikante Verbesserungen unter der Agnus-castus-Therapie im Vergleich zu Placebo (p=0,001).

Die Responderrate einer mindestens 50%igen Verbesserung betrug für Verum 52%, für Placebo 24%.

Verträglichkeit

In der Verumbehandlungsgruppe traten 4 unerwünschte Ereignisse auf, in der Placebogruppe 3, aber in keinem Fall konnte ein strenger Zusammenhang zur eingenommenen Prüfmedikation nachgewiesen werden. Damit kann eine sehr gute Verträglichkeit des Agnus-castus-Prüfpräparates Ze 440 bei der Behandlung prämenstrueller Beschwerden angenommen werden.

Diskussion

Für den Agnus-castus-Extrakt Ze 440 konnte eine sehr gute therapeutische Wirksamkeit und Verträglichkeit bei der Behandlung prämenstrueller Beschwerden belegt werden. Oft ist die Behandlung prämenstrueller Beschwerden, die eine deutliche Verschlechterung der Lebensqualität zu diesem Zykluszeitpunkt darstellt, eine Herausforderung für den Hausarzt. In dieser kontrollierten Studie konnte trotz des Placebodesigns eine signifikante Überlegenheit von Verum gegenüber Placebo erzielt werden. Es ist bekannt, dass die Aufklärung der Patienten vor Studienbeginn über die Möglichkeit, Placebo zu bekommen, die Patienten veranlasst, den Therapieverlauf besonders gewissenhaft zu beobachten. Dadurch werden die psychologischen Aspekte der Therapiebeeinflussung in der Verumbehandlungsgruppe vermindert. Es ist also davon auszugehen, dass im Praxisalltag die Behandlung mit Agnus castus bei Frauen mit prämenstruellen Beschwerden noch erfolgreicher sein kann als unter kontrollierten Studienbedingungen. Die gute Verträglichkeit von Agnus castus bietet auch die Möglichkeit für eine längerfristige Anwendung beim prämenstruellen Syndrom. Es gibt zwar keine kontrollierten Studien, die untersuchen, wie sich der Therapieeffekt nach Beendigung der Behandlung gestaltet, es gibt jedoch Hinweise dafür, dass der erzielte Effekt nach Therapieende langsam wieder nachlässt [1]. Einer Weiterführung der Therapie steht wegen der guten Verträglichkeit nichts im Wege.

Schlussfolgerung

Der Agnus-castus-Extrakt Ze 440 stellt eine sehr gut verträgliche und wirkungsvolle Therapiemethode zur Behandlung des prämenstruellen Syndroms dar. Dies wurde sowohl von den Patientinnen wie auch von den Prüfärzten anhand valider Beurteilungsskalen bestätigt. Die wesentlichen und als beeinträchtigend empfundenen Symptome des prämenstruellen Syndroms wurden sehr gut gebessert.

Literatur

1. Berger D, Schaffner W, Schrader E, Meier B, Brattström A (2000) Efficacy of Vitex agnus castus L. extract Ze 440 in patients with pre-menstrual syndrome (PMS). Arch Gynecol Obstet 264:150–153
2. Brickell C (1989) Royal Horticultural Society encyclopaedia of plants and flowers. Dorling Kindersley, London
3. Brugisser R, Burkhard W, Simmen U, Schaffner W (1999) Untersuchungen an Opioid-Rezeptoren mit Vitex agnus castus L. In: Meier B, Hoberg F (Hrsg) Agni-casti-fructus – Neue Erkenntnisse zur Qualität und Wirksamkeit. Z Phytotherapie 20:140–158
4. Casper RF, Powell AM (1986) Premenstrual syndrom: documentation by a linear analog scale compared with two descriptive scales. Am J Obstet Gynecol 155:862–867
5. Du Mee C (1993) Vitex agnus castus. Aust J Med Herbalism 5:63–65
6. Küpper L, Loch EG (1996) Prämenstruelles Syndrom. Deutsche Apotheker Zeitung 136:23–29
7. Lingen H (1978) Heilpflanzen und ihre Kräfte. McGraw-Hill, Maidenhead, England, S 111
8. Medina JH, Viola H, Wolfman C, Marder M, Wasowski C, Calvo D (1998) Neuroactive flovonoids: new ligands for the benzodiazepine receptors. Phytomedicine 5:235–243
9. Samochowiec I, Glaesmer R, Samochowiec J (1998) Einfluss von Mönchspfeffer auf die Konzentration von beta-Endorphin im Serum weiblicher Ratten. Ärztezeitschr Naturheilverfahren 39:213–215
10. Sondheimer SJ (1994) Etiology of premenstrual syndrome. In: Smith S, Schiff I (eds) Modern Management of premenstrual syndrome. Norton Medical Books, New York, pp 46–54
11. Wuttke W, Gorkow S, Jarry H (1995) Dopaminergic compoundes in Vitex agnus castus. In: Loew D, Rietbrock N (Hrsg) Phytopharmaka in Forschung und klinischer Anwendung. Steinkopff, Darmstadt, S 81–89

Einschätzung eines phototoxischen Risikos bei Buchweizenkraut

K. Diefenbach[1], F. Donath[1], S. Bauer[1], G. Arold[1], A. Maurer[1], B. Patz[2], C. Theurer[2], I. Roots[1]

[1] Institut für Klinische Pharmakologie der Charité, Humboldt-Universität Berlin,
[2] GlaxoSmithKline, Consumer Healthcare, Forschung und Entwicklung, Herrenberg

Einleitung

Buchweizen wird als pflanzliches Arzneimittel in Form von Buchweizenkraut (Fagopyri Herba, F. esculentum MOENCH, Polygonaceae) angewandt und wird definiert als „die zur Blütezeit geernteten und getrockneten Blätter und Blüten der Pflanze" [1]. Wichtigste und inhaltsreichste Stoffgruppe des Buchweizenkrautes stellen die Flavonoide mit Rutosid als Hauptkomponente dar. Letzterem werden auch die gefäßstabilisierenden pharmakologischen und klinischen Eigenschaften des Buchweizens zugeordnet. So konnten in klinischen Studien mit Buchweizenkrautpräparaten Verbesserungen der Symptome bei Patienten mit Mikrozirkulationsstörungen [10] sowie ödemprotektive Effekte bei Patienten mit chronisch-venöser Insuffizienz nachgewiesen werden [6]. Den weiteren Inhaltsstoffen, wie dem Naphthodianthronderivat Fagopyrin werden nach heutigem Kenntnisstand lediglich additive, synergistische bzw. die potenziell phototoxischen Wirkungen des Buchweizenkrautes zugeschrieben [2]. Phototoxische Reaktionen auf das frische Kraut des Buchweizens sind bereits seit Jahrhunderten bei Weidetieren bekannt und werden als Fagopyrismus bezeichnet [7]. Die sogenannte „Buchweizenkrankheit" äußerte sich besonders bei hellhäutigen Tieren an wenig oder unbehaarten Körperteilen (Ohren, Augenlider, Nase, Maul) durch Rötung, Schwellung und Entzündung, solange das Tier dem hellen Tageslicht ausgesetzt war. Durch Untersuchungen zur Photosensibilisierung mit getrockneten Blüten des Buchweizens an Ratten [4] lässt sich aufgrund der heutigen Kenntnisse zum Gehalt von Fagopyrin im Buchweizenkraut eine phototoxische Schwellendosis für Fagopyrin abschätzen. Bei einem Gehalt von 0,1% liegt der phototoxische Grenzwert beim Tier bei 2,5–3 mg Fagopyrin pro kg Körpergewicht [9]. Andere Untersuchungen zur potenziellen Phototoxizität wurden mit strukturell ähnlichen Derivaten aus Johanniskraut (Hypericum perforatum) durchgeführt. Die durch Johanniskraut induzierte Photosensibilisierung (Hyperizismus) ist ebenfalls schon lange bekannt [11]. Die intravenöse bzw. orale Gabe von synthetischem, reinem Hypericin an Patienten führte zu mäßigen bis intolerablen Hautreaktionen an lichtexponierten Stellen [5]. Nach 14-tägiger oraler Gabe von 5,6 mg Gesamthypericin täglich (kumulativ 78 mg Gesamthypericin), enthalten in einem Hypericumextrakt, wurden bei Untersuchungen an Probanden jedoch eine nur mäßige Steigerung der Lichtempfindlichkeit nach selektiver UVA-Belichtung sowie eine ebenfalls nur geringe Steigerung der Lichtempfindlichkeit nach Belichtung mit einem „sonnenähnlichen" Spektrum beobachtet [3].

Fragestellung

Im Rahmen dieser Untersuchung sollte die potenziell phototoxische Wirkung von Fagorutin® Buchweizen-Tabletten am Menschen durch Messung der UVA- und UVB-Empfindlichkeit der Haut in verschiedenen Dosierungen nach einmaliger und wiederholter Gabe geprüft werden.

Material und Methoden

Studiendesign

Angelehnt an vorhergehende Versuche [3] zur Prüfung schwacher Effekte auf die Lichtempfindlichkeit der Haut nach Johanniskrautgabe und unter Berücksichtigung der Leitlinien zur Testung der Photosensibilisierung von Arzneimitteln sowie der Richtlinien für Good Clinical Practice (GCP) und der Deklaration von Helsinki wurde eine randomisierte, doppelblinde, placebokontrollierte Studie durchgeführt. Die Studie war in zwei Teile aufgegliedert: der erste Teil untersuchte die UVA- und UVB-Empfindlichkeit der Haut nach einer einmaligen Gabe (Single-dose), der zweite Teil Effekte im Steady state nach einer kontinuierlichen 14-tägigen Gabe (Multiple-dose).

In der Single-dose-Studie erhielten 12 Probanden in einem 2fach überkreuzten Design Placebo sowie zwei unterschiedliche Dosierungen der Prüfmedikation jeweils durch eine 14-tägige Washout-Phase getrennt.

In der Multiple-dose-Studie erhielten je 24 Probanden in einem Parallelgruppendesign Placebo oder eine von zwei unterschiedlichen Dosierungen der Prüfmedikation über jeweils 14 Tage.

Probandenauswahl

In der Single-dose-Gruppe nahmen insgesamt 12 Probanden im Alter von 23 bis 55 Jahren teil (mittleres Alter ± SD: 32,1 ± 10,9 Jahre).

In der Multiple-dose-Gruppe nahmen insgesamt 73 Probanden im Alter von 20 bis 59 Jahren teil (mittleres Alter ± SD: 28,6 ± 8,4 Jahre), davon beendeten 72 Probanden die Studie. Ein Proband schied vorzeitig ohne Angabe von Gründen aus.

Alle Probanden waren männlichen Geschlechts, Nichtraucher mit altersentsprechendem körperlichen Untersuchungsbefund einschließlich Laborstatus. Es wurden nur Probanden mit einer intakten, gesunden, ungebräunten, hellen Haut (Hauttyp I–IV nach Fitzpatrick [8]) eingeschlossen ohne bekannte Allergien oder Erkrankungen mit dermaler Ausprägung sowie ohne überschießende Reaktionen auf Sonnenexposition. Probanden, die Medikamente mit vasoaktiver oder phototoxischer Wirkung einnahmen, wurden nicht eingeschlossen.

Prüfmedikation

Als Prüfmedikation wurde das Handelspräparat Fagorutin® Buchweizen-Tabletten (Firma: GlaxoSmithKline) verwendet. Fagorutin® Buchweizen-Tabletten enthalten pulverisiertes Buchweizenkraut der Gattung Fagopyrum esculentum sowie

Troxerutin. Die Prüfmedikation wurde in Form von Kapseln verabreicht. Die Placebomedikation war ebenfalls verkapselt und mit der Prüfmedikation in Form und Farbe identisch. Die Prüfmedikation enthielt je Kapsel 300 mg Buchweizenkraut (Herba Fagopyri esculenti) und 18 mg Troxerutin, damit entspricht die empfohlene Tagesdosierung 10 Kapseln der Prüfmedikation.

In der Single-dose-Gruppe wurden je 20 Kapseln als Einmalgabe verabreicht. Dabei erhielten die Probanden randomisiert Placebo (20 Kapseln Placebo), die doppelte Tagesdosis (20 Kapseln Verum) und die einfache Tagesdosis (10 Kapseln Placebo, 10 Kapseln Verum).

In der Multiple-dose-Gruppe erhielt jeder Proband über 14 Tage jeweils 10 Kapseln täglich (3-4-3), entweder die einfache Tagesdosis (10 Kapseln Verum), die halbe Tagesdosis (5 Kapseln Placebo und 5 Kapseln Verum) oder Placebo (10 Kapseln Placebo).

Belichtung

4 Stunden nach der Medikamenteneinnahme wurden im Plasma maximale Konzentrationen des für phototoxische Reaktionen potenziell verantwortlichen Fagopyrins erwartet. Bei der Abschätzung dieser pharmakokinetischen Parameter diente als Modell das Hypericin aus Johanniskraut, welches sich in seiner chemischen Struktur nur unwesentlich von Fagopyrin unterscheidet. Deshalb erfolgte die Belichtung für die Single-dose-Gabe jeweils 4 Stunden nach der einmaligen Medikation und für die Multiple-dose-Gabe vor Beginn der Einnahme und 4 Stunden nach der letzten Gabe. Bestrahlt wurde mit Licht unterschiedlicher Wellenlängen in jeweils 6 unterschiedlichen Dosierungen. Die Belichtung wurde an einem speziell aufgebauten Belichtungsplatz durchgeführt. Bestrahlt wurden nicht lichtexponierte Hautareale der Probanden (Rücken). Als Strahlungsquelle wurde ein UV-Metallhalogenid-Hochdruckstrahler (Vario2® der Fa. Dr. K. Hönle Medizintechnik GmbH, Planegg) verwendet. Nacheinander wurden Wechselfiltervorsätze (h1 und h2) für verschiedene Emissionsspektren eingesetzt. Der Filter h1 begrenzt das Emissionsspektrum auf den UVA-Wellenlängenbereich (320–400 nm) und den sichtbaren Bereich (400–700 nm), der UVB-Anteil (280–320 nm) beträgt nahezu 0. Der Filter h2 erzeugt ein „sonnenähnliches" Spektrum mit einem UVA-Anteil von ca. 90% und UVB-Anteil von ca. 10%, sowie Emissionen im sichtbaren Bereich. Die genaue Belichtungsintensität (mW/cm^2) der Strahlungsquelle wurde mittels eines UVA/UVB-Dosimeters (Fa. Dr. K. Hönle Medizintechnik GmbH, Planegg) bestimmt. Die 6 unterschiedlichen Dosierungen wurden nach dem Prinzip von Wucherpfennig [12] mit Hilfe einer Lichttreppe (Fa. Waldmann Medizin-Technik, Schwenningen) erzeugt. Die Lichttreppe, eine Schablone, lag direkt auf der Haut und ließ 6 kreisförmige Hautfelder (Fläche je Feld ca. 4,5 cm^2) frei. Durch Öffnen bzw. Schließen der Felder wurde die darunterliegende Haut über die Zeit mit unterschiedlichen UV-Dosen exponiert. Zur Adjustierung der Dosis (Strahlungsenergie pro Flächeneinheit; $Ws/cm^2 = J/cm^2$) wurden Einstellungen an der Lichttreppe vorgenommen. Die Art der Testreihe UVA (bei Filter h1) bzw. UVB (bei Filter h2), der eingeschätzte Hauttyp I/II bzw. III/IV sowie die mittels Dosimeter gemessene Intensität (mW/cm^2) der Strahlungsquelle wurden eingegeben.

Messen der Hautreaktion

Gemessen wurden Schwellendosen für die Hautreaktionen. Die 6 durch die Lichttreppe bestrahlten Areale wurden visuell durch 2 unabhängige Tester beurteilt. Das Areal mit der schwächsten, aber noch scharf gegen die nicht bestrahlte Umgebung abzugrenzenden Hautverfärbung wurde als minimale Schwelle und die auslösende Bestrahlungsdosis als Schwellendosis (J/cm^2) bezeichnet. Zur Auswertung gelangten die Mittelwerte der durch die zwei Tester unabhängig voneinander bestimmten minimalen Schwellen bzw. Schwellendosen. Konnten beide Tester keine Hautreaktion wahrnehmen und damit keine Schwellendosis bestimmen, wurde dieser Wert nicht mit in die statistische Auswertung einbezogen.

Die Beurteilung erfolgte zu folgenden drei Zeitpunkten nach Belichtung:
sofort nach Belichtung: Sofortpigmentierung (immediate pigment darkening=IPD) nach UVA
20 Stunden nach Belichtung: minimale Bräunungsdosis (minimal tanning dose=MTD) nach UVA und minimale Erythemdosis (MED) nach UVB
68 Stunden nach Belichtung: minimale Bräunungsdosis (minimal tanning dose=MTD) nach UVA.

Primäre Zielparameter waren die minimale Erythemdosis (MED) 20 h nach UVB-Belichtung („sonnenähnliches" Spektrum) und die minimale Bräunungsdosis (MTD) 20 h und 68 h nach selektiver UVA-Belichtung. Als sekundäre Parameter wurde die Sofortpigmentierung (IPD) sofort nach UVA-Belichtung sowie die Anzahl der unerwünschten Ereignisse beschrieben.

Ergebnisse

Der Vergleich der MED nach Belichtung mit UVB („sonnenähnliches" Spektrum) zeigte zwischen Placebo und unterschiedlichen Dosierungen der Prüfmedikation sowohl nach einer Einmalgabe (Single-dose-Gruppe) als auch im Steady state (Multiple-dose-Gruppe) keine signifikanten Änderungen der Lichtempfindlichkeit oder dosisabhängigen Trends (Tabelle 1 und 2). Ebenfalls keine Veränderungen wurden nach selektiver UVA-Belichtung sowohl auf die MTD 20 h und 68 h sowie auf die IPD gefunden (Tabelle 1 und 2).

Tabelle 1. Single-dose-Gabe: Mediane [1. und 3. Quartile] der Schwellendosen nach selektiver UVA-Belichtung sowie nach UVB-Belichtung („sonnenähnliches" Spektrum) unter den verschiedenen Medikationen

	Placebo	Tagesdosis[1]	Doppelte Tagesdosis[1]	p[2]
UVB-Belichtung („sonnenähnliches" Spektrum)				
MED 20 h (mJ/cm^2)	50,0 [30,0–50,0]	47,5 [32,5–50,0]	37,5 [30,0–50,0]	n.s.
Selektive UVA-Belichtung				
MTD 20 h (in J/cm^2)	5,0 [3,875–5,0]	5,0 [4,0–5,75]	4,5 [4,0–5,0]	n.s.
MTD 68 h (in J/cm^2)	5,0 [4,25–5,0]	5,0 [4,0–6,25]	5,0 [5,0–5,0]	n.s.
IPD (in J/cm^2)	4,0 [2,625–4,75]	4,0 [3,0–5,0]	3,0 [2,625–5,0]	n.s.

MED minimale Erythemdosis, *MTD* minimale Bräunungsdosis, *IPD* Sofortpigmentierung
[1] Fagorutin® Buchweizen-Tabletten, empfohlene Tagesdosis 3×2 Tbl. täglich (1 Tbl. enthält: 500 mg Buchweizenkraut, 30 mg Troxerutin)
[2] p-Werte bei intraindividuellem Vergleich mit Hilfe des Wilcoxon-Test für verbundene Stichproben

Tabelle 2. Multiple-dose-Gruppe: Mediane [1. und 3. Quartile] der Differenzen der Schwellendosen vor Gabe und nach der letzten Gabe bei selektiver UVA-Belichtung sowie bei UVB-Belichtung („sonnenähnliches" Spektrum) der verschiedenen Medikationen

	Placebo	Halbe Tagesdosis[1]	Tagesdosis[1]	p[2]
UVB-Belichtung („sonnenähnliches" Spektrum) MED 20h (mJ/cm^2)	0,0 [−10,0−17,5]	−5,0 [−10,0−0,0]	0,0 [−7,0−20,0]	n.s.
Selektive UVA-Belichtung				
MTD 20h (in J/cm^2)	0,0 [−1,0−1,0]	−0,5 [−1,125−0,125]	0,0 [−1,75−1,75]	n.s
MTD 68h (in J/cm^2)	−1,0 [−1,0−1,0]	0,0 [−1,625−1,0]	0,0 [−1,0−1,0]	n.s.
IPD (in J/cm^2)	0,0 [−1,0−0,0]	0,0 [−0,74−0,0]	0,0 [−1,0−1,0]	n.s.

MED minimale Erythemdosis, *MTD* minimale Bräunungsdosis, *IPD* Sofortpigmentierung
[1] Fagorutin® Buchweizen-Tabletten, empfohlene Tagesdosis 3×2 Tbl. täglich (1 Tbl. enthält: 500 mg Buchweizenkraut, 30 mg Troxerutin)
[2] p-Werte bei interindividuellem Vergleich mit Hilfe des Mann-Whitney-U-Test für unverbundene Stichproben

Es wurde von den Probanden keine subjektiv verstärkte Lichtempfindlichkeit der Haut nach einmaliger und 14tägiger Gabe unter allen Dosierungen im Vergleich zu Placebo beobachtet. Bis auf 2 Nennungen von grünem Stuhl ohne sonstige Beeinträchtigungen nach wiederholter Gabe der Prüfmedikation war die Anzahl und Art der unerwünschten Ereignisse in den untersuchten Dosierungen der Prüfmedikation vergleichbar mit Placebo. Es wurden hauptsächlich milde und tolerierbare unerwünschte Ereignisse berichtet, kein unerwünschtes Ereignis führte zum Abbruch. Der klinischer Status und die Laborparameter nach Beendigung der Studie zeigten keine pathologischen Befunde, keine Nachbehandlung war erforderlich.

Diskussion

Mit der vorliegenden Untersuchung wurde die potenzielle phototoxische Wirkung von Fagorutin® Buchweizen-Tabletten an gesunden jungen Männern geprüft.

Ein erster Abschnitt der Prüfung war der Untersuchung zweier Dosierungen im Vergleich zu Placebo nach einmaliger Gabe in einem Cross-over-Versuchsdesign an 12 gesunden Probanden gewidmet. In einem zweiten Teil der Untersuchung wurde mittels eines Parallelgruppendesigns an jeweils 24 Probanden pro Gruppe der Effekt einer 14-tägigen Gabe von Fagorutin® Buchweizen-Tabletten in zwei unterschiedlichen Dosierungen im Vergleich zu Placebo untersucht.

In Anlehnung an vorhergehende Versuche [3], die schon schwache Effekte auf die Lichtempfindlichkeit der Haut unter Johanniskrautgabe nachweisen konnten, und an die Erfahrungen der Dermatologie zur Testung der Photosensibilisierung von Arzneimitteln wurden unter Nutzung einer Lichttreppe unterschiedliche Areale der Haut des Rückens der Probanden einer selektiven UVA-Strahlung sowie einem „sonnenähnlichen" Spektrum, welches u. a. Licht der Wellenlängen UVB enthält, exponiert. Die Dauer der Exposition richtete sich nach dem Hauttyp, der vor Beginn der Untersuchung bei den Probanden festgestellt wurde. Mittels der Lichttreppe wurde die Dauer der Exposition variiert, was zu definierten unterschiedlichen Gesamtdosen pro Belichtungsfeld führte. Die Bestrahlung fand 4 Stunden nach der Medikamenteneinnahme statt. Zu diesem Zeitpunkt wurden im Plasma maximale Konzentrationen des für phototoxische Reaktionen potenziell verantwortlichen Fagopyrins erwartet. Bei der Abschätzung dieser pharmakokinetischen Parameter diente als Modell das Hypericin aus Johanniskraut, welches sich in seiner chemischen Struktur nur unwesentlich von Fagopyrin unterscheidet. Dabei ist nicht bekannt, ob 4 Stunden nach einmaliger Dosierung von Fagorutin® Buchweizen-Tabletten wirklich maximale Blutspiegel erreicht werden. Es ist jedoch anzunehmen, dass nach 14-tägiger Dosierung ein Steady state oder daran angenäherte Bedingungen eingetreten sind.

Zielkriterien für die Bewertung einer verstärkten UVA- und UVB-Empfindlichkeit waren die minimale Bräunungsdosis (MTD = minimal tanning dose) 20 h und 68 h nach selektiver UVA-Belichtung und die minimale Erythemdosis (MED = minimal erythem dose) 20 h nach UVB-Belichtung, enthalten in dem „sonnenähnlichen" Spektrum. Gleichzeitig wurde die Sofortpigmentierung (IPD = immediate pigment darkening) unmittelbar nach der UVA-Exposition abgelesen.

In den untersuchten Dosierungen gab es sowohl nach einmaliger Applikation von Fagorutin® Buchweizen-Tabletten als auch nach wiederholter Applikation über 14 Tage (mit insgesamt bis zu 42 g Buchweizenkraut-Gesamtdosis) keine Unterschiede in den Zielparametern im Vergleich zu Placebo. Darüber hinaus konnten keine Unterschiede bei den Zielvariablen vor und nach Exposition mit Fagorutin® Buchweizen-Tabletten in den Gruppen der wiederholten Applikation festgestellt werden. Es wurde von den Probanden keine subjektiv verstärkte Lichtempfindlichkeit der Haut nach einmaliger und 14-tägiger Gabe unter allen Dosierungen im Vergleich zu Placebo beobachtet.

Es konnte analytisch kein Fagopyrin im Blut nachgewiesen werden. Bei einem maximalen Fagopyringehalt von 0,1% im getrockneten Buchweizenkraut zeigt sich bei der Berechnung der theoretisch maximal erreichbaren Konzentration im Blut bei den therapeutisch eingesetzten Dosierungen unter Annahme einer vollständigen und augenblicklichen Resorption, dass Konzentrationen im Blut erreicht werden könnten, die um ein Vielfaches unterhalb der im Tierexperiment als phototoxisch beschriebenen liegen. Deshalb ist zu erwarten, dass selbst bei sehr langer Einnahme von therapeutischen Dosen bzw. bei einmaliger exzessiver Überdosierung die Wahrscheinlichkeit sehr gering ist, Konzentrationen zu erreichen, die zur Auslösung einer phototoxischen Reaktion führen könnten.

In vorangegangenen Untersuchungen konnte gezeigt werden, dass die genutzte Methode hinreichend sensitiv zum klinischen Nachweis einer verstärkten Lichtempfindlichkeit und damit einer potenziellen Phototoxizität ist. Deshalb ist mit sehr hoher Wahrscheinlichkeit davon auszugehen, dass in üblichen therapeutischen Dosierungen auch unter Steady-state-Bedingungen beim Menschen nicht mit phototoxischen Reaktionen zu rechnen ist.

Bezüglich der Sicherheit der Anwendung von Fagorutin® Buchweizen-Tabletten in den untersuchten Dosierungen kann eingeschätzt werden, dass es bis auf 2 Nennungen von grünem Stuhl ohne sonstige Beeinträchtigungen nach wiederholter Gabe der Prüfmedikation zu keinen unerwünschten Arzneimittelwirkungen kam, die in Zusammenhang mit der Medikation gesehen werden könnten. Es wurden hauptsächlich milde und tolerierbare unerwünschte Ereignisse berichtet, kein unerwünschtes Ereignis führte zum Abbruch. Unterschiede in den einzelnen Behandlungsgruppen sind nicht erkennbar. Der klinische Status und die Laborparameter nach Beendigung der Studie zeigten keine pathologischen Befunde.

Zusammenfassung

Zusammenfassend kann eingeschätzt werden, dass in der vorliegenden Untersuchung bei den geprüften Dosierungen sowohl nach einmaliger Applikation als auch im Steady state (nach wiederholter Applikation über 14 Tage) kein Hinweis auf ein phototoxisches Potenzial für Fagorutin® Buchweizen-Tabletten festgestellt werden konnte. Die Lichtempfindlichkeit der Haut nach selektiver UVA-Belichtung sowie nach Belichtung mit einem „sonnenähnlichen" Spektrum unterschied sich nicht signifikant von Placebo. Die Einnahme führte zu keinen unerwünschten Arzneimitteleffekten, die speziell der Einnahme von Fagorutin® Buchweizen-Tabletten zuzuordnen wären. Die Anwendung erscheint bei den untersuchten Dosierungen und der geprüften Anwendungsdauer sicher.

Literatur

1. British Herbal Medicine Association (ed) (1990) British Herbal Pharmacopoeia, vol 1: Fagopyrum. Biddles, Guildford
2. Brockmann H (1952) Protofagopyrin und Fagopyrin, die photodynamisch wirksamen Farbstoffe des Buchweizens (Fagopyrum esculentum). Ann Chem Pharm 575:53–83
3. Brockmoller J, Reum T, Bauer S, Kerb R, Hubner WD, Roots I (1997) Hypericin and pseudohypericin: Pharmacokinetics and effects on photosensitivity in humans. Pharmacopsychiatry 30(suppl 2):94–101
4. Chick H, Ellinger P (1941) The photo-sensitizing action of buckwheat (Fagopyrum esculentum). J Physiol 100:212–230
5. Gulick RM, McAuliffe V, Holden-Wiltse J, Crumpacker C, Liebes L, Stein DS, Meehan P, Hussey S, Forcht J, Valentine FT (1999) Phase I studies of hypericin, the active compound in St. John's Wort, as an antiretroviral agent in HIV-infected adults. AIDS Clinical Trials Group Protocols 150 and 258. Ann Intern Med 130(6):510–514
6. Ihme N, Kiesewetter H, Jung F, Hoffmann KH, Birk A, Muller A, Grutzner KI (1996) Leg oedema protection from a buckwheat herb tea in patients with chronic venous insufficiency: a single-centre, randomised, double-blind, placebo-controlled clinical trial. Eur J Clin Pharmacol 50(6):443–447
7. Merian L (1915) Experimentelle Beiträge zur Buchweizenerkrankung (Fagopyrismus der Tiere). Arch Anat Physiologie 161–168
8. Pathak MA, Fitzpatrick TB (1993) Preventive treatment of sunburn, dermatoheliosis, and skin cancer with sun protective agents. In: Fitzpatrick TB, Eisen AZ, Wolff K, Freedberg IM, Austen KF (eds) Dermatology in general medicine, 4th edn. McGraw-Hill, New York, pp 1689–1717
9. Patz B, Grützner KI (1998) Toxikologie. In: Müller A, Schiebel-Schlosser G (Hrsg) Buchweizen. Wissenschaftliche Verlagsgesellschaft, Stuttgart, S 71–82
10. Schilcher H, Patz B, Schimmel KC (1990) Klinische Studie mit einem Phythopharmakon zur Behandlung von Mikrozirkulationsstörungen. Ärztezeitschrift für Naturheilverfahren 11:819–826
11. Schütt H, Schulz V (1993) Hypericum. In: Hagers Handbuch der Pharmazeutischen Praxis, Bd 5, Drogen E-O. Springer, Heidelberg, S 474–495
12. Wucherpfennig V (1942) Zur Messung und Bemessung des Ultraviolett. Klin Wochenschr 21:926–930

RCT-Pestwurzextrakt Ze 339 vs. Cetirizin bei allergischer Rhinitis

A. Brattström, A. Schapowal

Zeller AG, Romanshorn, Schweiz

Einleitung

Allergische Rhinitis ist eine hypersensitive Reaktion der nasalen Mukosa auf Allergene; die Konjunktiven und der Rachenbereich reagieren häufig ebenfalls. Im Vordergrund stehen entzündliche Reaktionen mit den typischen Symptomen wie verstopfte und laufende Nase, Niesen, Jucken in Nase und Rachen, Rötung und Jucken der Augen sowie Tränenfluss. Die Patienten sind in ihren Tagesaktivitäten und dem Konzentrationsvermögen alteriert, der Schlaf ist gestört, d.h. die Lebensqualität ist teilweise beträchtlich eingeschränkt [2, 4, 6].

Für therapeutische Zwecke werden zumeist Antihistaminika eingesetzt [6]. Der Beginn der Wirkung bei akuter Belastung tritt frühestens nach 1 Stunde und 45 Minuten, d.h. zeitlich verzögert, ein [5]. Die häufigsten Nebenwirkungen sind zentrale, sedierende Effekte [6], die – wenn auch geringer ausgeprägt – auch noch bei den Antihistaminika der 2. Generation beobachtet werden [5, 7, 10].

Die Pestwurz (*Petasites hybridus*) bzw. Extrakte aus den Wurzeln werden traditionell genutzt bei Bronchialasthma, bei Spasmen der glatten Muskulatur und Kopfschmerzen. Extrakte aus der Pestwurz hemmen die Biosynthese der Leukotriene [1, 3, 9], wodurch eine spasmolytische Aktivität, aber auch Einflüsse auf allergische Entzündungen zu erklären wären. *Petasites hybridus* besteht aus zwei Chemovarietäten, von denen die Petasin-Chemovarietät für die medizinische Nutzung zu präferieren ist [9]. Durch systematische Suche wurden Sorten ermittelt, bei denen die biologisch aktiven Wirkstoffe auch in den Blättern enthalten sind, wodurch ein Anbau ökonomisch attraktiv wird [8].

Aus den Blättern eines im kontrollierten Anbau geführten Klons (EU-plant variety: „Petzell") wird mittels unterkritischer CO_2-Extraktion (Europäisches Patent: EP 1 023 079) der Extrakt Ze 339 gewonnen, der Petasine als wirksamkeitsmitbestimmende Inhaltsstoffe enthält. Als pharmakologisches Wirkprinzip wurde die Leukotriensynthesehemmung sowohl in Neutrophilen als auch Eosinophilen von Atopikern bestätigt [11, 12]. Pharmakokinetische Untersuchungen zeigten eine gute und rasche Bioverfügbarkeit der Petasine [8]. Der Wirkungseintritt, d.h. die Blockade der Symptome, erfolgte bereits 25–30 Minuten nach oraler Administration. Die klinische Wirksamkeit wurde zunächst an einer kleinen Patientengruppe (n=6) durch Erfassung der Schweregrade der typischen Symptome ermittelt [13]. Besonders eindrucksvoll war der rhinomanometrische Befund. Innerhalb von 5 Tagen stieg der Luftdurchfluss durch die Nase von unter 500 ml auf über 800 ml (Normalwert) an, als deutliches Zeichen für die antiinflammatorische Aktion des Extraktes Ze 339.

RCT-Studie

In einer größeren Studie wurde nunmehr die klinische Wirksamkeit des Extraktes Ze 339 mit der von Cetirizin in einer randomisierten, multizentrischen, doppelblinden Studie verglichen. Die Studie wurde durchgeführt entsprechend den EU-Richtlinien bzw. ICH-Guidelines zu Good Clinical Practice und der Deklaration von Helsinki. Zustimmende Voten der entsprechenden Ethikkommissionen lagen vor. Alle Patienten gaben nach entsprechender Aufklärung ihre schriftliche Zustimmung.

Die Studienmedikation bestand aus Pestwurztabletten (CO_2-Pestwurzblattextrakt Ze 339; Drogen-Extrakt-Verhältnis ca. 70:1; jede Tablette war standardisiert auf 8 mg Petasine; 1 Tablette 4-mal täglich) bzw. Cetiricin (10 mg, Zyrtec®, 1 Tablette täglich).

Tabelle 1. Einschlusskriterien und Wirksamkeitsbewertung

Diagnostische Kriterien

- A | Punkte B, C, D und E müssen bei jedem Patienten erfüllt sein.
- B | Symptome der saisonalen, allergischen Rhinitis für mindestens 1 Jahr
- C | Präsenz folgender Symptome:
  - Niesen
  - Rhinorrhoe
  - Jucken (Nase und/oder Augen)
  - verstopfte Nase
- D | Mindestens 2 Symptome, die unter „C" aufgeführt sind, müssen mit 2 oder größer bewertet sein:
  - 0 = nicht vorhanden
  - 1 = mild
  - 2 = moderate
  - 3 = schwer
  - 4 = sehr schwer
- E | Klinisch müssen folgende Symptome nachweisbar sein:
  - Ödeme der Nasenmuschel, UND
  - pathologisch gesteigerte Nasensekretion

CLINICAL GLOBAL IMPRESSION [CGI], Beurteilung durch den Arzt
Item #1 bestimmt zu Beginn und am Ende, und Items #2 sowie #3 am Ende der Therapie. Alle Items bestehen aus einem 7-Punkte Score, eine höhere Scoresumme bedeutet schwerere Ausprägung.
Item #1: Schweregrad der Erkrankung
Item #2: Zustandsänderung
Item #3: Therapeutischer Effekt/Nebenwirkungen (Risiko/Nutzen Einschätzung)

Health Manual Questionnaire SF-36, Selbstbeurteilung durch Patienten
9 Items, die zu Beginn und am Ende der Therapie bewertet werden. Item #1 sowie #3 bis #9 bestehen aus einem 100-Punkte Score. Item #2 besteht aus einem 5-Punkte Score zum Vergleich der Beschwerden mit denen vor einem Jahr. Geringere Scoresumme bedeutet schwerere Ausprägung.
Item #1: Körperliche Leistungsfähigkeit
Item #2: Gegenwärtige Beschwerden im Vergleich zu denen vor einem Jahr
Item #3: Emotionale Aufgabenbewältigung
Item #4: Vitalität
Item #5: Geistige Leistungsfähigkeit
Item #6: Allgemeine Befindlichkeit
Item #7: Körperliche Aufgabenbewältigung
Item #8: Soziale Leistungsfähigkeit
Item #9: Schmerzen

Alle eingeschlossenen Patienten litten seit mindestens einem Jahr an saisonaler, allergischer Rhinitis und erfüllten die in Tabelle 1 aufgeführten Einschlusskriterien. Ausschlusskriterien waren Alkohol- oder Drogenabhängigkeit, Schwangerschaft oder Stillen, Parasitenbefall mit Eosinophilie; Einnahme von Kortikoiden (letzte 2 Monate), Antihistaminika (letzte 6 Wochen) oder antiinflammatorische Substanzen (letzte 2 Wochen). Schwere Erkrankungen oder vorangegangene Organtransplantationen waren ebenfalls Ausschlussgründe. Für alle Patienten lagen die Ergebnisse des Prick-Testes vor, bis auf einen waren alle auf Pollen allergisch, zumeist Graspollen. Vor Einschluss wurden neben einer sorgfältigen Anamnese und medizinischer Untersuchung auch entsprechende Labortests veranlasst (Hämatologie, Biochemie, Schwangerschaftstest). Die Studienmedikation für 2 Wochen wurde den Patienten ausgehändigt. Nach dieser Therapieperiode erfolgte neuerlich eine medizinische Untersuchung und die Wiederholung der Labortests, Compliancekontrolle sowie das Monitoring von „adverse events".

Die Randomisierung erfolgte in 4er Blocks. Die Daten wurden entsprechend dem Intention-to-Treat-Ansatz analysiert, d.h. alle randomisierten Patienten mit einer Einschlussuntersuchung und einer Folgeuntersuchung, die zu irgend einem dazwischen gelegenen Zeitpunkt Prüfmedikation eingenommen hatten, waren in die Analyse eingeschlossen. Die Studienpopulation war auf 120 Patienten für beide Studienarme veranschlagt (Effektgröße: 0,5; erwarteter Ausfall: 10%). Primäre Zielvariable war die Veränderung der Scores im „Medical Outcome Health Survey Questionnaire (SF-36)" (Tabelle 1) von Therapiebeginn zu Therapieende. Dieser Questionnaire ist ein für allergische Rhinitis validierter Fragebogen für die quantitative Bewertung der Lebensqualität [2]. Die Arbeitshypothese war, dass die Daten der Pestwurz-Gruppe denen aus der Cetirizin-Gruppe nicht unterlegen sind. Die Wahrscheinlichkeit eines Typ-1-Fehlers von $\alpha=0,05$ (einseitig getestet, 80% Power) liegt bei einer Gruppengröße von mindestens 50 Patienten. Die Werte wurden berechnet mit 95% Vertauensintervall. Sekundäre Zielvariable war der Clinical Global Impression (CGI) Score.

Resultate

125 Patienten mit gesicherter allergischer Rhinitis wurden in die Studie eingeschlossen (Ze 339: 61; Cetirizin: 64; Abb. 1). Von den Patienten waren 2/3 weiblichen Geschlechts; 1/3 der Patienten waren Raucher. Alle 4 Hauptsymptome der allergischen Rhinitis (Rhinorrhoe; Niesen, geschwollene Nase, juckende Augen und/oder Nase) waren moderat bis schwer ausgeprägt und in beiden Gruppen gleichmässig vertreten. Bei etwa der halben Anzahl der Patienten hatte sich der Schweregrad der Symptome im Vergleich zum vergangenen Jahr erhöht (Item 2 des SF-36 Questionnairs).

Der therapeutische Erfolg bei Behandlungsende war in beiden Verumgruppen äquivalent (Tabelle 2), d.h. die Analysenergebnisse (Item 1 und 3–9 des Questionnairs) verwarfen die Annahme, dass die Pestwurz-Gruppe inferior zur Cetirizin-Gruppe war, da alle 9 Items in der Pestwurz-Gruppe um nicht mehr als 10% von den Werten in der Cetirizin-Gruppe abwichen (Tabelle 2). Gleiches gilt auch für die sekundäre Variable. Exploratorische Analysen im Vergleich beider Gruppen ergaben keine signifikanten Unterschiede, allerdings einen Trend zu Gunsten der Pestwurz-Gruppe.

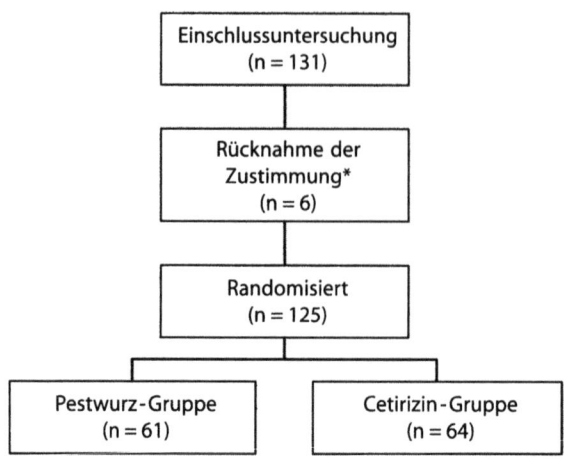

* Nach der Einschlussuntersuchung und erfolgter Zustimmung verging einige Zeit vor der Randomisation.
6 Patienten nahmen ihre Zustimmung in dieser Periode wieder zurück.

Abb. 1. Einschluss der Patienten

Tabelle 2. Feststellung der non-inferiority der Pestwurz-Gruppe im Vergleich zur Cetirizin-Gruppe

Effektparameter SF 36 (Selbstbeurteilung des Patienten)	
Item	p-Wert
Körperliche Leistungsfähigkeit	0,001
Emotionale Aufgabenbewältigung	0,001
Vitalität	0,001
Geistige Leistungsfähigkeit	0,001
Allgemeine Befindlichkeit	0,001
Körperliche Aufgabenbewältigung	0,001
Soziale Leistungsfähigkeit	0,001
Schmerzen	0,001

Nebenparameter CGI Item 1–3 (Beurteilung des Patienten durch den Arzt)	
Item	p-Wert
CGI Item 1 (Schweregrad)	0,001
CGI Item 2 (Zustandsänderung)	0,001
CGI Item 3 (therapeutischer Effekt/Nebenwirkungen)	0,001
Geistige Leistungsfähigkeit	0,001
Allgemeine Befindlichkeit	0,001
Körperliche Aufgabenbewältigung	0,001
Soziale Leistungsfähigkeit	0,001
Schmerzen	0,001

Die Anzahl der Adverse Events (AE) waren in beiden Gruppen vergleichbar (16,4 vs. 17,2%), wobei in der Cetirizin-Gruppe auffiel, dass 2/3 der AEs aus sedativen Effekten bestanden.

Zusammenfassend kann festgestellt werden, dass der Extrakt Ze 339, der mittels unterkritischem CO_2 aus den Blättern von kontrolliert angebauten Pestwurzpflanzen gewonnen wird, bei saisonaler, allergischer Rhinitis vergleichbar effektiv ist wie der „golden standard" Cetirizin.

Danksagung. Neben A. Schapowal (Landquart) waren folgende Kollegen an der klinischen Studie beteiligt: G. Senti (Zürich), G. Kunze (Rottweil), R. Schellenberg (Hüttenberg).

Die Koordination erfolgte durch die CRO Klinische Arzneimittelforschung (E. Schrader, Pohlheim). Das Audit der Daten und der statistischen Berechnungen wurden von J. Dudeck und R. H. Boedecker (Univ. Giessen) durchgeführt.

Literatur

1. Bickel D, Röder T, Beestmann HJ, Brune K (1994) Identification and characterization of inhibitors of peptido-leukotriene-synthesis from petasites hybridus. Planta Med 60:318–322
2. Bousquet J, Duchateau J, Pignat JC, Fayol C, Marquis P, Mariz S, Ware JE, Valentin B, Burtin B (1996) Improvement of quality of life by treatment with cetirizine in patients with perennial allergic rhinitis as determined by a French version of the SF-36 questionnaire. J Allergy Clin Immunol 98:309–316
3. Brune K, Bickel D, Peskar BA (1993) Gastro-protective effects by extracts of petasites hybridus: The role of inhibition of peptido-leukotriene synthesis. Planta Med 59:494–496
4. Craig TJ, Teets S, Lehmann EB, Chinchili VM, Zwillich C (1998) Decreasing nasal congestion may improve quality of life for patients with rhinitis. J Allergy Clin Immunol 101:633–637
5. Day JH, Briscoe MP, Clark RH, Ellis AK, Gerwais P (1997) Onset of action and efficacy of terfenadine, astemizole, cetirizine, and loratadine for the relief of symptoms of allergic rhinitis. Ann Allergy Asthma Immunol 79:163–172
6. Internat. Rhinitis Management Group (1994) Definition and classification of rhinitis (Consensus). Allergy (suppl 19):5–34
7. Kay GC, Berman B, Mockoviak SH, Morris CE, Reeves D, Starbuck V, Sukenik E, Harris AG (1997) Initial and steady-state effects of dephenhydramine and loratadine on sedation, cognition, mood, and psychomotor performance. Arch Int Med 157: 2350–2356
8. Käufeler R, Thomet OAR, Simon HU, Meier B, Brattström A (2000) Der Pestwurzextrakt Ze 339 – Wirkprinzipien und klinische Pharmakologie. In: Rietbrock N (Hrsg) Phytopharmaka VI – Forschung und klinische Anwendung. Steinkopff, Darmstadt, S 237–246
9. Scheidegger C, Dahinden C, Wiesmann U (1998) Effcts of extract and of individual components from petasites on prostaglandin synthesis in cultured skin fibroblasts and on leucotriene synthesis in isolated human peripheral leucocytes. Pharmaceut Acta Helvetiae 72:376–378
10. Simons FER, McMillan JL, Simons KJ (1990) A double-blind, single-dose, crossover comparison of cetirizine, terfenadine, loratadine, astemizole, and chlorpheniramine versus placebo: Suppressive effects on histamine-induced wheals and flares during 24 hours in normal subjects. J Allergy Clin Immunolo 86:540–547

11. Thomet OAR, Wiesmann UW, Schapowal A, Bizer C, Simon HU (2001) Role of petasin in the potential anti-inflammatory activity of a plant extract of petasites hybridus. Biochem Pharmacol 61:1041–1047
12. Thomet OAR, Wiesmann UN, Blaser K, Simon UW (2001) Differential inhibition of inflammatory effector functions by petasin, isopetasin and neopetasin in human eosinophils. Clin Experiment Allergy 31:1310–1320
13. Thomet OAR, Schapowal A, Isabelle Heinisch VWM, Wiesmann UN, Simon HU (submitted) An extract of Petasites hybridus as treatment for allergic rhinitis: An open clinical trial

Äquivalenz von Extrakten: Möglichkeiten und Forschungsbedarf

D. LOEW, M. KASZKIN

Pharmazentrum Frankfurt, Klinikum der Johann-Wolfgang-Goethe-Universität, Frankfurt/Main

Einleitung

Der Prozess der Aufbereitung von Altarzneimitteln im Rahmen der Nachzulassung bzw. der Neuzulassung von pflanzlichen Arzneimitteln hat die Grundlagen- und angewandte Forschung von Phytopharmaka herausgefordert und zur Versachlichung von Anwendungsgebieten, Dosierung, Anwendungsdauer, Neben- und Wechselwirkungen geführt. Wenn auch mit dem Abschluss des Nachzulassungsverfahrens nur noch nach § 109a sog. traditionelle oder nach § 105 zugelassene Arzneimittel im Markt sich befinden, so darf die ständige Aktualisierung der experimentellen und klinischen Forschung und vor allem die Übertragbarkeit von präklinisch und klinisch untersuchten Spezialextrakten auf nicht geprüfte Präparate, sog. Phytogenerika, nicht vernachlässigt werden. Hier dürfte zukünftig der alleinige Bezug auf die stoffbezogenen Angaben in der Monographie bezüglich Anwendungsgebiete, Dosierung und Formulierung „Zubereitung entsprechend" nicht mehr ausreichen. Durch die Neuregelung des § 105 in der 5. AMG-Novelle vom 17. August 1994 wird deutlich zum Ausdruck gebracht, dass der Nachweis der Wirksamkeit auf den pharmazeutischen Unternehmer verlagert wird (sog. Beweisumkehrlast). Zum Beleg der Wirksamkeit können zwar die Aufbereitungsmonographien herangezogen werden, zu belegen ist jedoch, dass die Aussagen in der Monographie dem aktuellen Stand der wissenschaftlichen Erkenntnisse entsprechen bzw. ob und inwieweit das jeweilige Fertigarzneimittel im Hinblick auf die biopharmazeutische Qualität und die klinische Wirksamkeit mit dem klinisch geprüften Originalpräparat identisch ist. Zahlreiche Aufsätze [1–7] haben sich in den letzten Jahren mit der Frage der pharmazeutischen und biopharmazeutischen Äquivalenz von Phytopharmaka befasst und verschiedene Ansätze verfolgt. In Analogie zu den chemisch definierten Substanzen wurden Vorschläge erarbeitet, nach denen unter definierten Kriterien Phytopharmaka gleichwertig sein können und damit auf den klinischen Nachweis der Wirksamkeit und Unbedenklichkeit verzichtet werden kann.

Pharmazeutische und biopharmazeutische Äquivalenz

Im Gegensatz zu den chemisch definierten Arzneimitteln mit einer einzigen definierten Substanz sind Phytopharmaka Gemische aus mehreren Inhaltsstoffen, die nach AMG in ihrer Gesamtheit als einziger Wirkstoff angesehen werden. Damit hängt das pflanzliche Fertigarzneimittel zunächst entscheidend von dem eingesetzten Ausgangsmaterial ab, das von zahlreichen Einflussfaktoren wie konstante Drogenqualität, Art und Konzentration der Auszugsmittel und Herstellungsverfahren

Tabelle 1. Empfehlung des CPMP bzgl. der Qualität von pflanzlichen Arzneimitteln

Charakterisierung nach der Art durch
- das Verhältnis zwischen der Droge und der Zubereitung aus pflanzlicher Droge
- den physikalischen Zustand der pflanzlichen Zubereitung (z. B. Trockenextrakt)
- das Lösungsmittel bzw. Lösungsmittelgemisch (z. B. Ethanol 60% V/V)

Charakterisierung nach der Menge des Wirkstoffes durch
- die Masse des eingesetzten Extraktes in der Arzneiform
- die Spanne einer Masse, die einer bestimmten Masse von wirksamkeitsbestimmenden Inhaltsstoffen entspricht

geprägt ist. Zur Bewertung der Qualität von Phytopharmaka existiert auf europäischer Ebene lediglich eine Empfehlung des CPMP [8] mit erläuternden Hinweisen zur Charakterisierung von pflanzlichen Arzneimitteln (Tabelle 1).

Aufgrund der Besonderheiten des pharmazeutischen Ausgangsmaterials können pflanzliche Arzneimittel streng genommen nie identisch sein. Dies gilt auch für die Chargenkonformität, weshalb Schwankungsbreiten festgelegt sind, innerhalb derer eine gleichbleibende pharmazeutische Qualität garantiert ist. Im Hinblick auf die Vergleichbarkeit der pharmazeutischen Qualität von analog zusammengesetzten Extrakten sollten folgende Kriterien erfüllt sein:

- gleichwertige Drogenqualität hinsichtlich Identität, Reinheit und Gehalt nach Arzneibuchmonographie
- Gleichheit der Auszugsmittel nach Art und Konzentration (Hydrophilie, Lipophilie)
- Gleichheit des Droge/Extraktverhältnisses (Bandbreite)
- Gleichheit im Herstellungsverfahren z. B. Mazeration oder Perkolation
- qualitative und quantitative Überprüfbarkeit des Extraktes mit validierten Methoden (Fingerprint-Chromatogramme).

In den EG-Erläuterungen zur Untersuchung der Bioverfügbarkeit/Bioäquivalenz sind die Anforderungen für die Äquivalenz von chemisch definierten Arzneispezialitäten festgelegt. Sie können ohne Einschränkung auf pflanzliche Arzneimittel übertragen werden, wobei die pharmazeutische Gleichwertigkeit des eingesetzten Extraktes entscheidend ist (Tabelle 2).

Tabelle 2. Kriterien für biopharmazeutische Äquivalenz

Chemisch definiertes Arzneimittel	Pflanzliches Arzneimittel
gleicher Wirkstoff	gleicher Extrakt/gleiche Extraktfraktion
gleiche qualitative und quantitative Zusammensetzung	gleiche qualitative und quantitative Zusammensetzung
gleiches Verhältnis zwischen wirksamem Bestandteil und Hilfsstoffen	gleiches Verhältnis zwischen wirksamem Bestandteil und Hilfsstoffen
gleiche Darreichungsform	gleiche Darreichungsform
gleiche Einzel-, Tagesdosis	gleiche Einzel-, Tagesdosis
gleiche In-vitro-Freisetzung unter geeigneten analogen Bedingungen	in vitro qualitative und quantitative Konformität

Sind die Bedingungen der pharmazeutischen Gleichwertigkeit erfüllt und durch In-vitro-Tests die qualitative und quantitative Konformität zum Vergleichs- bzw. Innovatorpräparat nachgewiesen, so kann von gleichwertigen Extrakten/Extraktfraktionen ausgegangen werden. Damit liegt der Schwerpunkt für ein sog. äquivalentes Phytopharmakon zunächst auf der pharmazeutischen und biopharmazeutischen Ebene.

Therapeutische Äquivalenz von analog zusammengesetzten Fertigarzneimitteln

Zum Austausch eines generischen Nachahmerpräparates zu einer bereits zugelassenen Substanz ist nach der Rechtslage in der Europäischen Union und in den USA lediglich der Nachweis der Bioverfügbarkeit/Bioäquivalenz zum Originalpräparat erforderlich. Beide Begriffe sind wie folgt definiert:

Bioverfügbarkeit. Geschwindigkeit (rate) und Ausmaß (extent), womit das Arzneimittel bzw. der wirksame Bestandteil in die systemische Zirkulation gelangt bzw. den Wirkort erreicht.

Zielgrößen für die einmalige Gabe sind: AUC, C_{max}, t_{max}
Zielgrößen für die Mehrfachgabe sind: AUC_{ss}, $C_{ss,max}$, $C_{ss,min}$, PTF, Swing

Bioäquivalenz. Gleichheit von Arzneimitteln, wenn die 90%igen Vertrauensgrenzen für die Quotienten Test/Referenz für die AUC innerhalb von 0,8–1,25 (AUC) und für C_{max} innerhalb von 0,7–1,43 unter gleichen experimentellen Bedingungen, geeignetem Studiendesign, validierter Analytik und adäquater biometrischer Auswertung liegen d. h. es werden Abweichungen von 20% nach unten und 25% nach oben toleriert.

In den Arzneimittelprüfrichtlinien vom 5. Mai 1995 (BAnz. 47, Nr. 96a vom 20. 5. 1995) sind die Bedingungen zur Durchführung von klinischen Studien und in der EG-Leitlinie „Investigation of Bioavailability and Bioequivalence" (The rules governing medicinal products in the European Union, Vol. 3C, 3CC15a, 1998) die Anforderungen zum Nachweis der Bioverfügbarkeit/Bioäquivalenz festgelegt [9, 10]. Für chemisch definierte Arzneimittel hat sich das Konzept der Bioverfügbarkeit/Bioäquivalenz in den letzten Jahrzehnten bewährt. Folgen waren nach Ablauf der Patentzeit die Einführung von Generika von verschiedenen pharmazeutischen Unternehmern und damit pharmaökonomisch preiswerte und gleich wirksame Arzneimittel. Es stellt sich nun die Frage der Übertragbarkeit dieses Konzeptes auf pflanzliche Arzneimittel. Theoretisch könnte beim Nachweis der pharmazeutischen und biopharmazeutischen Gleichwertigkeit auf Bioäquivalenzstudien verzichtet werden, insbesondere wenn die jeweiligen Extrakte im Drogen-Extrakt-Verhältnis (DEVnativ) übereinstimmen und eine niedrige Indikation beansprucht wird. Nach Gaedcke [5] könnten hierfür altbewährte, monographiekonforme Phytopharmaka mit langjähriger Erfahrung („well-established medicinal use") und Ausschluss eines Risikos in Frage kommen. Anders sieht es bei Spezialextrakten mit definierten Anwendungsgebieten, klaren Dosis- und Einnahmevorgaben aus. Hier reicht der alleinige Bezug auf die pharmazeutische (z. B. DEVnativ) und die biopharmazeutische Qualität (z. B. In-vitro-Freisetzung) nicht aus. In dieser Situation sind Nachweis der pharmakologischen Äquivalenz

Tabelle 3. Möglichkeiten zum Nachweis der Äquivalenz von pflanzlichen Arzneimitteln

Extrakt	Typ	Pharmakokinetik	Effektkinetik, Bioassay
Agni casti fructus	B2		Einfluss auf Gonadotropine, Prolaktin
Capsici fructus	A	HPLC, Capsaicin	
Cardui mariae fructus	A	HPLC, Silibinin	
Crataegi folium cum floribus	B1		Einfluss auf neurohumorale Parameter
Ginkgo biloba	B1	HPLC, Ginkgolide, Bilobalid	Pharmako-EEG, Hemmung der PAF-Aktivität
Harpagophyti radix	B1	HPLC, Harpagosid	Einfluss auf COX 1, COX 2, Cysteinyl-Leukotriene, NO,
Hippocastani semen	A	RIA, β-Aescin	Venen-Funktionsdiagnostik
Hyperici herba	B1	HPLC, Hypericin, Hyperforin	Reuptake-Hemmung von Neurotransmittern
Piperis methystici rhizoma	A	HPLC, Kava-Pyrone	Pharmako-EEG, Schlaf-EEG
Salicis cortex	B1	HPLC, Salizylsäure, Metaboliten	Einfluss auf COX 1, COX 2, Cysteinyl-Leukotriene, NO
Valeriana officinalis	B2		Pharmako-EEG, Schlaf-EEG

A therapeutisch bekannte Inhaltsstoffe, B1 pharmakologisch relevante Inhaltsstoffe, B2 pharmakologisch nicht bekannte Inhaltsstoffe

an geeigneten experimentellen In-vitro- und/oder In-vivo-Modellen, der klinisch-pharmakologischen Äquivalenz anhand der Pharmakokinetik bzw. Effektkinetik oder der klinischen Wirksamkeit zwingend. Da bisher nur von wenigen Pflanzen die wirksamkeitsbestimmenden bzw. pharmakologisch relevanten Inhaltsstoffe bekannt sind (Tabelle 3), können derzeit nur für wenige Extrakte Bioäquivalenzstudien durchgeführt werden. Nach Lang und Stumpf [11] ist zu unterscheiden zwischen:
  Extrakten mit therapeutisch bekannten Inhaltsstoffen (Typ A)
  Extrakten mit pharmakologisch relevanten Inhaltsstoffen (Typ B1)
  Extrakten mit bisher pharmakologisch nicht bekannten Inhaltsstoffen (Typ B2).

Demnach kommen für Bioäquivalenzstudien derzeit nur Extrakte vom Typ A in Frage. Charakteristische Beispiele sind Extrakte aus Ginkgo biloba, Johanniskraut, Mariendistel, Kava-Kava-Wurzelstock, Teufelskralle und Weidenrinde. Voraussetzung ist jedoch eine ausreichend validierte analytische Methode. Während dies für einige chromatographische Verfahren zutrifft, gilt dies für radioimmunologische Methoden nur mit Einschränkung. Ein typisches Beispiel ist der Rosskastaniensamenextrakt (RSK). Als wirksamkeitsbestimmender Inhaltsstoff wird der Triterpensaponin-Komplex „Aescin" angesehen, eine Mischung chemisch sehr ähnlicher und pharmakologisch weitgehend gleichwertiger Strukturen. Mit der Etablierung einer spezifischen radioimmunologischen Bestimmungsmethode (RIA) schien das Problem der Analytik von β-Aescin gelöst zu sein. Das Prinzip des RIA beruht auf der kompetitiven Bindungsanalyse, bei dem mit Tritium markiertes β-Aescin und ein Antikörper als spezifisches Bindungsprotein verwendet werden. Das Hauptproblem dürfte im Antikörper liegen, der im Hinblick auf Affinität und Spezifität keinen konstanten Faktor darstellt.

Die Spezifität von Substanzen, die nicht Analyt sind, wird beim RIA durch die Kreuzreaktivität beschrieben. Sie ist mit der unterschiedlichen Affinität von Antigen und Störkomponenten zum spezifischen Antikörper korreliert. Absolute Spezifität in einem Immunoassay ist praktisch nicht zu erzielen, weil z. B. Metaboliten oder chemisch verwandte Verbindungen mehr oder weniger kreuzreagieren können. So können α- oder β-Aescine unterschiedlicher Provenienz Kreuzreaktivitäten von 56 bzw. 135% aufweisen [12, 13]. Die während der Immunisierung erzeugten Immunglobuline besitzen eine große Variabilität mit verschiedenen Varianten und der Unsicherheit der Antikörper in der Erkennung des Haptens mit den Folgen einer Überlagerung von Spezifität und Affinität. Das im Triterpensaponingemisch Aescin enthaltene β-Aescin setzt sich aus über 30 Einzelverbindungen zusammen. Nach verschiedenen Untersuchungen [14–17] zur inneren Zusammensetzung unterschiedlicher Extrakte unterliegen die einzelnen β-Aescinfraktionen signifikanten quantitativen Unterschieden, die bei der Deklaration der Gesamttriterpenmenge nicht zum Ausdruck kommt. Die Inkonstanz der inneren Zusammensetzung des in dem jeweiligen Fertigarzneimittel eingesetzten RKS-Extraktes sowie der nicht extraktspezifisch validierte Immunoassay zur Quantifizierung der β-Aescin-Fraktion dürfte damit der Hauptgrund für die unterschiedlichen pharmakokinetischen Ergebnisse sein. Daraus folgt zwangsläufig, dass es bei Messungen von unterschiedlichen RKS-Extrakten oder Aescinen mit einem nicht spezifisch validierten RIA zu Messungenauigkeiten kommen muss. Durch diese analytischen Unzulänglichkeiten ist die Frage, ob Aescin als „highly variable drug" einzustufen ist, vorerst nicht eindeutig zu beantworten. Ein möglicher, jedoch aufwändiger Ausweg in dieser Situation wäre zunächst die jeweilige extraktspezifische Validierung des etablierten RIA, ansonsten bleibt nur die Entwicklung eines in biologischen Flüssigkeiten ausreichend empfindlichen, nicht immunreaktiven, kaltanalytischen Assays (z. B. LC-MS/MS) für Aescin [18].

Kritisch muss jedoch vermerkt werden, dass Bioäquivalenzparameter nur Surrogate d. h. Hilfsparameter zum Nachweis gleicher Wirkspiegelverläufe in biologischem Material sind, die anstelle von klinischen Studien durchgeführt werden. Aus dem Vergleich des Plasmakonzentrations-Zeitverlaufs und Einhaltung der Grenzen für die Bioäquivalenzparameter von Test und Referenzpräparat wird die gleiche Wirksamkeit und Unbedenklichkeit angenommen [10]. Aussagekräftiger sind effektkinetische Untersuchungen, wobei anhand der Pharmakodynamik ein dosisabhängiges Wirk-, Zeitprofil und pharmakodynamisch bedingte unerwünschte Arzneimittelwirkungen besser erfasst werden. Derartige Untersuchungen bieten sich insbesondere für pflanzliche Extrakte an, da wegen mehrerer wirksamkeitsrelevanter Komponenten mit einem breiteren Wirkprofil zu rechnen ist als mit einer isolierten Einzelsubstanz. Charakteristische Beispiele sind Extrakte aus Agni castus fructus, Ginkgo biloba, Crataegus folium cum floribus, Harpagophyti radix, Hyperici herba, Salicis cortex und Valeriana officinalis.

Forschungsbedarf

Die wiederholte Kritik an pflanzlichen Arzneimitteln war bis zu einem bestimmten Zeitpunkt durchaus berechtigt. Mit den regulatorischen Anforderungen an die Qualitätskriterien und deren Nachweis im Nach-, bzw. Zulassungsverfahren war aus pharmazeutischer Sicht ein wichtiger Beitrag zur Qualitätssicherung für sog. rationale Phytopharmaka getätigt. Entscheidend für die Verkehrsfähigkeit im nationalen und internationalen Markt ist jedoch der Nachweis der klinischen Wirksamkeit und Unbedenklichkeit. Hier besteht derzeit das Hauptproblem. Der alleinige stoffbezogene Bezug auf die Monographien reicht in vielen Fällen heute nicht mehr aus. Wenn Phytopharmaka die gleichen Indikationen beanspruchen wie chemisch definierte Substanzen, dann sind zwangsläufig von ihnen auch die gleichen experimentellen, klinisch-pharmakologischen und klinischen Belege zur Wirksamkeit und Unbedenklichkeit zu fordern. Einige wenige Spezialextrakte erfüllen bereits diese Forderungen und sind nach evidenzbasierten Kriterien klinisch geprüft. Bei vielen Extrakten besteht jedoch ein Forschungsbedarf im Hinblick auf die pharmazeutische Qualität – hier reicht das DEV nativ allein nicht aus –, die biopharmazeutische Qualität, das pharmakologische bzw. klinisch-pharmakologische Wirkprofil, die Toxikokinetik, mögliche Wechselwirkungen mit chemisch definierten Substanzen und die Äquivalenz von Extrakten unterschiedlicher Hersteller. Hier liegt die zukünftige Aufgabe der klinischen Pharmakologie in der Etablierung und Validierung von analytischen Messmethoden, von effektkinetischen Untersuchungsmodellen und der Herausarbeitung von unterschiedlichen Wirkprofilen zu chemisch definierten Substanzen.

Literatur

1. Uehleke B, Frank B, Reinhard E (1994) Bewertung und Vergleichbarkeit von Phytopharmaka. Einführung des Begriffs „Phytoäquivalenz". Dtsch Apoth Ztg 123:1772–1174
2. Hänsel R, Stumpf H (1994) Vergleichbarkeit und Austauschbarkeit von Phytopharmaka. Dtsch Apoth Ztg 134:4561–4565
3. Gaedcke F (1995) Phytoäquivalenz – Was steckt dahinter? Dtsch Apoth Ztg, 125: 311–318
4. Meier B, Linnenbrink N (1996) Status und Vergleichbarkeit pflanzlicher Arzneimittel. Dtsch Apoth Ztg 136:4205–4220
5. Gaedcke F (1999) Ist die Qualität pflanzlicher Extrakte angemessen gesichert. Zeitschrift für Phytotherapie 20:254–263
6. Loew D, Steinhoff B (1998) Beurteilung von Phytopharmaka aus pharmazeutischer und klinischer Sicht. Klin Pharmacol Akt 9(3):71–76
7. Loew D, Kaszkin M (2002) Approaching the problem of bioequivalence of herbal medicinal products. Zur Publikation eingereicht
8. Quality of Herbal Remedies (1998) In: The rule governing Medicinal Products in the European Community, vol III. Guidelines on the quality, safety and efficacy of medicinal products for human use. Office for Official Publications of the European Communities, Luxemburg 1989, new version EMEA/HMPWG/9/99 of 17. 9. 1998
9. Bekanntmachung der Neufassung der Allgemeinen Verwaltungsvorschrift zur Anwendung der Arzneimittelprüfrichtlinien vom 5. Mai 1995. BAnZ Nr. 96a, 20. Mai 1995
10. EU-Guidelines „Investigation of Bioavailability and Bioequivalence" (Eudra/C91/025) and „Clinical testing of prolonged-action forms with special reference to extended release forms" (Eudra/C90/022)
11. Lang F, Stumpf H (1999) Considerations on future pharmacopoeial monographs for plant extracts. Pharmeuropa 11:268–275
12. Kunz K (1996) Validation Report. IBFR, München
13. Oschmann R, Biber A, Lang F, Stumpf H, Kunz K (1996) Pharmakokinetik von β-Aescin nach Gabe verschiedener Aesculus-Extrakt enthaltender Formulierungen. Pharmazie 51:577–681

14. Schrödter A, Loew D, Schwankl W, Rietbrock N (1998) Zur Validität radioimmunologisch bestimmter Bioverfügbarkeitsdaten von β-Aescin in Rosskastaniensamenextrakten. Arzneim Forsch/Drug Res 48(II):905–909
15. Reger H (1987) Die HPLC-Analyse der Saponindrogen Hippocastani semen, Primula radix und Hedera folium und daraus hergestellter Arzneipräparate. Dissertation, Fak. Chemie und Pharmazie, Ludwig-Maximilians-Universität, München
16. Wagner H, Reger H, Bauer R (1985) Saponinhaltige Drogen und Fertigarzneimittel. DAZ 25:1513–1518
17. Denzel K, Hofmann A (1997) Abschlussbericht: Untersuchung zum Freisetzungsverhalten von galenisch unterschiedlichen RKSE-Zubereitungen. Phytos GmbH, Neu-Ulm, Interne Dokumentation Bionorica GmbH
18. Sörgel F, Kinzig-Schippers M, Rüsing G, Kellner ME (1996) Bioäquivalenzuntersuchungen von Phytopharmaka – Grundlagen, Design, statistische Auswertung und moderne bioanalytische Methoden. In: Loew D, Rietbrock N (Hrsg) Phytopharmaka II – Forschung und klinische Anwendung. Steinkopff, Darmstadt, S 45–48

Chinesische Kräutermedizin in Deutschland

C. E. Vasiliades

Akademie für Europäisch-Chinesische Medizin e. V., Berlin

Einleitung

Wir können trotz vieler wissenschaftlicher Erkenntnisse mit den Erfolgen unserer derzeitigen Medizin nicht zufrieden sein. Es wurden zwar viele neue Medikamente geschaffen, um die chronischen Krankheiten kurativ zu beherrschen, leider wuchs aber auch die Zahl der Nebenwirkungen und der allergischen Krankheiten parallel mit an. Dies führte zu einer gewaltigen Verteuerung des Gesundheitswesens. Gerade aus dieser Angst vor einer unpersönlichen und aggressiven Medizin wandten sich die Menschen an die Errungenschaften traditioneller Medizinarten. So entdeckten sie u. a. die Angebote der traditionellen chinesischen Kräutermedizin. Sie ist gerade durch eine ganzheitliche Betrachtungsweise ausgezeichnet. Ihre Erfolge sind unübersehbar.

Das, was die Traditionell Chinesische Medizin (TCM) von der westlichen Medizin unterscheidet, ist die Art ihrer Aussage. Die westliche Medizin ist eine körperbezogene Medizin. Im Gegensatz dazu untersucht die chinesische Medizin Funktionen, Bewegungen, Dynamisches, Psychisches. Die Befunde des chinesischen Arztes sind Aussagen über Funktionsstörungen. Gerade deshalb eignet sich die TCM zur deren Heilung. Dieser Bereich von Gesundheitsstörungen erfasst genau solche Krankheiten, bei denen die westliche Schulmedizin nicht zu signifikanten Ergebnissen kommt. Umgekehrt schwindet die Erfolgserwartung auf jenen Gebieten, auf denen die westliche Medizin ihre zuverlässigsten Leistungen zustande bringt. Wir lassen westliche und chinesische Medizin nicht als konkurrierende Systeme auftreten, sondern sich einander ergänzen.

Historischer Überblick der chinesischen Kräutermedizin

Die Pharmakologie chinesischer medizinischer Rezepturen erklärt und erforscht die Gesetze der Vereinbarkeit von Kräutern in einer Rezeptur und deren Anwendung in der klinischen Praxis. Die Kunst, Rezepturen in der traditionellen chinesischen Kräutermedizin zu verwenden, hat sich im Laufe der Jahrhunderte bedeutenden Veränderungen unterzogen. Aus Anfangs noch derben und einfachen Getränken haben sich Rezepturen zu therapeutischen Werkzeugen entwickelt. Die früheste Zusammenstellung von Rezepturen in China kann auf Ende des 3. Jahrhunderts v. Ch. zurückdatiert werden. Der Text dokumentiert 240 Arten von Kräutern und über 300 Rezepturen. Im ersten chinesischen Materia-Medica-Text wird festgestellt, dass die Kombination von verschiedenen Drogen sowohl den therapeutischen Effekt als auch Nebeneffekte begrenzt und dass sich Dosierungen von verschiedenen Rezepturen mit spezifischen Indikationen verbinden lassen. Der wahre Vorvater aller Autoren ist Zhang Zhong-Jing, der die Erfahrungen aus vorangegangenen Zeitaltern sammelte und zusammenfasste. In seinen Büchern (aus dem dritten Jahrhundert) werden jeweils 113 Kräuter und 265 Rezepturen mit Name und Angaben zur Dosierung und Zubereitung beschrieben. Alle Rezepturen sind auf elegante und genaueste Weise formuliert und basieren auf einem aus therapeutischer Sicht schon sehr fortgeschrittenen System.

Durch eine systematische Zusammenfassung der medizinischen Leistungen vor der Tang Dynastie hat Sun erstmalig die Theorie der fünf Zang- und sechs Fu-Organen begründet. Mehr als 3500 Rezepturen werden in seinem Buch beschrieben und viele werden heute noch benutzt. Während der Jin- (1115–1231) und Yuan- (1234–1369) Dynastien entwickelten sich einige verschiedene Lehrmeinungen, wie Lius Kühlungslehre (Han Liang Pai), Zhangs Reinigungslehre (Gong Xia Pai), Lis Erde-Förderungslehre (Bu Tu Pai), und Zhus Yin-Nährungslehre (Zi Yin Pai). Jede dieser Denkensrichtungen schuf neue Forschungsmethoden und steuerte bedeutungsvolle Beiträge zum Studium der Rezepturen bei. Durch Zusammenfassung fast aller Inhalte der Bücher, die vor dem 15. Jahrhundert veröffentlicht wurden, ist das Buch „Pu Ji Fang" mit 61 739 Rezepturen seit seiner Zusammenstellung 1406 das umfangreichste Werk in China. Während der Qing Dynastie (1644–1911) stellt das Aufkommen der Lehrmeinung über warme Fieberkrankheiten wahrscheinlich die wichtigste Errungenschaft in der traditionellen chinesischen Medizin dar. Da Ärzte sich zu dieser Zeit intensiv mit vielen Epidemien auseinandersetzen mussten, entwickelten sie neue Ideen über Rezepturen, die den neuen Krankheiten entsprachen. Sie glaubten, dass diese neuen Krankheiten durch Wärme oder Hitze anstelle von Kälte zum Ausbruch kamen, was bis dato als Ursache angesehen wurde. Die wichtigsten zwei Repräsentanten dieser neuen Lehre waren Ye Tian-Shi und Wu Ju-Tong. Beide lieferten durch die Entwicklung des Systems der Differenzierung der Vier Phasen (Wei, Qi, Ying und Xue) und des dreifachen Brenner-Systems der Diagnose (San Jiao) jeweils wertvolle Beiträge zur medizinischen Entwicklung. Viele klassische Rezepturen aus dieser Periode sind noch heute im Gebrauch. In modernen Zeiten hat das traditionelle chinesische Rezepturenschreiben sowohl in der Theorie als auch in der Praxis neue Leistungen erbracht. Dank der modernen Technik und Forschungsmethoden konnten einige neue wirksame Rezepturen in die Praxis umgesetzt werden.

Die praktische Anwendung der chinesischen Kräutermedizin

Die chinesische Kräutertherapie betrifft 80–90% aller Anwendungen im Bereich der TCM. Um seine therapeutischen Ziele verfolgen zu können, benötigt der chinesische Arzt ein Potenzial an Arzneipflanzen, aus denen er seine Rezepturen fertigt. Durchschnittliche Ärzte kommen mit einer Auswahl von ca. hundert chinesischen Arzneimitteln aus. Entsprechend der diagnostischen Situation muss der Therapeut seine therapeutischen Absichten konkretisieren. Die Kriterien der chinesischen Diagnostik finden nicht nur am Anfang, sondern auch im Laufe der Therapie Anwendung. Insbesondere Puls- und Zungendiagnose entfalten ihre Präzision im Augenblick, sodass oft schon nach Stunden Aussagen über die Richtung der Arzneimittelwirkung möglich sind und die Strategien modifiziert werden können. Jede funktionelle Störung läuft Gefahr, unter Umständen in eine somatische Störung überzugehen. Somatische Veränderungen führen stets in die Irreversibilität und erfordern dann reparative Maßnahmen.

Bezogen auf westliche Krankheitsbilder ist die Anzahl der Krankheiten, die durch die chinesische Kräutertherapie beeinflusst werden können, außerordentlich groß. Durch eine Verbesserung der Funktionslage lässt sich dann auf den Krankheitsverlauf gezielt einwirken. Die chinesische Arzneitherapie kann hier in vielen Fällen westliche Therapien ergänzen, da der therapeutische Anspruch der Funktionskorrektur nicht mit dem westlichen Indikationsanspruch konkurriert. Einsatzgebiete für die chinesische Arzneitherapie könnten sein z. B. chronische Infektionskrankheiten wie Sinusitiden, Laryngitiden, Bronchitiden, Cystitiden etc., viele durch Immunstörungen bedingte Hautkrankheiten (z. B. Neurodermitis, Psoriasis, Ekzeme), pervertierte, d. h. „autoimmun" gewordene Immunstörungen (Arthritiden, Myositiden etc.), Reizzustände des Immunsystems (Wetterfühligkeit, Infektanfälligkeit, Allergien), daneben natürlich auch viele psychosomatische Störungen (Schlaf-, Appetenz-, psychische Störungen), bei denen das innere Gleichgewicht eines Menschen gestört ist, ohne dass ein organischer Befund manifest wurde. Multimorbide Patienten stellen ebenfalls ein Therapiegebiet dar.

Unter Behandlungsstrategie wird in diesem Zusammenhang die Behandlungsmethode verstanden, welche spezifisch für die Ursache und den weiteren Verlauf einer Krankheit ist. Die Zusammenstellung und die Wahl einer Rezeptur basiert auf den Behandlungsprinzipien und der Strategie. Somit „wird die Rezeptur von der Strategie hergeleitet, und die Strategie entspricht dem Krankheitsverlauf". Andererseits, da die Anzahl der Rezepturen ständig zunimmt, werden sie aufgrund ihrer Wirkung und Indikation in mehrere Gruppen eingestuft, die eine bestimmte Strategie reflektieren. Dies wird „die Strategie vereinigt die Rezepturen" genannt. Chen Zhong-Ling, ein Arzt, der in der Qing-Dynastie lebte, teilte alle Behandlungsmethoden in acht Strategien auf, in die Förderung des Schwitzens, das Erbrechen, die Reinigung, die Beschwichtigung, die Wärmung, die klärende Hitze, die Auflösung und die Belebung.

Chinesische Arzneitherapie in Deutschland

Anfang der 80er Jahre wurden erstmals „chinesische Kräuter" nach Deutschland eingeführt und zu therapeutischen Zwecken verwendet. Hier werden aus einem Kontingent von Rezepturarzneimitteln individuelle Rezepturen erstellt und in Dekoktform verabreicht. *Vorteil*: hohe Individualisierbarkeit. *Nachteil*: hoher Kenntnisstand des Therapeuten erforderlich; die Rezepturen müssen auf Bedarf frisch hergestellt werden. Klassische chinesische Rezepturen in festen Mischungen werden vorabgefüllt und konfektioniert. *Vorteil*: bessere Handhabung der Arzneimittel. *Nachteil*: Dosierung von Einzelkomponenten kann nicht verändert werden; die Übertragbarkeit der Therapieerfahrungen auf deutsche Verhältnisse ist fraglich.

Neuzeitliche pharmazeutische Produkte in modernen galenischen Zubereitungen (Tabletten, Pillen, Kapseln, Granulate, Injektionslösungen, Trinkampullen etc.). *Vorteil*: teilweise hoher pharmazeutischer Standard. *Nachteil*: Nicht alle in China angefertigten Arzneimittel sind erprobt und nach den Kriterien der traditionellen Medizin sinnvoll. Fragwürdige Mischungen sind auf dem Markt, z.B. Rheumapillen mit Anteilen von Steroiden oder nichtsteroidalen Antirheumatika westlicher Herkunft etc. Es darf sehr bezweifelt werden, ob es irgend einen Sinn macht, diese Behandlungserfahrungen unreflektiert auf Europäer zu übertragen. Dem Wesen der chinesischen Medizin entspricht es keinesfalls – vielmehr ergibt sich für uns der Anspruch, die Kriterien der chinesischen Diagnostik eben an unseren westliche Problembildern zu erproben und die Strategien der chinesischen Kräutertherapie so umzugestalten, dass eigene Erfahrungen gewonnen und eigene Rezepturen generiert werden können.

Rechtliche Aspekte

Wer hierzulande die chinesische Arzneitherapie anwenden will, befindet sich im Spannungsfeld mehrerer verschiedenartiger Aspekte. Wesentlich erscheint, dass der Patient die Behandlung mit der „Außenseitermethode" ausdrücklich will, er darf keinesfalls vom Arzt dazu überredet werden.

Die sachgemäße Anwendung der chinesischen Rezepturarzneimittel macht die Etablierung spezialisierter Apotheken erforderlich, und zwar nicht etwa aus Wettbewerbsgründen, sondern aus medizinischen, wie z.B. der konstanten Art der Dekoktzubereitung oder der raschen Verfügbarkeit angesichts einer umfangreichen Lagerhaltung. So ist dennoch diesem Punkt besondere Rechnung zu tragen, und dem Arzt kann nur größtmögliche Sensibilität empfohlen werden. Die chinesischen Arzneimittel, gleich ob pflanzlicher, mineralischer oder tierischer Herkunft, sind nach J 43 AMG grundsätzlich apothekenpflichtig.

Zulassungspflicht besteht nicht, solange die Rezeptur ad hoc in der Apotheke zusammengestellt und abgegeben wird. Nach dem Erhalt der individuellen Verschreibung wird der jeweilige Apotheker rechtlich zum Arzneimittelhersteller. Er trägt Verantwortung für die Vorschriften zur Herstellung, Prüfung und Abgabe der Arzneimittel. Zu den wichtigsten Vorschriften gehört dabei die Überprüfung der Identität und Reinheit des Ausgangsmaterials. Wenn in der Literatur nur wenige oder gar keine Angaben über Wirksamkeit und Unbedenklichkeit dieser Drogen erhältlich sind, gelten sie in der Regel als nicht untersucht. Die Herstellung und Prüfung von Arzneimitteln hat nach „anerkannten pharmazeutischen Regeln" stattzufinden. Den Stand dieser Regeln vermittelt in erster Linie das Deutsche Arzneibuch (DAB 10), eine „Sammlung anerkannter pharmazeutischer Regeln über die Qualität, Prüfung, Lagerung, Abgabe und Bezeichnung von Arzneimitteln" (§ 55 AMG) (6).

Fertigarzneimittel der traditionellen chinesischen Medizin fallen unter die Zulassungspflicht des § 21 AMG. Diese Hürde ist in der Regel nur mit großem Aufwand überwindbar, denn die Zulassung erfordert die analytische, die pharmakologisch-toxikologische und die klinische Prüfung der Präparate. Es muss energisch betont werden, dass es sich nicht um neue Therapien handelt, da die chinesischen Arzneipflanzen seit Jahrhunderten in großem Stil in Asien verwendet werden. Dies ist jedoch keine Garantie für klinische Unbedenklichkeit, wie insbesondere toxikologische Untersuchungsergebnisse zeigen. In allen uns bekannt gewordenen Fällen mit unerwünschten Wirkungen handelt es sich bisher um Fälle, in denen die chinesischen Pflanzen unsachgemäß zur Anwendung gekommen sind.

Die hier verwendeten Rezeptarzneimittel haben keine generalisierbaren Indikationsansprüche, d.h. die therapeutische Absicht leitet der Arzt vom jeweiligen Einzelfall ab. Wirksamkeit ist keine absolut messbare Größe, sondern abhängig vom Indikationsanspruch. Hier haben alle Rezepturarzneimittel Probleme, nach dem geltenden wissenschaftlichen Standard ihren therapeutischen Nutzen nachzuweisen, da aufgrund der hohen individuellen Anpassung und der zahlreichen Kombinationsmöglichkeiten Stichprobengrößen mit statistisch relevanter Aussagekraft kaum zu erreichen sind. Der Gesetzgeber hat allerdings an mehreren Stellen klargestellt, dass Arzneimittel der besonderen Therapierichtungen als Kassenleistungen nicht ausgeschlossen sind.

Zukünftige Sicherung von Qualität, Wirksamkeit und Unbedenklichkeit

Der Versuch, die chinesischen Arzneimittel ausschließlich nach den Erkenntnissen der TCM einzusetzen, erscheint problematisch. Die Diskussion, die im westlichen Ausland über die chinesische Medizin geführt wird, wird bedauerlicherweise dominiert von dogmatischen Lehraussagen und Theorien; es fehlen noch Erfahrungsberichte und die objektive Darstellung von Therapieergebnissen. Die speziellen Indikationsansprüche müssen eröffnet und abgegrenzt werden; dabei müssen die Erkenntnisse westlicher und chinesischer Diagnostik aufeinander abgestimmt werden.

Zur Etablierung der chinesischen Arzneitherapie fehlen bisher viele wissenschaftliche Belege und es fehlt die Unterstützung seitens der Universitäten, der Ärzteschaft und der Politiker. Derzeit werden lediglich einige Projekte gefördert, die jedoch nicht die Komplexität der TCM widerspiegeln. Die Anwendung der chinesischen Arzneitherapie wird sich nach unseren Erkenntnissen in den nächsten Jahren weltweit ausbreiten. Gerade in der jungen Ärzteschaft wächst die Unzufriedenheit mit den herkömmlichen Lehrangeboten und viele bemühen sich um Kenntnisse in der chinesischen Medizin.

Die Beurteilung von Nutzen und Risiken der Therapie hat begonnen sich an westlichen Evaluationskriterien zu orientieren. Dies gilt für klinische wie für experimentelle Forschung. In China begann bereits experimentelle Forschung zur Ermöglichung des Nachweises chemischer Strukturen und von Wirkmechanismen aktiver Komponenten in traditionellen Rezepturen. Die Ergebnisse solcher Untersuchungen bilden die Voraussetzung für die Kontrolle von Qualität und Reinheit der verwendeten Arzneipflanzen und Extraktpräparate. Bereits seit Jahren gibt es in China für pharmazeutische Hersteller GMP- und GLP-Vorschriften. Für ihre Einführung und für GMP-Zertifikate ist das „Chinese Certification Committee for Drugs" zuständig. Nach meiner Einschätzung entsprechen die heute in China gültigen Regeln weitgehend dem hohen internationalen Standard, der sich in den westlichen Industrieländern in den letzten 30 Jahren entwickelt hat.

Die Realisierung klinischer Studien mit chinesischen Phytopharmaka ist schwierig. Die Auswahl der zu prüfenden Rezepturen orientiert sich streng an den Ergebnissen chinesischer Untersuchungen, wobei zunächst diejenigen Phytopharmaka berücksichtigt werden, bei denen die traditionelle Beschreibung einer Krankheitsentität mit einer modernen Diagnose annähernd identisch ist. Bei der Planung einer klinischen Studie wird in China der angenommene Wirkmechanismus einer Rezeptur einem Pathomechanismus gegenübergestellt sowie das traditionelle Anwendungsprofil einer westlichen Diagnose zugeordnet.

Hauptindikationen chinesischer Phytopharmaka für klinische Forschung betreffen solche Eigenschaften wie die Wirkung auf neurovegetative und endokrine Funktionsstörungen, Wirkungen auf die Mikrozirkulation und immunmodulatorische Komponenten etc. Eine Vielzahl klinischer Studien wurde in China bereits durchgeführt, sie erfassen ein weites Indikationsspektrum. Es handelt sich dabei hauptsächlich um offene prospektive, aber auch randomisierte und kontrollierte sowie einfach- und doppelgeblindete placebokontrollierte Studien. Allerdings sind Einschlusskriterien, Methodik der Rezepturenmodifizierung, mögliche Nebenwirkungen, neue unerwünschte Ereignisse, Interaktionen mit synthetischen Arzneimitteln nur mangelhaft oder nur teils berücksichtigt. Von dieser Basis ausgehend ergeben sich als erste Eckpunkte für ein Forschungsprogramm in Deutschland, dass zunächst mit der Auswahl geeigneter Indikationsgebiete begonnen werden muss und Rezepturen auszuwählen sind, deren Wirkungsprofil mit den modernen medizinischen Indikationen vereinbar sind.

Zusammenfassung

In China ist die traditionelle chinesische Phytotherapie in die moderne Medizin integriert worden. Es fand jedoch keine pragmatische Reduktion traditioneller Theorien statt. Die Regeln der traditionellen chinesischen Kräutermedizin beruhen auf einer Erfahrung von mehr als zweitausend Jahren und sind in umfangreichen Rezeptsammlungen dokumentiert. Die Überprüfung von Wirksamkeit und Unbedenklichkeit nach den Prinzipien der westlichen Medizin ist für die breite Akzeptanz der traditionellen Phytotherapie in westlichen Ländern unumgänglich und hat in China bereits begonnen. Aufbauend auf dem vorhandenen Datenmaterial sollte ein systematisches Forschungsprogramm sowohl geeignete Indikationsgebiete berücksichtigen als auch Rezepturen auswählen, deren Wirkungsprofil mit den modernen medizinischen Indikationen vereinbar sind.

Das Buch zum 3. Phytopharmaka-Symposium

D. Loew, N. Rietbrock, Universitätsklinikum Frankfurt (Hrsg.)

Phytopharmaka III
Forschung und klinische Anwendung

1997. VIII, 215 Seiten. Geb. € 34,95; sFr 54,–
ISBN 3-7985-1094-6.

Aus dem Inhalt:

I. Toxikologie und Sicherheit von Phytopharmaka

Nutzen und Grenzen von Mutagenitäts- und Kanzerogenitätsstudien
  G. Eisenbrand, W. Tang
Zur Toxikologie von Phytopharmaka
  M. Habs
Pharmakologie und Klinik ätherischer Öle
  P. Laux
Echinacea: Kritisches aus pharmazeutischer Sicht
  R. Hänsel
Indikationsstellungen für den Einsatz von Immunstimulanzien und Strategien für den klinisch-immunologischen Wirksamkeitsnachweis
  R. Lissner, Th. Meyer, F. Korioth, W. G. Struff, R. Arndt
Risk-Benefit-Evaluation of Immunostimulants
  D. C. Dumonde
Adaptogene, ein neues Forschungsgebiet
  H. Wagner

II. Erkrankung der Atemwege

Statistische Analyse der Symptome von Erkältungskrankheiten und ihre Bedeutung
  B. Schneider
Testung auf Wirksamkeit bei Erkrankungen der oberen Atemwege
  H. Winterhoff
Der banale Atemwegsinfekt
  H. Küster, D. Reinhardt
Pathophysiologie und klinische Diagnostik entzündlicher Erkrankungen der oberen Atemwege
  H. Riechelmann, L. Klimek
Entzündliche Erkrankungen der oberen Atemwege
  L. Klimek
Experimental and clinical methodologies on efficacy of expectorants using the example of guaifenesin
  P. J. W. Ayres
Phytomedicines in the treatment of diseases of the lower respiratory tract. What is proven?
  R. W. März, H. Matthys
Phytopharmaka bei katarrhalischen Erkrankungen der oberen und unteren Atemwege
  D. Loew, A. Schrödter, H. Schilcher
Katarrhalische Erkrankungen aus der Sicht des Allgemeinarztes
  G. Faust
Therapeutisches Profil eines Spitzwegerichkraut-Fluidextraktes bei akuten respiratorischen Erkrankungen im Kindes- und Erwachsenenalter
  K. Kraft

STEINKOPFF
DARMSTADT

Das Buch zum 4. Phytopharmaka-Symposium

D. Loew, N. Rietbrock (Hrsg.)

Phytopharmaka IV
Forschung und klinische Anwendung

1998. 194 Seiten. Geb. € 34,95; sFr 54,–
ISBN 3-7985-1131-4.

Aus dem Inhalt:

I. Qualität und Unbedenklichkeit von Phytopharmaka

Phytotherapie in der Antike
J. Benedum
Das Pflanzenreich als Wirkstoffquelle
A. Nahrstedt
Terpene in der Asthmatherapie: Neue klinische und experimentelle Ergebnisse zur antiinflammatorischen und bronchodilatatorischen Wirkung von 1.8-Cineol
U. R. Juergens, H. Vetter
Agronomic aspects of pharmaceutical plants production on the example of Ginkgo biloba
J. P. Balz
Zubereitungsformen für pflanzliche Arzneimittel
A. Schrödter
Vergiftungen durch Pflanzen – Gefahren durch Phytopharmaka?
D. Frohne

II. Phytotherapie in der Pädiatrie

Sinnvolle Darreichungsformen von Phytopharmaka in der kinderärztlichen Praxis sowie in der Selbstmedikation bei Kindern unter besonderer Berücksichtigung der Frischpflanzenpreßsäfte
H. Schilcher
Zur Problematik der Dosierung von Phytopharmaka bei Kindern
H. Höhre
Die Behandlung der Sinusitis im Kindesalter und in der Schwangerschaft – ein Beitrag zur Rationalität eines Phytotherapeutikums
Ch. Ismail, M. K. F. Becker, Ch. Sieder, R. März
Sind ethanolhaltige Phytopharmakazubereitungen in der Pädiatrie toxikologisch bedenklich?
G. Kauert
Kinderdosierung von Phytopharmaka: Repräsentative exemplarische altersstratifizierte Dosierungspraxis für die pflanzliche Wirkstoffkombination Esberitox®
G. Köhler, M. Elosge, I. Hasenfuß, P. Wüstenberg

III. Verordnung und Anwendung von Phytopharmaka

The European Union Ad Hoc Working Group on Herbal Medicinal Products
K. Keller
Mono- und Kombinationspräparate aus pflanzlichen Arzneimitteln
D. Loew
Pflanzliche Arzneimittel – mehr Tradition als Rationalität? Zur Verordnungsfähigkeit von pflanzlichen Arzneimitteln in der vertragsärztlichen Versorgung aus Sicht der Kassen
G. Glaeske
Phytopharmakagebrauch in Sachsen – pharmakoepidemiologische Aspekte
J. Krappweis, A. Rentsch, U. Schwarz, W. Kirch
Akzeptanz und Anwendung von Phytopharmaka bei niedergelassenen Ärzten mit und ohne Zusatzbezeichnung Naturheilverfahren
G. Petereit, G. Rössler, W. Kirch, D. Loew
Selbstmedikation mit Phytopharmaka
R. Braun
Phytopharmaka im Internet
J. Grünwald, E. Langner
Zusammenfassung
D. Loew

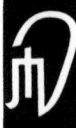

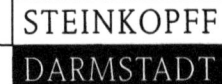

Das Buch zum 5. Phytopharmaka-Symposium

D. Loew, H. Blume, T. Dingermann (Hrsg.)

Phytopharmaka V
Forschung und klinische Anwendung

1999. 226 Seiten. Geb. € 34,95; sFr 54,–
ISBN 3-7985-1203-5.

Aus dem Inhalt:

I Pharmazeutische Charakterisierung von Phytopharmaka

Drogenauswahl, Drogenqualität
Probleme aus der Sicht eines Wirkstoffherstellers (M. H. Kreuter, A. Lardos)
Qualitätskontrolle in der Industrie (J. Amborn, F. Runkel)
Qualität von Mistelextrakten: Ist die Vergleichbarkeit der marktgeführten Präparate möglich?
 (K. Witthohn, T. Schwarz)

Biopharmazeutische Qualität von Phytopharmaka
Essential similarity bei Phytopharmaka (T. Dingermann)
BCS – Wegweiser bei Phytopharmaka (B. Schug, M. Schubert-Zsilavecz, H. Blume)
Bioverfügbarkeit von Phytopharmaka (H. Blume)

Probleme der Äquivalenz bei Phytopharmaka
Vergleichbarkeit von Phytopharmaka am Beispiel von Johanniskraut (B. Meier)
Untersuchungen zur systemischen Verfügbarkeit von pflanzlichen Wirkstoffen –
 unter welchen Voraussetzungen sind sie sinnvoll und wünschenswert? (E. U. Gräfe, M. Veit)
Bioavailability of silymarin, a purified extract from Silybum marianum (R. Weyhenmeyer,
 G. Krumbiegel, W. Wächter)

II Therapeutischer Stellenwert von Phytopharmaka

Evidence based medicine
Anspruch und Wirklichkeit – Patientenwunsch und Phytopharmaka:
 Wie weit tragen EBM und Metaanalysen? (K. Überla)
Evidence based medicine (EBM) – Anspruch und Wirklichkeit (M. Habs, A. Oehrlein)

Ginkgo biloba
Der Demenzpatient aus der Sicht einer Angehörigen (K. Alex)
Die Rolle des Hausarztes in der Behandlung von Demenzpatienten (B. Zimmer)
Die Therapieoption bei dementiellen Erkrankungen (K. Maurer)
Nachweis der Bioverfügbarkeit von EGb 761 anhand des Pharmako-EEGs (R. Hörr)

Rosskastaniensamen-Extrakt
Adäquate Therapie in der Phlebologie unter besonderer Berücksichtigung
 pflanzlicher Venenpräparate (M. Emter)
Rosskastaniensamen-Extrakt zur Behandlung der chronisch-venösen Insuffizienz.
 Ein systematisches Review (M. H. Pittler, E. Ernst)
Pharmakokinetik und Äquivalenz von Zubereitungen aus Hippocastani semen
 (D. Loew, A. Schrödter)

Hypericum
Der depressive Patient in der täglichen Praxis (E. U. Vorbach)
Stellenwert von Hypericum-Extrakten in der Therapie leichter bis mittelschwerer Depressionen
 (V. Schulz)

Benigne Prostatahyperplasie
Phytotherapie der Prostata – die Rolle des praktisch tätigen Urologen (G. Popa)
Phytotherapy for benign prostatic hyperplasia (T. J. Wilt, A. Ishani, I. Rutks, R. MacDonald)

Agnus castus und Cimicifuga
Phytotherapie bei gynäkologischen Erkrankungen in der täglichen Praxis (A. Blank)
Evidence of efficacy of Vitex agnus castus preparations (C. Gorkow, W. Wuttke, R. W. März)
Prolactin inhibiting dopaminergic activity of diterpenes from Vitex agnus castus
 (V. Christoffel, B. Spengler, H. Jarry, W. Wuttke)
Podiumsdiskussion

Zusammenfassung
I Pharmazeutische Charakterisierung von Phytopharmaka (H. Blume, T. Dingermann)
II Therapeutischer Stellenwert von Phytopharmaka (D. Loew)

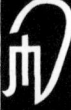

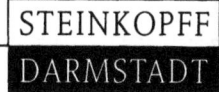

Das Buch zum 6. Phytopharmaka-Symposium

N. Rietbrock (Hrsg.)
Phytopharmaka VI
Forschung und klinische Anwendung

2000. 277 Seiten. Geb. € 34,95; sFr 54,–; ISBN 3-7985-1277-9.

Aus dem Inhalt:

Tradition reicht nicht mehr aus
Phytopharmaka aus Sicht der gesetzlichen Krankenversicherung (GKV), G. Glaeske
Japanische Phytotherapie (Kampo) – Klinische Relevanz und Qualitätssicherung in der modernen Medizin, H. Reißenweber, S. Schäfer
Orthostatische Hypotonie
Orthostatic hypotension in the elderly: the Honolulu Heart Program, Kamal H. Masaki
Campher, ein festes ätherisches Öl, G. Franz, B. Hempel
Klinische Pharmakologie von D-Campher, G. G. Belz, K. Breithaupt-Grögler, R. Butzer, V. Herrmann, C. Malerczyk, C. Mang, S. Roll
Toxikologie von D-Campher, B. Hempel
Leichte bis mittelschwere Depressionen
Häufigkeit und klinische Relevanz der Interaktionen und Nebenwirkungen von Hypericumpräparaten, V. Schulz
Arzneimittelinteraktionen mit Johanniskrautextrakt, A. Johne, J. Schmider, A. Maurer, J. Brockmöller, I. Mai, F. Donath, I. Roots
Untersuchung zur Alltagssicherheit des Johanniskrautextraktes Ze 117, M. Friede
Mechanismen der Interaktionen mit Johanniskrautextrakten, J. Drewe, H. Gutmann, M. Török, M. Eschenmoser, R. Käufeler, W. Schaffner, C. Beglinger
Johanniskrautextrakt Ze 117 – Klinische Wirksamkeit und Verträglichkeit, R. Käufeler, B. Meier, A. Brattström
Chronische Schmerzleiden
Wirksamkeit des Harpagophytumextraktes WS 1531 bei Patienten mit Rückenschmerzen, S. Chrubasik, C. Conradt
Wirkmechanismen von Harpagophytum-procumbens-Extrakt LI 174 bei der Behandlung von unspezifischen Rückenschmerzen, H. Göbel, A. Heinze, M. Ingwersen, U. Niederberger, D. Gerber
Placebokontrollierte, randomisierte und doppelblinde Studien zur Analyse der Wirksamkeit und Verträglichkeit von Oleum-menthae-piperitae-Lösung LI 170 bei Kopfschmerz vom Spannungstyp und Migräne, H. Göbel, A. Heinze, M. Dworschak, K. Heinze-Kuhn, H. Stolze
Zur Pharmakokinetik und zum Einfluss von Harpagophytumextrakten auf den Arachidonsäurestoffwechsel, D. Loew, T. Simmet
Immunmodulation zur Infektvorbeugung und bei malignen Tumoren
Pflanzliche Immunstimulanzien aus pädiatrischer Sicht, D. Hofmann
Sport und Infekte der oberen Atemwege – Epidemiologie, Immunologie und Einflussfaktoren unter besonderer Berücksichtigung der Infektvorbeugung durch Echinacin, D. König, D. Grathwohl, H. Northoff, A. Berg
Pharmakodynamik der Arzneimittelkombination aus Echinaceae (purp. et pall.) radix, Baptisiae tinctoriae radix und Thujae occidentalis herba (Esberitox® N). Wirksamkeit und Arzneimittelsicherheit bei akuten viralen Infekten, G. Köhler, C. Bodinet, J. Schnitker, H. H. Henneicke-von Zepelin, J. Freudenstein
Misteltherapie – ihr aktueller Stellenwert bei der Behandlung von Tumorerkrankungen, M. Rostock
Reizmagen- und Reizdarmsyndrom
Symptomatologie, klinische Pathophysiologie und therapeutische Aspekte des Reizdarm-Syndroms, R. Wanitschke
Fixe Kombination aus Pfefferminzöl und Kümmelöl – Übersicht zur Pharmakologie und Klinik, G. H. Micklefield
Stellenwert von Iberogast® beim Reizmagen- und Reizdarmsyndrom, W. Rösch
Therapie von Reizmagen- und Reizdarmsyndrom aus klinischer Sicht, A. Madisch, J. Hotz
Pharmazeutische Qualität und Vorschläge zu Transparenzkriterien ausgewählter Phytopharmaka beim Reizmagen- und Reizdarmsyndrom, H. Schilcher
Phytotherapie des Colon irritabile. Ein systematisches Review, E. Ernst, M. H. Pittler
Weitere Indikationen
Der Pestwurz-Extrakt Ze 339 – Wirkungsprinzipien und klinische Pharmakologie, R. Käufeler, O. A. R. Thomet, H.-U. Simon, B. Meier, A. Brattström
Therapie klimakterischer Beschwerden mit Cimicifuga racemosa: Daten zur Wirkung und Wirksamkeit aus einer randomisierten kontrollierten Doppelblindstudie, E. Liske, N. Boblitz, H.-H. Henneicke-von Zepelin

STEINKOPFF DARMSTADT

GPSR Compliance

The European Union's (EU) General Product Safety Regulation (GPSR) is a set of rules that requires consumer products to be safe and our obligations to ensure this.

If you have any concerns about our products, you can contact us on

ProductSafety@springernature.com

In case Publisher is established outside the EU, the EU authorized representative is:

Springer Nature Customer Service Center GmbH
Europaplatz 3
69115 Heidelberg, Germany